医薬品 **登録販売者** 試験対策

厚生労働省「試験問題の作成に関する手引き」最新版対応

ズルい！合格法 出る順

合格法

2024年度版
過去問題集

Z超

順

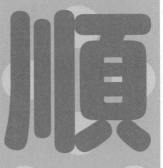

本書内容に関するお問い合わせについて

このたびは書籍をお買い上げいただき、誠にありがとうございます。弊社では読者の皆様からのお問い合わせに適切に対応させていただくため、以下のガイドラインへのご協力をお願い致しております。下記項目をお読みいただき、手順に従ってお問い合わせください。

お問い合わせいただく前に

弊社WEBサイトの「正誤表」をご参照ください。これまでに判明した正誤や追加情報を記載しています。

厚生労働省が示す「試験問題作成に関する手引き」に合わせて更新を予定しておりますので、購入時にはぜひご確認ください。

お問い合わせ方法

上記QRコードから「お問い合わせ」を選択し、お問い合わせフォームに各項目をご記入ください。

回答について

ご質問の内容やタイミングによっては、回答に数日ないしはそれ以上の期間を要する場合があります。

ご質問に際してのご注意

本書の対象を超えるもの、記述箇所を特定されないもの、読者固有の環境に起因するご質問等にはお答えできませんので予めご了承ください。

はじめに

　医薬品登録販売者（以下、登録販売者）には、第2類医薬品及び第3類医薬品の販売、情報提供等を担う立場から、地域住民の健康を支える役割の一端を担うことが求められています。

　平成29年1月より、要指導医薬品及び一般用医薬品のうち医療用から転用された医薬品の購入費用について、新たな所得控除を受けることを可能とするセルフメディケーション税制の運用が始まりました。このため、セルフメディケーションを的確に推進するためにも、登録販売者は一般用医薬品等に関する正確で最新の知識を常に修得するよう心がける必要があります。

　こうした背景から、世の中における登録販売者の必要性は今後さらに高まっていきます。

　この問題集は、全国の登録販売者試験（5年分）の過去問題を分析し、出題の多い順に編集しております。そのため過去問題をそのまま解くよりも効率的に学習することができます。

　多くの合格者の方から、この問題集をくり返し解いたことで知識が定着し合格点を十分に上回ることができたとのお声をいただいています。

　登録販売者試験の合格を目指す方の一助として、本書をお役立ていただければ幸いです。皆さまが登録販売者としてご活躍されることを、心よりお祈りしております。

学校法人医学アカデミーグループ
株式会社医学アカデミーYTL

"超効率的" "見やすい" "わかりやすい"
『ズル問』の特徴。

左側：問題パート

□□□ **問題 1**

出る順 第1位

医薬品の使用上の注意において用いられる年齢区分に関する次の記述について、（　　）の中に入れるべき字句の正しい組合せはどれか。

乳児、幼児、小児という場合には、おおよその目安として、乳児は生後4週以上、（ a ）歳未満、幼児は（ a ）歳以上、（ b ）歳未満、小児は（ b ）歳以上、（ c ）歳未満の年齢区分が用いられる。

	a	b	c
1	1	7	15
2	1	5	15
3	1	7	12
4	3	5	12
5	3	5	15

【2022年　関東・甲信越（茨城県、栃木県、群馬県、新潟県、山梨県、長野県）】

ベスト10には順位を記載！

上位の問題ほど絶対に落とせない問題です！
確実にものにしましょう！
それ以外の問題も出る順に並んでいるから、
効率的に点数UPが期待できます！

出題年度と地域を記載！

試験は地域によって傾向が違う場合が
あります。自分の受ける地域の雰囲気
を感じ取りましょう！

▌Special 漢方・生薬に特化！

漢方や生薬が苦手な方もご安心ください！本来3章に含まれる漢方生薬を別枠で順位付け！さらに覚えるべきポイントも多めに入れ、苦手を通り越して得点源に出来るようなプログラムにしています！

右側：解説パート

解説

乳児、幼児、小児という場合には、おおよその目安として、乳児は生後4週以上、[1]歳未満、幼児は[1]歳以上、[7]歳未満、小児は[7]歳以上、[15]歳未満の年齢区分が用いられる。

● 新生児、乳児、幼児、小児の年齢区分

	年齢区分	覚え方
新生児	生後4週未満	4だから しんせいじ 生後4週未満 新生児
乳児	生後4週以上、1歳未満	ニュー イヤー 乳児 1歳未満
幼児	1歳以上、7歳未満	曜日は7コ 幼児 7歳未満
小児	7歳以上、15歳未満	いちごの ショートケーキ 15歳未満 小児

解答　　1

ズル本
P.20

解説は濃いめ！

解答解説は付属の赤シートで消えるようになっているので、解答解説を見ることなく問題を解くことができます！
また、必要があれば図表なども使って濃いめに解説をしています。周辺知識もこれでOK！

ズル本とのリンク！

別売「ズルい！合格法 医薬品登録販売者試験対策 鷹の爪団直伝！参考書 Z超」の該当ページが記載。「これってどこの内容だっけ？」と思ったらページ付近をズル本で復習。必要あれば、書き込みやマーカーチェックをして、「自分だけのズル本」をつくるのもアリです！

もくじ

※掲載している過去問題は、表現を統一する等の理由により一部文言を変更しております。
※「試験問題の作成に関する手引き」の改正に伴い、問題文を一部変更しています。変更した問題に
は【改変】と表記しております。

第1章
医薬品に共通する特性と基本的な知識

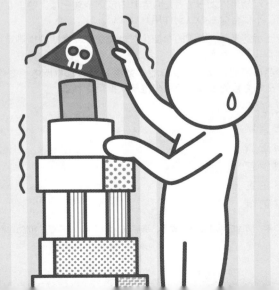

医薬品の使用上の注意において用いられる年齢区分に関する次の記述について、（　　）の中に入れるべき字句の正しい組合せはどれか。

乳児、幼児、小児という場合には、おおよその目安として、乳児は生後4週以上、（ a ）歳未満、幼児は（ a ）歳以上、（ b ）歳未満、小児は（ b ）歳以上、（ c ）歳未満の年齢区分が用いられる。

	a	b	c
1	1	7	15
2	1	5	15
3	1	7	12
4	3	5	12
5	3	5	15

【2022年　関東・甲信越（茨城県、栃木県、群馬県、新潟県、山梨県、長野県）】

プラセボ効果に関する記述の正誤について、正しい組合せを一つ選べ。

a　プラセボ効果は、医薬品を使用したこと自体による楽観的な結果への期待（暗示効果）は関与しないと考えられている。

b　プラセボ効果によってもたらされる反応や変化は、望ましいもの（効果）であり、不都合なもの（副作用）はない。

c　プラセボ効果は、主観的な変化だけでなく、客観的に測定可能な変化として現れることがある。

d　医薬品の使用によってプラセボ効果と思われる反応や変化が現れたときには、それを目的として使用の継続が推奨される。

	a	b	c	d
1	正	正	誤	誤
2	正	誤	正	誤
3	正	誤	誤	正
4	誤	誤	正	正
5	誤	誤	正	誤

【2023年　関西広域連合（滋賀県、京都府、大阪府、兵庫県、和歌山県、徳島県）・福井県】

解説

乳児、幼児、小児という場合には、おおよその目安として、乳児は生後4週以上、[1] 歳未満、幼児は [1] 歳以上、[7] 歳未満、小児は [7] 歳以上、[15] 歳未満の年齢区分が用いられる。

●新生児、乳児、幼児、小児の年齢区分

	年齢区分	覚え方
新生児	生後4週未満	4だから　　しんせいじ 生後4週未満　新生児
乳児	生後4週以上、1歳未満	ニュー　イヤー 乳児　　1歳未満
幼児	1歳以上、7歳未満	曜日は7コ 幼児　　7歳未満
小児	7歳以上、15歳未満	いちごの　ショートケーキ 15歳未満　　小児

解答 **1**

ズル本
P.20

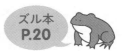

解説

a　誤　プラセボ効果は、医薬品を使用したこと自体による楽観的な結果への期待（暗示効果）は［関与する］と考えられている。

b　誤　プラセボ効果によってもたらされる反応や変化にも、望ましいもの（効果）と不都合なもの（副作用）とがある。

c　正　問題文の通り。

d　誤　プラセボ効果は、主観的な変化だけでなく、客観的に測定可能な変化として現れることもあるが、不確実であり、それを目的として医薬品が使用されるべきではない。

解答 **5**

ズル本
P.27

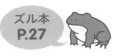

副作用に関する記述の正誤について、正しい組み合わせはどれか。

a 副作用とは、日常生活に支障を来す程度の重大でまれに見られる症状をいい、眠気や口渇等の比較的よく見られる症状は含まない。

b 医薬品を使用する人が副作用をその初期段階で認識することにより、副作用の種類に応じて速やかに適切に処置し、又は対応し、重篤化の回避が図られることが重要である。

c 副作用は、明確な自覚症状として現れ、容易に異変を自覚できるものばかりである。

d 登録販売者は、購入者等から副作用の発生の経過を十分に聴いて、その後の適切な医薬品の選択に資する情報提供を行うほか、副作用の状況次第では、購入者等に対して、速やかに適切な医療機関を受診するよう勧奨する必要がある。

```
   a b c d
1  誤 正 正 誤
2  正 正 誤 正
3  正 誤 正 誤
4  誤 正 誤 正
5  正 誤 正 正
```

【2022年　東海・北陸（富山県、石川県、岐阜県、静岡県、愛知県、三重県）】

プラセボ効果（偽薬効果）に関する記述のうち、正しいものの組み合わせはどれか。

a 医薬品を使用したとき、薬理作用が増大されて生じる作用のことをプラセボ効果という。

b プラセボ効果は、主観的な変化だけでなく、客観的に測定可能な変化として現れることもある。

c プラセボ効果は、確実であり、この効果を目的として登録販売者が医薬品の使用を勧めるべきである。

d プラセボ効果は、条件付けによる生体反応が関与して生じることがある。

1（a、c）　**2**（b、c）　**3**（b、d）　**4**（a、d）

【2022年　東海・北陸（富山県、石川県、岐阜県、静岡県、愛知県、三重県）】

解説

a 誤 副作用は、眠気や口渇等の比較的よく見られるものから、日常生活に支障を来す程度の健康被害を生じる重大なものまで様々である。

b 正 問題文の通り。

c 誤 副作用は、容易に異変を自覚できるものばかりで［なく］、血液や内臓機能への影響等のように、明確な自覚症状として［現れないこともある］。

d 正 問題文の通り。

解答 4

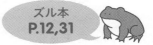
ズル本
P.12,31

解説

a 誤 医薬品を使用したとき、結果的又は偶発的に薬理作用によらない作用を生じることをプラセボ効果（偽薬効果）という。

b 正 問題文の通り。

c 誤 プラセボ効果は、［不確実］であり、それを目的として医薬品が使用されるべきではない。購入者等が、適切な医薬品の選択、医療機関の受診機会を失うことのないよう、正確な情報が適切に伝えられることが重要である。

d 正 問題文の通り。

解答 3

ズル本
P.27

乳児及び小児への医薬品の使用に関する以下の記述の正誤について、正しい組み合わせを下から1つ選べ。

ア 小児は、大人と比べて身体の大きさに対して腸が短く、服用した医薬品の吸収率が相対的に低い。

イ 小児は、肝臓や腎臓の機能が未発達であるため、医薬品の成分の代謝・排泄に時間がかかる。

ウ 小児は、血液脳関門が未発達であるため、吸収されて循環血液中に移行した医薬品の成分が脳に達しにくい。

エ 乳児は、医薬品の影響を受けやすく、また、状態が急変しやすいため、基本的には医師の診療を受けることが優先され、一般用医薬品による対処は最小限にとどめることが望ましい。

   ア イ ウ エ
1 　正 正 正 正
2 　正 正 誤 誤
3 　正 誤 誤 正
4 　誤 正 誤 正
5 　誤 誤 正 誤

【2019年　九州・沖縄（福岡県、佐賀県、大分県、長崎県、熊本県、宮崎県、鹿児島県、沖縄県）】

医薬品と食品との飲み合わせに関する記述の正誤について、正しい組み合わせを1つ選びなさい。

a 酒類をよく摂取する者は、肝臓の代謝機能が高まっていることが多く、アセトアミノフェンを服用した場合、十分な薬効が得られなくなることがある。

b ビタミンA含有製剤は、同じ成分を含む食品と一緒に服用すると過剰摂取となることがある。

c 外用薬と食品とは体内に吸収される経路が異なるので、食品の摂取によって外用薬の作用や代謝が影響を受けることはない。

d 制酸成分を主体とする胃腸薬については、酸度の高い食品と一緒に使用すると胃酸に対する中和作用が低下することが考えられるため、炭酸飲料等での服用は適当でない。

   a b c d　　　　**a b c d**
1 　誤 正 正 誤　　4 　正 誤 正 誤
2 　正 正 誤 正　　5 　正 誤 正 正
3 　誤 正 誤 正

【2021年　奈良県】

解説

ア	誤	小児は、大人と比べて身体の大きさに対して腸が長く、服用した医薬品の吸収率が相対的に高い。
イ	正	問題文の通り。
ウ	誤	小児は、血液脳関門が未発達であるため、吸収されて循環血液中に移行した医薬品の成分が脳に達しやすい。
エ	正	問題文の通り。

解答　　4

ズル本
P.20,21

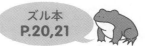

解説

a	正	問題文の通り。
b	正	問題文の通り。
c	誤	外用薬や注射薬であっても、食品によって医薬品の作用や代謝に影響を受ける可能性がある。
d	正	問題文の通り。

解答　　2

ズル本
P.16,17

妊婦及び授乳婦の医薬品の使用に関する次の記述の正誤について、正しい組み合わせはどれか。

a 妊娠の有無やその可能性については、購入者側にとって他人に知られたくない場合もあることから、一般用医薬品の販売等において専門家が情報提供や相談対応を行う際には、十分に配慮することが必要である。

b 医薬品の種類によっては、授乳婦が使用した医薬品の成分の一部が乳汁中に移行することが知られている。

c ビタミンB$_{12}$含有製剤は、妊娠前後の一定期間に通常の用量を超えて摂取すると胎児に先天異常を起こす危険性が高まる。

d 一般用医薬品において、多くの場合、妊婦が使用した場合における安全性に関する評価が困難であるため、妊婦の使用については、添付文書において「相談すること」としているものが多い。

	a	b	c	d			a	b	c	d
1	正	正	誤	正		4	正	正	正	正
2	誤	誤	誤	正		5	誤	正	正	誤
3	正	誤	正	誤						

【2019年 関東・甲信越（茨城県、栃木県、群馬県、新潟県、山梨県、長野県）】

高齢者への医薬品の使用に関する記述の正誤について、正しい組合せを一つ選べ。

a 高齢者は、持病（基礎疾患）を抱えていることが多いが、一般用医薬品であれば持病の種類によらず、使用可能である。

b 一般に高齢者は生理機能が衰えつつあり、特に腎臓の機能が低下していると医薬品の作用は現れにくい。

c 医薬品の副作用等で口渇が生じた場合、高齢者は誤嚥を誘発しやすくなるので注意が必要である。

d 基礎体力や生理機能の衰えの度合いは個人差が大きく、年齢のみからどの程度副作用を生じるリスクが増大しているかを判断することは難しい。

	a	b	c	d
1	正	誤	正	誤
2	正	誤	誤	正
3	誤	正	正	正
4	誤	正	誤	正
5	誤	誤	正	正

【2022年 関西広域連合（滋賀県、京都府、大阪府、兵庫県、和歌山県、徳島県）・福井県】

解説

a 正 問題文の通り。

b 正 問題文の通り。

c 誤 ビタミンA含有製剤は、妊娠前後の一定期間に通常の用量を超えて摂取すると胎児に先天異常を起こす危険性が高まる。

d 正 問題文の通り。

解答 1

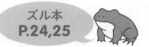

ズル本
P.24,25

解説

a 誤 高齢者は、持病（基礎疾患）を抱えていることが多く、一般用医薬品の使用によって基礎疾患の症状が悪化したり、治療の妨げとなる場合があるほか、複数の医薬品が長期間にわたって使用される場合には、副作用を生じるリスクも高い。

b 誤 一般に高齢者は生理機能が衰えつつあり、特に肝臓や腎臓の機能が低下していると医薬品の作用が［強く現れやすく］、若年時と比べて副作用を生じるリスクが高くなる。

c 正 問題文の通り。

d 正 問題文の通り。

解答 5

ズル本
P.22

サリドマイド及びサリドマイド訴訟に関する記述のうち、正しいものはどれか。

1　サリドマイドの光学異性体のうち、*R*体には有害作用がないことから、*R*体のサリドマイドを分離して製剤化すると催奇形性を避けることができる。

2　サリドマイド製剤は、1961年11月、西ドイツ（当時）のレンツ博士がサリドマイド製剤の催奇形性について警告を発し、日本では、同年中に速やかに販売停止及び回収措置が行われた。

3　サリドマイド製剤は、当時、貧血用薬として承認された。

4　サリドマイド訴訟は、サリドマイド製剤を妊娠している女性が使用したことにより、出生児に四肢欠損、耳の障害等の先天異常（サリドマイド胎芽症）が発生したことに対する損害賠償訴訟である。

【2019年　中国（鳥取県、島根県、岡山県、広島県、山口県）】

HIV（ヒト免疫不全ウイルス）訴訟に関する記述の正誤について、正しい組み合わせはどれか。

a　HIV訴訟とは、脳外科手術等に用いられていたヒト乾燥硬膜を介して、HIVに感染したことに対する損害賠償訴訟である。

b　HIV訴訟の和解を踏まえ、国は、HIV感染者に対する恒久対策として、エイズ治療・研究開発センター及び拠点病院の整備や治療薬の早期提供等の様々な取り組みを推進してきている。

c　HIV訴訟の和解を契機に、医薬品の副作用による健康被害の迅速な救済を図るため、医薬品副作用被害救済制度が創設された。

d　HIV訴訟は、国及び製薬企業を被告として提訴された。

	a	b	c	d
1	正	誤	誤	正
2	誤	誤	正	正
3	正	誤	正	誤
4	誤	正	誤	正
5	誤	正	誤	誤

【2022年　中国（鳥取県、島根県、岡山県、広島県、山口県）・四国（香川県、愛媛県、高知県）】

1　誤　サリドマイドが摂取されると、R体とS体は体内で相互に転換するため、R体のサリドマイドを分離して製剤化しても催奇形性は避けられない。

2　誤　日本では、出荷停止は1962年5月まで行われず、販売停止及び回収措置は同年9月であるなど、対応の遅さが問題視された。

3　誤　サリドマイド製剤は、当時、催眠鎮静成分として承認された。

4　正　問題文の通り。

解答　　4

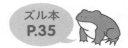
ズル本
P.35

a　誤　HIV訴訟とは、血友病患者が、［ヒト免疫不全ウイルス（HIV）が混入した原料血漿から製造された血液凝固因子製剤］の投与を受けたことにより、HIVに感染したことに対する損害賠償訴訟である。

b　正　問題文の通り。

c　誤　HIV訴訟の和解を踏まえ、国は、HIV感染者に対する恒久対策として、エイズ治療・研究開発センター及び拠点病院の整備や治療薬の早期提供等の様々な取り組みを推進してきている。また、生物由来製品の安全対策強化、生物由来製品による感染等被害救済制度の創設等がなされた。設問は、サリドマイド訴訟、スモン訴訟の記述である。

d　正　問題文の通り。

●医薬品による副作用等にかかる主な訴訟

	原　因	被　害	対　応
サリドマイド訴訟	サリドマイド製剤（催眠鎮静剤）	妊婦が使用→胎児に四肢欠損等	副作用情報収集体制の整備（WHO）
スモン訴訟	キノホルム製剤（整腸剤）	亜急性脊髄視神経症（スモン）	医薬品副作用被害救済制度
HIV訴訟	血液凝固因子製剤（HIVが混入していた）	血友病患者が使用→HIVに感染	血液製剤の安全確保対策の強化→献血時の問診
CJD訴訟	ヒト乾燥硬膜（プリオンに汚染）	脳外科手術等で使用→CJDに罹患	生物由来製品による感染等被害救済制度の創設

解答　　4

ズル本
P.38,39

妊婦又は妊娠していると思われる女性における医薬品の使用等に関する記述のうち、誤っているものはどれか。

1　解熱鎮痛薬は、妊婦又は妊娠していると思われる女性に関して、使用上の注意「相談すること」の項で注意喚起がなされている。

2　便秘薬には、配合成分やその用量によっては流産や早産を誘発するおそれがあるものがある。

3　胎盤には、胎児の血液と母体の血液とが混ざらない仕組みがある。

4　ホルモンのバランスや体型の変化等により睡眠障害が生じている妊婦に対しては、睡眠改善薬を適用することが一般的である。

【2019年　東海・北陸（富山県、石川県、岐阜県、静岡県、愛知県、三重県）】

一般用医薬品の役割に関する次の記述の正誤について、正しい組み合わせを下欄から選べ。

a　軽度な疾病に伴う症状の改善

b　生活習慣病等の疾病に伴う症状発現の予防（科学的・合理的に効果が期待できるものに限る。）

c　生活の質（QOL）の改善・向上

d　健康状態の自己検査

下欄

	a	b	c	d
1	正	誤	正	正
2	正	誤	誤	誤
3	誤	正	誤	正
4	正	正	正	正
5	誤	正	誤	誤

【2020年　四国（高知県、香川県、愛媛県）】

解説

1　正　問題文の通り。

2　正　問題文の通り。

3　正　問題文の通り。

4　誤　ホルモンのバランスや体型の変化等により睡眠障害が生じている妊婦に、睡眠改善薬は適用対象ではない。

解答　　4

ズル本
P.24,124

解説

a　正　問題文の通り。

b　正　問題文の通り。

c　正　問題文の通り。

d　正　問題文の通り。

解答　　4

ズル本
P.30

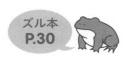

医薬品の効果とリスク評価に関する記述の正誤について、正しい組合せを一つ選べ。

a　医薬品の投与量と効果の関係は、薬物用量の増加に伴い、効果の発現が検出されない「無作用量」から、最小有効量を経て「治療量」に至る。

b　動物実験で求められる50％致死量（LD_{50}）は、薬物の有効性の指標として用いられる。

c　新規に開発される医薬品のリスク評価では、GLP（Good Laboratory Practice）の他に、医薬品毒性試験法ガイドラインに沿った各種毒性試験が厳格に実施されている。

d　医薬品の効果とリスクは、用量と作用強度の関係（用量一反応関係）に基づいて評価される。

　　　a b c d
1　正 誤 正 誤
2　正 誤 正 正
3　正 正 誤 誤
4　誤 正 正 正
5　誤 正 誤 正

【2022年　関西広域連合（滋賀県、京都府、大阪府、兵庫県、和歌山県、徳島県）・福井県】

医薬品の使用等に関する以下の記述の正誤について、正しい組み合わせはどれか。

a　医薬品の乱用の繰り返しによって、慢性的な臓器障害等を生じるおそれがある。

b　一般用医薬品には、習慣性・依存性がある成分は含まれていない。

c　便秘薬や解熱鎮痛薬などはその時の不快な症状を抑えるための医薬品であり、長期連用すれば、重篤な疾患の発見が遅れる可能性がある。

d　使用する人の誤解や認識不足に起因する不適正な使用を防止するには、医薬品の販売等に従事する専門家が、購入者等に対して、正しい情報を伝えていくことが重要である。

　　　a b c d
1　正 正 正 誤
2　誤 正 誤 正
3　正 誤 正 正
4　誤 誤 正 誤
5　正 誤 誤 正

【2022年　北海道・東北（青森県、岩手県、宮城県、秋田県、山形県、福島県）】

解説

a　正　問題文の通り。

b　誤　動物実験により求められる50％致死量（LD$_{50}$）は、薬物の［毒性の指標］として用いられる。

c　正　問題文の通り。

d　正　問題文の通り。

解答　2

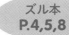

ズル本
P.4,5,8

解説

a　正　問題文の通り。

b　誤　一般用医薬品には、習慣性・依存性がある成分を含んでいるものが［ある］。

c　正　問題文の通り。

d　正　問題文の通り。

解答　3

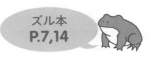

ズル本
P.7,14

スモン及びスモン訴訟に関する次の記述のうち、正しいものの組合せはどれか。

a スモン訴訟とは、解熱鎮痛剤として販売されたキノホルム製剤を使用したことにより、亜急性脊髄視神経症に罹患したことに対する損害賠償訴訟である。

b スモンの原因となったキノホルム製剤には、一般用医薬品として販売されていた製品もある。

c スモン訴訟は、各地の地裁及び高裁において和解が勧められているが、いまだ全面和解には至っていない。

d スモン訴訟を一つの契機として、医薬品の副作用による健康被害の迅速な救済を図るため、医薬品副作用被害救済制度が創設された。

1 （a、b） 2 （a、c） 3 （b、c） 4 （b、d） 5 （c、d）

【2023年 首都圏（東京都、埼玉県、千葉県、神奈川県）】

医薬品等の相互作用に関する次の記述のうち、正しいものの組み合わせはどれか。

a 相互作用を回避するには、通常、ある医薬品を使用している期間やその前後を通じて、その医薬品との相互作用を生じるおそれのある医薬品や食品の摂取を控えなければならない。

b 外用薬や注射薬は、食品によって医薬品の作用や代謝に影響を受ける可能性はない。

c 酒類（アルコール）は、医薬品の代謝には影響を与えることはないが、吸収に影響を与えることがある。

d カフェインのように、食品中に医薬品の成分と同じ物質が存在するために、それを含む医薬品（例：総合感冒薬）と食品（例：コーヒー）を一緒に摂取すると過剰摂取となるものがある。

1 （a、b） 2 （a、c） 3 （a、d） 4 （b、c） 5 （c、d）

【2019年 首都圏（埼玉県、千葉県、東京都、神奈川県）】

解説

a　誤　スモン訴訟とは、［整腸剤］として販売されていたキノホルム製剤を使用したことにより、亜急性脊髄視神経症に罹患したことに対する損害賠償訴訟である。

b　正　問題文の通り。

c　誤　スモン訴訟は、各地の地裁及び高裁において和解が勧められ、1979年9月に全面和解が［成立した］。

d　正　問題文の通り。

解答　　4

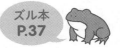

ズル本
P.37

解説

a　正　問題文の通り。

b　誤　外用薬や注射薬であっても、食品によって医薬品の作用や代謝に影響を受ける可能性がある。

c　誤　酒類（アルコール）は、医薬品の吸収や代謝に影響を与えることがある。

d　正　問題文の通り。

解答　　3

ズル本
P.16,17

サリドマイド製剤及びサリドマイド訴訟に関する以下の記述のうち、誤っているものを1つ選べ。

1 サリドマイド訴訟は、貧血用薬として承認されたサリドマイド製剤を妊娠している女性が使用したことにより、出生児に四肢欠損、耳の障害等の先天異常が発生したことに対する損害賠償訴訟である。

2 サリドマイドは、妊娠している女性が摂取した場合、血液－胎盤関門を通過して胎児に移行する。

3 サリドマイドの副作用である血管新生を妨げる作用は、サリドマイドの光学異性体のうち、*S*体のみが有する作用である。

4 サリドマイドによる薬害事件は、日本のみならず世界的にも問題となったため、WHO加盟国を中心に市販後の副作用情報の収集の重要性が改めて認識された。

【2019年　九州・沖縄（福岡県、佐賀県、大分県、長崎県、熊本県、宮崎県、鹿児島県、沖縄県）】

クロイツフェルト・ヤコブ病（CJD）に関する記述の正誤について、正しい組み合わせはどれか。

a ヒト乾燥硬膜の原料が、プリオン不活化のための十分な化学的処理が行われないまま製品として流通し、この製品が脳外科手術で移植された患者にCJDが発生した。

b CJDの症状としては、初期には腹部の膨満感から激しい腹痛を伴う下痢を生じ、次第に下半身の痺れや脱力、歩行困難が現れる。

c CJD訴訟等を契機として、生物由来製品の安全対策強化、生物由来製品による感染等被害救済制度の創設等がなされた。

d CJDは、ウイルスの一種であるプリオンが原因とされている。

```
   a b c d
1  誤 正 正 誤
2  正 正 誤 正
3  正 誤 正 誤
4  誤 正 誤 正
5  正 誤 正 正
```

【2020年　東海・北陸（富山県、石川県、岐阜県、静岡県、愛知県、三重県）】

1　誤　サリドマイド訴訟は、催眠鎮静剤等として販売されたサリドマイド製剤を妊娠
　　　している女性が使用したことにより、出生児に四肢欠損、耳の障害等の先天異
　　　常が発生したことに対する損害賠償訴訟である。
2　正　問題文の通り。
3　正　問題文の通り。
4　正　問題文の通り。

解答　　1

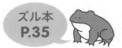
ズル本
P.35

a　正　問題文の通り。
b　誤　CJDは、次第に認知症に類似した症状が現れ、死に至る重篤な神経難病である。
　　　設問は、スモンの症状である。
c　正　問題文の通り。
d　誤　CJDは、[タンパク質] の一種であるプリオンが原因とされている。

解答　　3

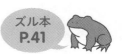
ズル本
P.41

医薬品のリスク評価に関する記述のうち、正しいものの組み合わせはどれか。

a 投与量と効果の関係は、薬物用量の増加に伴い、効果の発現が検出されない「無作用量」から、最小有効量を経て「治療量」に至る。

b 製造販売後安全管理の基準としてGood Post-marketing Study Practice（GPSP）が制定されている。

c Good Clinical Practice（GCP）に準拠した手順で安全な治療量を設定することが新規医薬品の開発に関連する臨床試験（治験）の目標の一つである。

d 治療量を超えた量を単回投与した場合、毒性が発現するおそれはない。

1（a、b） 2（a、c） 3（b、d） 4（c、d）

【2023年　東海・北陸（富山県、石川県、岐阜県、静岡県、愛知県、三重県）】

次の記述は、医薬品の本質に関するものである。正しいものの組み合わせはどれか。

a 殺虫剤など人体に対して使用されない医薬品は、人体がそれに曝されても健康を害するおそれはない。

b 医薬品は、市販後にも、医学・薬学等の新たな知見、使用成績等に基づき、その有効性、安全性等の確認が行われる仕組みになっている。

c 医薬品医療機器等法では、健康被害の発生の可能性の有無にかかわらず、異物等の混入、変質等がある医薬品を販売等してはならない旨を定めている。

d 一般用医薬品は、医薬品医療機器等法の対象となるが、製造物責任法の対象とはならない。

1（a、b） 2（a、d） 3（b、c） 4（c、d）

【2022年　北海道・東北（青森県、岩手県、宮城県、秋田県、山形県、福島県）】

a 正 問題文の通り。

b 誤 製造販売後安全管理の基準として［Good Vigilance Practice（GVP）］が制定されている。Good Post-marketing Study Practice（GPSP）は、製造販売後の調査及び試験の実施の基準である。

c 正 問題文の通り。

d 誤 治療量を超えた量を単回投与した後に毒性が発現するおそれは［高い］。

●G○Pのまとめ

GLP	医薬品の安全性に関する非臨床試験の基準
GCP	臨床試験の実施の基準
GVP	製造販売後安全管理の基準
GPSP	製造販売後の調査及び試験の実施の基準

解答 2

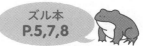

ズル本 P.5,7,8

解説

a 誤 人体に対して使用されない医薬品についても、例えば、殺虫剤の中には誤って人体がそれに曝されれば健康を害するおそれが［あるものもある］。

b 正 問題文の通り。

c 正 問題文の通り。

d 誤 一般用医薬品は、医薬品医療機器等法の対象となるが、製造物責任法の［対象でもある］。

解答 3

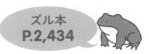

ズル本 P.2,434

クロイツフェルト・ヤコブ病（CJD）及びCJD訴訟に関する次の記述のうち、正しいものの組合せはどれか。

a CJD訴訟は、脳外科手術等に用いられていたウシ乾燥硬膜を介してCJDに罹患したことに対する損害賠償訴訟である。

b CJDは、ウイルスの一種であるプリオンが原因とされている。

c CJDは、認知症に類似した症状が現れ、死に至る重篤な神経難病である。

d CJD訴訟を一つの契機として、生物由来製品による感染等被害救済制度が創設された。

1 （a、b） 2 （a、c） 3 （b、c） 4 （b、d） 5 （c、d）

【2023年　首都圏（東京都、埼玉県、千葉県、神奈川県）】

スモン訴訟に関する次の記述の正誤について、正しい組合せはどれか。

a スモン訴訟は、整腸剤として販売されていたキノホルム製剤を使用したことにより、亜急性脊髄視神経症に罹患したことに対する損害賠償訴訟である。

b スモン患者に対する施策や救済制度として、治療研究施設の整備、治療法の開発調査研究の推進、施術費および医療費の自己負担分の公費負担、世帯厚生資金貸付による生活資金の貸付、重症患者に対する介護事業が講じられている。

c スモン訴訟は、現在も全面的な和解は成立していない。

d スモン訴訟を一つの契機として、医薬品の副作用による健康被害の迅速な救済を図るため、医薬品副作用被害救済制度が創設された。

	a	b	c	d
1	正	正	誤	誤
2	正	正	誤	正
3	誤	誤	正	正
4	誤	正	正	正
5	正	誤	正	誤

【2022年　首都圏（東京都、埼玉県、千葉県、神奈川県）】

解説

a 誤 CJD訴訟は、脳外科手術等に用いられていた［ヒト］乾燥硬膜を介してクロイ
ツフェルト・ヤコブ病（CJD）に罹患したことに対する損害賠償訴訟である。

b 誤 CJDは、［タンパク質］の一種であるプリオンが原因とされている。

c 正 問題文の通り。

d 正 問題文の通り。

解答 5

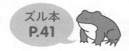
ズル本
P.41

解説

a 正 問題文の通り。

b 正 問題文の通り。

c 誤 スモン訴訟は、1977年10月に東京地裁において和解が成立して以来、各地の
地裁及び高裁において和解が勧められ、1979年9月に全面和解が成立した。

d 正 問題文の通り。

解答 2

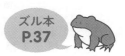
ズル本
P.37

適切な医薬品選択と受診勧奨に関する記述の正誤について、正しい組み合わせを1つ選びなさい。

a　一般用医薬品の販売等に従事する専門家は、症状が重いとき（例えば、高熱や激しい腹痛がある場合等）でも、まず、一般用医薬品を使用して症状の緩和を図るよう勧めるべきである。

b　一般用医薬品の販売等に従事する専門家は、購入者等に対して常に科学的な根拠に基づいた正確な情報提供を行い、セルフメディケーションを適切に支援していくことが期待されている。

c　一般用医薬品を使用する者は、一般用医薬品を一定期間若しくは一定回数使用しても症状の改善がみられない又は悪化したときには、医療機関を受診して医師の診療を受ける必要がある。

d　一般用医薬品の販売等に従事する専門家による情報提供は、必ずしも医薬品の販売に結びつけるのでなく、医療機関の受診を勧めたり、医薬品の使用によらない対処を勧めることが適切な場合があることにも留意する必要がある。

	a b c d		a b c d
1	正 誤 誤 正	4	誤 正 誤 正
2	誤 誤 正 誤	5	誤 正 正 正
3	正 正 正 誤		

【2023年　奈良県】

医薬品の副作用に関する記述の正誤について、正しい組み合わせを1つ選びなさい。

a　一般用医薬品では、重大な副作用の兆候が現れたときでも、使用中断による不利益を回避するため、使用を継続することが必要である。

b　副作用は、血液や内臓機能への影響のように、明確な自覚症状として現れないこともある。

c　医薬品を使用する人が、副作用をその初期段階で認識することにより、副作用の種類に応じて速やかに適切に処置し、又は対応し、重篤化の回避が図られることが重要となる。

d　世界保健機関（WHO）の定義によれば、医薬品の副作用とは、「疾病の予防、診断、治療のため、又は身体の機能を正常化するために、人に通常用いられる量で発現する医薬品の有害かつ意図しない反応」とされている。

	a b c d		a b c d
1	誤 正 正 誤	4	正 正 誤 誤
2	正 誤 誤 正	5	誤 誤 正 誤
3	誤 正 正 正		

【2022年　奈良県】

a 誤 一般用医薬品の販売等に従事する専門家は、症状が重いとき（例えば、高熱や激しい腹痛がある場合等）に、一般用医薬品を使用することは、一般用医薬品の役割にかんがみて、適切な対処とはいえない。

b 正 問題文の通り。

c 正 問題文の通り。

d 正 問題文の通り。

解答 　　5

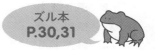

ズル本
P.30,31

a 誤 一般用医薬品は、［重大な副作用を回避する］ことが優先され、その兆候が現れたときには基本的に使用を［中止］することとされており、必要に応じて医師、薬剤師などに相談がなされるべきである。

b 正 問題文の通り。

c 正 問題文の通り。

d 正 問題文の通り。

解答 　　3

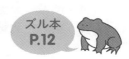

ズル本
P.12

プラセボ効果に関する記述の正誤について、正しい組み合わせはどれか。

a 医薬品を使用したときにもたらされる反応や変化には、薬理作用によるもののほか、プラセボ効果によるものも含まれている。

b プラセボ効果の発現には、医薬品を使用したこと自体による楽観的な結果への期待（暗示効果）は関与していないと考えられている。

c プラセボ効果は、不確実ではあるが、望ましい反応や効果をもたらすことがあるため、それを目的とした医薬品の使用が推奨される。

d プラセボ効果は、主観的な変化のみで、客観的に測定可能な変化として現れることはない。

```
   a b c d
1  正 正 誤 誤
2  誤 正 正 誤
3  誤 誤 正 正
4  誤 誤 誤 正
5  正 誤 誤 誤
```

【2021年　関西広域連合（滋賀県、京都府、大阪府、兵庫県、和歌山県、徳島県）・福井県】

サリドマイド訴訟に関する記述について、（　　）の中に入れるべき字句の正しい組み合わせはどれか。

サリドマイド訴訟は、催眠鎮静剤等として販売されたサリドマイド製剤を妊娠している女性が使用したことにより、出生児に先天異常が発生したことに対する損害賠償訴訟である。

サリドマイドは、催眠鎮静成分として承認され、その鎮静作用を目的として（ a ）にも配合されたが、副作用として（ b ）を妨げる作用もあった。

サリドマイドによる薬害事件は、日本のみならず世界的にも問題となったため、世界保健機関（WHO）加盟国を中心に（ c ）の副作用情報の収集の重要性が改めて認識され、各国における副作用情報の収集体制の整備が図られることとなった。

	a	b	c
1	歯痛薬	血管新生	市販後
2	歯痛薬	女性ホルモン分泌	市販前
3	胃腸薬	女性ホルモン分泌	市販前
4	胃腸薬	女性ホルモン分泌	市販後
5	胃腸薬	血管新生	市販後

【2022年　東海・北陸（富山県、石川県、岐阜県、静岡県、愛知県、三重県）】

解説

a　正　問題文の通り。

b　誤　プラセボ効果は、医薬品を使用したこと自体による楽観的な結果への期待（暗示効果）や、条件付けによる生体反応、時間経過による自然発生的な変化（自然緩解など）等が関与して生じると考えられている。

c　誤　プラセボ効果は、不確実であり、それを目的として医薬品が使用されるべきではない。

d　誤　プラセボ効果は、主観的な変化だけでなく、客観的に測定可能な変化として現れることもある。

解答　5

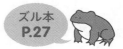
ズル本
P.27

解説

サリドマイド訴訟は、催眠鎮静剤等として販売されたサリドマイド製剤を妊娠している女性が使用したことにより、出生児に先天異常が発生したことに対する損害賠償訴訟である。

サリドマイドは、催眠鎮静成分として承認され、その鎮静作用を目的として、［胃腸薬］にも配合されたが、副作用として［血管新生］を妨げる作用もあった。

サリドマイドによる薬害事件は、日本のみならず世界的にも問題となったため、世界保健機関（WHO）加盟国を中心に［市販後］の副作用情報の収集の重要性が改めて認識され、各国における副作用情報の収集体制の整備が図られることとなった。

解答　5

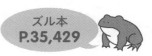
ズル本
P.35,429

免疫、アレルギー（過敏反応）に関する以下の記述の正誤について、正しい組み合わせはどれか。

a 免疫は、細菌やウイルスなどが人体に取り込まれたとき、人体を防御するために生じる反応である。

b 医薬品の有効成分だけでなく、基本的に薬理作用がない添加物も、アレルギーを引き起こす原因物質になり得る。

c アレルギーには、体質的・遺伝的な要素はない。

d 医薬品の中には、鶏卵や牛乳を原材料として作られているものがあるため、それらに対するアレルギーがある人では使用を避けなければならない場合もある。

	a	b	c	d
1	正	正	正	正
2	誤	正	正	正
3	正	誤	正	正
4	正	正	誤	正
5	正	正	正	誤

【2022年 北海道・東北（青森県、岩手県、宮城県、秋田県、山形県、福島県）】

医薬品の相互作用に関する次の記述のうち、正しいものの組み合わせはどれか。

a 相互作用は、医薬品が吸収、代謝、分布又は排泄される過程で起こり、医薬品が薬理作用をもたらす部位では起こらない。

b 相互作用のリスクを減らす観点から、緩和を図りたい症状が明確である場合には、なるべくその症状に合った成分のみが配合された医薬品が選択されることが望ましい。

c かぜ薬、解熱鎮痛薬、鎮静薬、鎮咳去痰薬、アレルギー用薬では、成分や作用が重複することがないため、通常、これらの薬効群に属する医薬品は併用することができる。

d 相互作用を回避するには、通常、ある医薬品を使用している期間やその前後を通じて、その医薬品との相互作用を生じるおそれのある医薬品や食品の摂取を控えなければならない。

1 （a、b） 2 （a、c） 3 （b、d） 4 （c、d）

【2019年 関東・甲信越（茨城県、栃木県、群馬県、新潟県、山梨県、長野県）】

解説

a　正　問題文の通り。

b　正　問題文の通り。

c　誤　アレルギーには、体質的・遺伝的な要素も［ある］。

d　正　問題文の通り。

解答　　4

ズル本
P.13

解説

a　誤　相互作用は、医薬品が吸収、代謝、分布又は排泄される過程で起こるものと、医薬品が薬理作用をもたらす部位において起こるものがある。

b　正　問題文の通り。

c　誤　かぜ薬、解熱鎮痛薬、鎮静薬、鎮咳去痰薬、アレルギー用薬等では、成分や作用が重複することが多く、通常、これらの薬効群に属する医薬品の併用は避けることとされている。

d　正　問題文の通り。

解答　　3

ズル本
P.16

健康食品に関する記述のうち、正しいものの組み合わせはどれか。

a 機能性表示食品は、事業者の責任で科学的根拠をもとに、疾患に罹患した者の健康の回復に役立つ効能・効果を商品のパッケージに表示するものとして国に届出された商品である。

b 栄養機能食品は、国が定めた規格基準に適合したものであれば、身体の健全な成長や発達、健康維持に必要な栄養成分（ビタミン、ミネラルなど）の健康機能を表示することができる。

c 特定保健用食品は、身体の生理機能などに影響を与える保健機能成分を含むものであり、特定の保健機能を示す有効性や安全性などに関して、国への届出が必要である。

d いわゆる健康食品は、その多くが摂取しやすいように錠剤やカプセル等の医薬品に類似した形状で販売されており、こうした健康食品においても、誤った使用方法や個々の体質により健康被害を生じた例が報告されている。

1 （a、c） 2 （b、c） 3 （b、d） 4 （a、d）

【2022年 東海・北陸（富山県、石川県、岐阜県、静岡県、愛知県、三重県）】

医薬品の不適正な使用と副作用に関する以下の記述の正誤について、正しい組み合わせはどれか。【改変】

a 青少年は、好奇心から一般用医薬品を興味本位で乱用することがあるので、注意が必要である。

b 医薬品の不適正な使用は、使用する人の誤解や認識不足による使用と、本来の目的以外の意図による使用の概ね2つに大別することができる。

c 医薬品は安全であるため、乱用されたとしても薬物依存から離脱することは容易である。

d 手軽に入手できる一般用医薬品を使用して症状を一時的に緩和するだけの対処を漫然と続けているような場合には、適切な治療の機会を失うことにつながりやすい。

	a b c d			a b c d
1	正 正 正 誤		4	正 正 誤 正
2	誤 誤 正 正		5	正 誤 誤 誤
3	誤 誤 誤 正			

【2021年 北海道・東北（北海道、青森県、岩手県、宮城県、秋田県、山形県、福島県）】

解説

a　誤　機能性表示食品は、事業者の責任で科学的根拠をもとに疾病に［罹患していない者］の健康維持及び増進に役立つ［機能］を商品のパッケージに表示するものとして国に届出された商品であるが、特定保健用食品とは異なり国の個別の許可を受けたものではない。

b　正　問題文の通り。

c　誤　特定保健用食品は、身体の生理機能などに影響を与える保健機能成分を含むものであり、特定の保健機能を示す有効性や安全性などに関する国の審査を受け、［許可］されたものである。

d　正　問題文の通り。

解答　　3

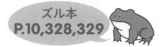
ズル本
P.10,328,329

解説

a　正　問題文の通り。

b　正　問題文の通り。

c　誤　適正な使用がなされる限りは安全かつ有効な医薬品であっても、乱用された場合には薬物依存を生じることがあり、一度、薬物依存が形成されると、そこから離脱することは容易ではない。

d　正　問題文の通り。

解答　　4

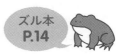
ズル本
P.14

医薬品の品質に関する記述の正誤について、正しい組み合わせはどれか。

a 医薬品は、適切な保管・陳列がされたとしても、経時変化による品質の劣化は避けられない。

b 医薬品に表示されている「使用期限」は、開封後の品質状態も考慮した期限である。

c 医薬品に配合されている成分（有効成分及び添加物成分）には、高温や多湿によって品質の劣化（変質・変敗）を起こすものがあるが、光（紫外線）によって品質の劣化を起こすものはない。

d その品質が承認等された基準に適合しない医薬品、その全部又は一部が変質・変敗した物質から成っている医薬品の販売は禁止されている。

```
   a b c d
1  誤 誤 正 正
2  正 誤 誤 正
3  正 正 誤 誤
4  正 正 正 誤
5  誤 正 正 正
```

【2023年　東海・北陸（富山県、石川県、岐阜県、静岡県、愛知県、三重県）】

医薬品の使用に関する記述のうち、正しいものはどれか。

1 一般用医薬品には、習慣性・依存性がある成分が含まれているものはない。

2 登録販売者は、一般用医薬品を必要以上に大量購入しようとする者であっても、希望どおりに販売する必要がある。

3 医薬品をみだりに酒類（アルコール）と一緒に摂取するといった乱用がなされると、急性中毒等を生じる危険性が高くなる。

4 小児の用量が設定されていない医薬品であっても、小児に成人の用量の半分以下を服用させれば、副作用につながる危険性はない。

【2022年　東海・北陸（富山県、石川県、岐阜県、静岡県、愛知県、三重県）】

解説

a　正　問題文の通り。

b　誤　医薬品に表示されている「使用期限」は、未開封状態で保管された場合に品質が保持される期限である。

c　誤　医薬品に配合されている成分（有効成分及び添加物成分）には、高温や多湿、光（紫外線）等によって品質の劣化（変質・変敗）を起こしやすいものが多い。

d　正　問題文の通り。

解答　2

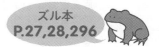
ズル本
P.27,28,296

解説

1　誤　一般用医薬品にも習慣性・依存性がある成分を含んでいるものが［ある］。

2　誤　医薬品の販売等に従事する専門家においては、必要以上の大量購入や頻回購入などを試みる不審な者には慎重に対処する必要があり、積極的に事情を尋ね、状況によっては販売を差し控えるなどの対応が図られることが望ましい。

3　正　問題文の通り。

4　誤　小児への使用を避けるべき医薬品を「子供だから大人用のものを半分にして飲ませればよい」として服用させるなど、安易に医薬品を使用するような場合には、特に副作用につながる［危険性が高い］。

解答　3

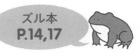
ズル本
P.14,17

一般用医薬品の販売時におけるコミュニケーションにおいて、医薬品の販売等に従事する専門家として留意すべき事項に関する次の記述の正誤について、正しい組合せはどれか。

a 購入者等が、自分自身や家族の健康に対する責任感を持ち、適切な医薬品を選択して、適正に使用するよう、働きかけていくことが重要である。

b 「何のためにその医薬品を購入しようとしているか（購入者等のニーズ、購入の動機）」は、医薬品の販売等に従事する専門家が購入者等から確認しておきたい基本的なポイントの一つである。

c 購入者側に情報提供を受けようとする意識が乏しい場合であっても、購入者側から医薬品の使用状況に係る情報をできる限り引き出し、可能な情報提供を行っていくためのコミュニケーション技術を身につけるべきである。

d 購入者等が、一般用医薬品を使用する状況は随時変化する可能性があるため、販売数量は一時期に使用する必要量とする等、販売時のコミュニケーションの機会が継続的に確保されるよう配慮することが重要である。

	a b c d			a b c d
1	正正正正		4	正正誤正
2	誤正正正		5	正正正誤
3	正誤正正			

【2023年　首都圏（東京都、埼玉県、千葉県、神奈川県）】

一般用医薬品の定義に関する次の記述について、（　　　）の中に入れるべき字句の正しい組合せはどれか。

一般用医薬品は、医薬品医療機器等法第4条第5項第4号において「医薬品のうち、その効能及び効果において人体に対する作用が（ a ）ものであって、（ b ）その他の医薬関係者から提供された情報に基づく需要者の選択により使用されることが目的とされているもの（（ c ）を除く。）」と定義されている。

	a	b	c
1	著しくない	薬剤師	処方箋医薬品
2	緩和な	医師	要指導医薬品
3	著しくない	薬剤師	要指導医薬品
4	著しくない	医師	処方箋医薬品
5	緩和な	薬剤師	要指導医薬品

【2022年　関東・甲信越（茨城県、栃木県、群馬県、新潟県、山梨県、長野県）】

解説

a 正 問題文の通り。
b 正 問題文の通り。
c 正 問題文の通り。
d 正 問題文の通り。

解答 1

ズル本 P.31,32

解説

一般用医薬品は、医薬品医療機器等法第4条第5項第4号において「医薬品のうち、その効能及び効果において人体に対する作用が［著しくない］ものであって、［薬剤師］その他の医薬関係者から提供された情報に基づく需要者の選択により使用されることが目的とされているもの（［要指導医薬品］を除く。）」と定義されている。

解答 3

ズル本 P.30

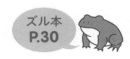

医薬品のリスク評価に関する次の記述の正誤について、正しい組合せはどれか。

a 医薬品の投与量と効果の関係は、薬物用量の増加に伴い、効果の発現が検出されない「無作用量」から、最小有効量を経て「治療量」に至る。

b 動物実験により求められる50％致死量（LD$_{50}$）は、薬物の毒性の指標として用いられる。

c ヒトを対象とした臨床試験の実施の基準には、国際的にGood Laboratory Practice（GLP）が制定されている。

d 医薬品に対しては、製造販売後の調査及び試験の実施の基準としてGood Postmarketing Study Practice（GPSP）が制定されている。

```
    a b c d
1   正 正 誤 正
2   正 誤 正 誤
3   誤 正 正 誤
4   誤 誤 正 正
5   正 誤 誤 誤
```

【2023年　首都圏（東京都、埼玉県、千葉県、神奈川県）】

医薬品の本質に関する記述について、正しいものの組み合わせを1つ選べ。

a 殺虫剤など人体に対して使用されない医薬品は、人体がそれに曝されても健康を害するおそれはない。

b 一般の生活者では、添付文書や製品表示に記載された内容を見ただけでは、効能効果や副作用等について誤解が生じることがある。

c 医薬品は、人体にとって有益であり、医薬品が人体に及ぼす作用はすべて解明されている。

d 医薬品は、多くの場合、人体に取り込まれて作用し、効果を発現させるものである。

1 （a、b）　2 （a、c）　3 （b、d）　4 （c、d）

【2019年　関西広域連合（滋賀県、京都府、大阪府、兵庫県、和歌山県、徳島県）】

解説

a　正　問題文の通り。

b　正　問題文の通り。

c　誤　ヒトを対象とした臨床試験の実施の基準には、国際的に［Good Clinical Practice（GCP）］が制定されている。Good Laboratory Practice（GLP）は、医薬品の安全性に関する非臨床試験の基準である。

d　正　問題文の通り。

解答　1

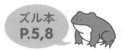

ズル本
P.5,8

解説

a　誤　人体に対して使用されない医薬品についても、例えば、殺虫剤の中には誤って人体がそれに曝されれば健康を害するおそれがあるものもある。

b　正　問題文の通り。

c　誤　本来、医薬品も人体にとっては異物（外来物）であるため、また、医薬品が人体に及ぼす作用は複雑、かつ、多岐に渡り、そのすべてが解明されていないため、必ずしも期待される有益な効果（薬効）のみをもたらすとは限らず、好ましくない反応（副作用）を生じる場合もある。

d　正　問題文の通り。

解答　3

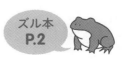

ズル本
P.2

他の医薬品との相互作用に関する記述の正誤について、正しい組合せを一つ選べ。

a 医薬品の相互作用は、医薬品が吸収、分布、代謝又は排泄される過程で起こり、医薬品の薬理作用をもたらす部位において起こることはない。

b 一般用医薬品のかぜ薬（総合感冒薬）やアレルギー用薬では、成分や作用が重複することが多く、通常、これらの薬効群に属する医薬品の併用は避けることとされている。

c 一般用医薬品の購入者等が医療機関で治療を受けている場合には、一般用医薬品を併用しても問題ないかどうか、治療を行っている医師若しくは歯科医師、又は処方された医薬品を調剤する薬剤師に確認する必要がある。

d 複数の医薬品を併用した場合、医薬品の作用が減弱することはあるが、増強することはない。

```
　 a b c d
1 誤 正 正 誤
2 正 誤 正 誤
3 正 正 誤 正
4 正 誤 誤 誤
5 誤 誤 誤 誤
```

【2023年　関西広域連合（滋賀県、京都府、大阪府、兵庫県、和歌山県、徳島県）・福井県】

高齢者に関する記述のうち、正しいものの組み合わせを1つ選びなさい。

a 「医療用医薬品の添付文書等の記載要領の留意事項」（平成29年6月8日付け薬生安発0608第1号厚生労働省医薬・生活衛生局安全対策課長通知別添）は、おおよその目安として75歳以上を「高齢者」としている。

b 年齢のみから、一概にどの程度、副作用のリスクが増大しているかを判断することは難しい。

c 一般に生理機能が衰えつつあり、特に、肝臓や腎臓の機能が低下していると医薬品の作用が現れにくくなる。

d 喉の筋肉が衰えて飲食物を飲み込む力が弱まっている（嚥下障害）場合があり、内服薬を使用する際に喉に詰まらせやすい。

1 （a、b）　2 （a、c）　3 （b、d）　4 （c、d）

【2022年　奈良県】

解説

a　誤　医薬品の相互作用は、医薬品が吸収、分布、代謝又は排泄される過程で起こるものと、医薬品が薬理作用をもたらす部位において起こるものがある。

b　正　問題文の通り

c　正　問題文の通り

d　誤　複数の医薬品を併用した場合、医薬品の作用が増強したり、減弱したりすることがある。

解答　　1

ズル本
P.16,32

解説

a　誤　「医療用医薬品の添付文書等の記載要領の留意事項」（平成29年6月8日付け薬生安発0608第1号厚生労働省医薬・生活衛生局安全対策課長通知別添）は、おおよその目安として［65］歳以上を「高齢者」としている。

b　正　問題文の通り。

c　誤　一般に高齢者は生理機能が衰えつつあり、特に、肝臓や腎臓の機能が低下していると医薬品の作用が［強く現れやすく］、若年時と比べて副作用を生じるリスクが高くなる。

d　正　問題文の通り。

解答　　3

ズル本
P.22

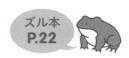

医薬品のリスク評価に関する記述について、誤っているものを1つ選べ。

1 医薬品は、食品と同じ安全性基準が要求されている。

2 医薬品は、少量の投与でも長期投与されれば慢性的な毒性が発現する場合がある。

3 医薬品のリスク評価では、医薬品毒性試験法ガイドラインに沿って、単回投与毒性試験や反復投与毒性試験などの毒性試験が厳格に実施されている。

4 医薬品の投与量と毒性の関係は、治療量上限を超えると、効果よりも有害反応が強く発現する「中毒量」となり、「最小致死量」を経て、「致死量」に至る。

【2019年　関西広域連合（滋賀県、京都府、大阪府、兵庫県、和歌山県、徳島県）】

医薬品の本質に関する次の記述のうち、正しいものはどれか。

1 一般用医薬品は、一般の生活者が自ら選択し、使用するものであり、添付文書を見れば、効能効果や副作用等について誤解や認識不足を生じることはない。

2 人体に対して使用されない医薬品は、人の健康に影響を与えることはない。

3 医薬品は、市販後にも、医学・薬学等の新たな知見、使用成績等に基づき、その有効性、安全性等の確認が行われる仕組みになっている。

4 医薬品が人体に及ぼす作用は複雑かつ多岐に渡るが、そのすべてが解明されている。

【2019年　関東・甲信越（茨城県、栃木県、群馬県、新潟県、山梨県、長野県）】

解説

1　誤　医薬品については、食品などよりもはるかに厳しい安全性基準が要求されている。

2　正　問題文の通り。

3　正　問題文の通り。

4　正　問題文の通り。

解答　　1

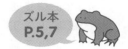
ズル本
P.5,7

解説

1　誤　一般用医薬品は、一般の生活者が自ら選択し、使用するものであるが、添付文書を見ても効能効果や副作用等について誤解や認識不足を生じることがある。

2　誤　人体に対して使用されない医薬品についても、例えば、殺虫剤の中には誤って人体がそれに曝されれば健康を害するおそれがあるなど、人の健康に影響を与えるものもある。

3　正　問題文の通り。

4　誤　医薬品が人体に及ぼす作用は複雑かつ多岐に渡るが、そのすべてが解明されているわけではない。

解答　　3

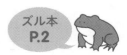
ズル本
P.2

スモン及びスモン訴訟に関する記述の正誤について、正しい組合せを一つ選べ。

a　スモン訴訟は、キノホルム製剤を使用したことにより、亜急性脊髄視神経症に罹患したことに対する損害賠償訴訟である。

b　スモンの症状として、初期には腹部の膨満感から激しい腹痛を伴う下痢を生じ、次第に下半身の痺れや脱力、歩行困難等が現れる。

c　キノホルム製剤は、整腸剤として販売されていたが、現在、日本ではアメーバ赤痢にのみ使用されている。

d　スモン患者に対する施策や救済制度として、治療研究施設の整備、重症患者に対する介護事業等が講じられている。

```
　　 a b c d
1　 誤 正 正 誤
2　 正 誤 正 正
3　 誤 正 誤 正
4　 正 誤 正 誤
5　 正 正 誤 正
```

【2022年　関西広域連合（滋賀県、京都府、大阪府、兵庫県、和歌山県、徳島県）・福井県】

医薬品の適正使用に関する記述の正誤について、正しい組み合わせはどれか。

a　一般用医薬品の乱用としては、本来の目的以外の意図で、定められた用量を意図的に超えて服用すること、みだりに他の医薬品や酒類等と一緒に摂取すること、等が挙げられる。

b　一般用医薬品には習慣性・依存性がある成分を含んでいるものがあり、そうした医薬品がしばしば乱用されることがある。

c　薬物依存は、一度形成されても、その使用をやめれば容易に離脱することができる。

d　医薬品の販売等に従事する専門家は、必要以上の大量購入や頻回購入を試みる者に対して、積極的に事情を尋ねる等の対応を図ることが望ましい。

```
　　 a b c d
1　 誤 正 正 誤
2　 正 誤 正 正
3　 誤 正 誤 正
4　 正 誤 正 誤
5　 正 正 誤 正
```

【2021年　関西広域連合（滋賀県、京都府、大阪府、兵庫県、和歌山県、徳島県）・福井県】

解説

a　正　問題文の通り。

b　正　問題文の通り。

c　誤　キノホルム製剤は、整腸剤として販売されていたが、日本では、[販売が停止された]。

d　正　問題文の通り。

解答　　5

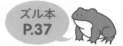
ズル本
P.37

解説

a　正　問題文の通り。

b　正　問題文の通り。

c　誤　一度、薬物依存が形成されると、そこから離脱することは容易ではない。

d　正　問題文の通り。

解答　　5

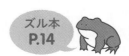
ズル本
P.14

小児等が医薬品を使用する場合に留意すべきことに関する記述の正誤について、正しい組み合わせを1つ選びなさい。

a 小児は、血液脳関門が未発達であるため、中枢神経系に影響を与える医薬品で副作用を生じやすく、加えて、肝臓及び腎臓の機能も未発達であるため、副作用がより強く出ることがある。

b 5歳未満の幼児に使用される錠剤やカプセル剤は、形状が幼児向けに作られているため、服用時に喉につかえることはない。

c 乳児向けの用法用量が設定されている医薬品であっても、乳児は医薬品の影響を受けやすく、使用の適否が見極めにくいため、一般用医薬品による対処は最小限にとどめるのが望ましい。

d 小児は、大人と比べて身体の大きさに対して腸が長いため、服用した医薬品の吸収率が相対的に高い。

```
   a b c d
1  正 正 誤 誤
2  正 誤 正 正
3  正 誤 正 誤
4  誤 正 誤 正
5  誤 誤 正 正
```

【2022年　奈良県】

いわゆる「健康食品」と呼ばれる健康増進や維持の助けになることが期待される食品（以下「健康食品」という。）に関する記述のうち、正しいものの組み合わせはどれか。

a 「保健機能食品」は、一定の基準のもと健康増進の効果等を表示することが許可された健康食品である。

b 「特定保健用食品」は、すべて個別に都道府県の審査を受け、許可されたものである。

c 健康食品は、健康増進や維持の助けになることが期待されるため、健康被害を生じることはない。

d 一般用医薬品の販売時にも健康食品の摂取の有無について確認することは重要で、購入者等の健康に関する意識を尊重しつつも、必要があればそれらの摂取についての指導も行うべきである。

1（a、b）　2（b、c）　3（c、d）　4（a、d）

【2023年　東海・北陸（富山県、石川県、岐阜県、静岡県、愛知県、三重県）】

解説

a 正 問題文の通り。

b 誤 5歳未満の幼児に使用される錠剤やカプセル剤などの医薬品では、服用時に喉に［つかえやすい］ので注意するよう添付文書に記載されている。

c 正 問題文の通り。

d 正 問題文の通り。

解答 　2

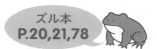

ズル本
P.20,21,78

解説

a 正 問題文の通り。

b 誤 「特定保健用食品」は、個別に（一部は規格基準に従って）国の審査を受け、許可されたものである。

c 誤 健康食品においても、誤った使用方法や個々の体質により健康被害を生じた例が報告されている。

d 正 問題文の通り。

解答 　4

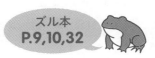

ズル本
P.9,10,32

一般用医薬品販売時のコミュニケーションに関する次の記述の正誤について、正しい組合せはどれか。

a 登録販売者は、一般の生活者のセルフメディケーションに対して、第二類医薬品及び第三類医薬品の販売や情報提供を担う観点から、生活者を支援していくという姿勢で臨むことが基本となる。

b 医薬品の販売に従事する専門家は、購入者側に情報提供を受けようとする意識が乏しい場合は、コミュニケーションを図る必要はない。

c 一般用医薬品は家庭における常備薬として購入されることも多いことから、医薬品の販売に従事する専門家は、その医薬品によって対処しようとする症状等が現にあるか把握するよう努めることが望ましい。

```
   a b c
1  誤 正 誤
2  正 誤 正
3  正 正 誤
4  誤 正 正
5  誤 誤 正
```

【2023年　関東・甲信越（茨城県、栃木県、群馬県、新潟県、山梨県、長野県）】

C型肝炎及びC型肝炎訴訟に関する記述の正誤について、正しい組合せを一つ選べ。

a C型肝炎訴訟とは、ウイルスに汚染された注射器（注射針や注射筒）が連続使用されたことが原因で、C型肝炎ウイルスに感染したことに対する損害賠償訴訟である。

b 国及び製薬企業を被告として、複数の地裁で提訴されたが、判決は、国及び製薬企業が責任を負うべき期間等について判断が分かれていた。

c C型肝炎ウイルス感染者の早期・一律救済の要請にこたえるべく、2008年1月に議員立法による特別措置法が制定、施行された。

d 「薬害再発防止のための医薬品行政等の見直しについて（最終提言）」を受け、医師、薬剤師、法律家、薬害被害者などの委員により構成される医薬品等行政評価・監視委員会が設置された。

```
   a b c d        a b c d
1  正 正 正 誤   4  誤 正 正 正
2  正 正 誤 正   5  正 正 正 正
3  正 誤 正 正
```

【2023年　関西広域連合（滋賀県、京都府、大阪府、兵庫県、和歌山県、徳島県）・福井県】

解説

a　正　問題文の通り。

b　誤　医薬品の販売に従事する専門家は、購入者側に情報提供を受けようとする意識が乏しい場合であっても、購入者側から医薬品の使用状況に係る情報をできる限り引き出し、可能な情報提供を行っていくためのコミュニケーション技術を身につけるべきである。

c　正　問題文の通り。

解答　　2

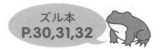
ズル本
P.30,31,32

解説

a　誤　C型肝炎訴訟とは、出産や手術での大量出血などの際に特定のフィブリノゲン製剤や血液凝固第IX因子製剤の投与を受けたことにより、C型肝炎ウイルスに感染したことに対する損害賠償訴訟である。

b　正　問題文の通り。

c　正　問題文の通り。

d　正　問題文の通り。

解答　　4

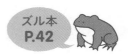
ズル本
P.42

セルフメディケーションに関する記述の正誤について、正しい組合せを一つ選べ。

a 世界保健機関（WHO）によれば、セルフメディケーションとは、「自分自身の健康に責任を持ち、中程度の身体の不調は自分で手当てすること」とされている。

b 急速に少子高齢化が進む中、持続可能な医療制度の構築に向け、医療費の増加やその国民負担の増大を解決し、健康寿命を伸ばすことが日本の大きな課題であり、セルフメディケーションの推進は、その課題を解決する重要な活動のひとつである。

c 平成29年1月からは、適切な健康管理の下で医療用医薬品からの代替を進める観点から、条件を満たした場合にスイッチOTC（Over The Counter）医薬品の購入の対価について、一定の金額をその年分の総所得金額等から控除するセルフメディケーション税制が導入された。

d セルフメディケーション税制については、令和4年1月の見直しにより、スイッチOTC医薬品以外にも腰痛や肩こり、風邪やアレルギーの諸症状に対応する一般用医薬品が税制の対象となっている。

	a b c d		a b c d
1	正正正誤	4	誤正正正
2	正正誤正	5	正正正正
3	正誤正正		

【2023年　関西広域連合（滋賀県、京都府、大阪府、兵庫県、和歌山県、徳島県）・福井県】

いわゆる健康食品に関する記述の正誤について、正しい組み合わせはどれか。

a 機能性表示食品は、疾病に罹患した者の健康維持及び増進に役立つ機能を表示できる。

b 栄養機能食品は、国が定めた規格基準に適合したものであれば、その食品に含まれるビタミン、ミネラル等の栄養成分の健康機能を表示できる。

c 健康食品は、安全性や効果を担保する科学的データの面で医薬品と同等のものである。

d 健康食品は、健康増進や維持の助けになることが期待されるが、医薬品とは法律上区別される。

	a b c d		a b c d
1	誤正誤正	4	正正正誤
2	正正誤正	5	正誤誤誤
3	誤誤正正		

【2023年　中国（鳥取県、島根県、岡山県、広島県、山口県）・四国（香川県、愛媛県、高知県）】

解説

a　誤　世界保健機関（WHO）によれば、セルフメディケーションとは、「自分自身の健康に責任を持ち、［軽度］な身体の不調は自分で手当てすること」とされている。

b　正　問題文の通り。

c　正　問題文の通り。

d　正　問題文の通り。

解答　4

ズル本
P.10,30

解説

a　誤　機能性表示食品は、事業者の責任で科学的根拠をもとに疾病に［罹患していない］者の健康維持及び増進に役立つ機能を商品のパッケージに表示するものとして国に届出された商品である。

b　正　問題文の通り。

c　誤　健康食品は、食品であるため、法的にも、また安全性や効果を担保する科学的データの面でも医薬品とは異なる。

d　正　問題文の通り。

解答　1

ズル本
P.9,10

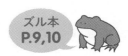

第 2 章
人体の働きと 医薬品

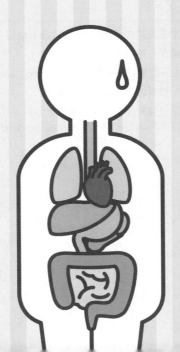

□□□ **問題 1**

外皮系に関する以下の記述の正誤について、正しい組み合わせを下から1つ選べ。

ア　角質層は、細胞膜が丈夫な線維性のセラミド（リン脂質の一種）でできた板状の角質細胞と、タンパク質（ケラチン）を主成分とする細胞間脂質で構成されており、皮膚のバリア機能を担っている。

イ　メラニン色素は、表皮の最下層にあるメラニン産生細胞（メラノサイト）で産生され、太陽光に含まれる紫外線から皮膚組織を防護する役割がある。

ウ　皮膚の色は、表皮や真皮に沈着したメラニン色素によるものであるが、毛の色についてはメラニン色素の量による影響を受けない。

エ　汗腺には、アポクリン腺とエクリン腺の二種類があり、アポクリン腺は手のひらなど毛根がないところも含め全身に分布する。

　　ア イ ウ エ
1　正 正 誤 正
2　正 誤 正 誤
3　正 誤 誤 正
4　誤 正 誤 誤
5　誤 誤 正 正

【2019年　九州・沖縄（福岡県、佐賀県、大分県、長崎県、熊本県、宮崎県、鹿児島県、沖縄県）】

□□□ **問題 2**

腎臓及び副腎に関する記述の正誤について、正しい組み合わせを1つ選びなさい。

a　腎臓には、心臓から拍出される血液の1/5 ～ 1/4が流れている。

b　腎臓は、血圧を一定範囲内に保つ上で重要な役割を担っている。

c　副腎は、皮質と髄質の2層構造からなる。

d　副腎皮質では、自律神経系に作用するアドレナリン（エピネフリン）とノルアドレナリン（ノルエピネフリン）が産生・分泌される。

　　a b c d
1　正 誤 誤 正
2　正 誤 正 誤
3　誤 正 誤 正
4　正 正 正 誤
5　誤 正 誤 誤

【2022年　奈良県】

解説

- **ア　誤**　角質層は、細胞膜が丈夫な線維性の［タンパク質（ケラチン）］でできた板状の角質細胞と、［セラミド（リン脂質の一種）］を主成分とする細胞間脂質で構成されており、皮膚のバリア機能を担っている。

- **イ　正**　問題文の通り。

- **ウ　誤**　皮膚の色は、表皮や真皮に沈着したメラニン色素によるものである。毛の色もメラニン色素の量によって決まる。

- **エ　誤**　汗腺には、アポクリン腺とエクリン腺の二種類があり、アポクリン腺は［腋窩などの毛根部］、エクリン腺は手のひらなど毛根がないところも含め全身に分布する。

● 表皮・真皮のまとめ

表皮	角質層	●角質細胞と細胞間脂質で構成される …角質細胞の細胞膜成分はケラチン、細胞間脂質の主成分はセラミド ●角質層が肥厚して、「たこ」や「うおのめ」ができる
	最下層	メラニン産生細胞が存在する
真皮	毛細血管や知覚神経の末端が通っている	
	汗腺が存在（エクリン腺：全身に分布、アポクリン腺：腋窩（わきのした）などの毛根部に分布） ※精神的緊張による発汗は手のひらや足底、脇の下、顔面などの限られた皮膚に生じる	

解答　　4

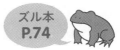

ズル本
P.74

解説

- **a　正**　問題文の通り。

- **b　正**　問題文の通り。

- **c　正**　問題文の通り。

- **d　誤**　副腎皮質では、副腎皮質ホルモンが産生・分泌される。副腎皮質ホルモンの一つであるアルドステロンは、体内に塩分と水を貯留し、カリウムの排泄を促す作用があり、電解質と水分の排出調節の役割を担っている。設問は、副腎髄質の記述である。

解答　　4

ズル本
P.65,66

鼻及び耳に関する次の記述の正誤について、正しい組み合わせはどれか。

a 鼻中隔の前部は、毛細血管が豊富に分布していることに加えて粘膜が薄いため、傷つきやすく鼻出血を起こしやすい。

b 鼻腔に隣接した目と目の間、額部分、頬の下、鼻腔の奥に空洞があり、それらを総称して副鼻腔という。

c 中耳は、外耳と内耳をつなぐ部分で、鼓膜、鼓室、耳小骨、耳管からなる。

d 内耳は、平衡器官である蝸牛と、聴覚器官である前庭の2つの部分からなり、いずれも内部はリンパ液で満たされている。

	a	b	c	d
1	正	正	正	正
2	誤	正	誤	正
3	正	誤	誤	誤
4	正	正	正	誤
5	誤	誤	正	誤

【2021年 首都圏（埼玉県、千葉県、東京都、神奈川県）】

医薬品の剤形及び使用方法に関する以下の記述のうち、誤っているものを一つ選びなさい。

1 顆粒剤は、粒の表面がコーティングされている場合があるので、噛み砕かずに服用する。

2 経口液剤は、固形製剤よりも飲み込みやすく、既に有効成分が液中に溶けているので、服用後、比較的速やかに消化管から吸収される。

3 軟膏剤とクリーム剤は基剤の違いにより大別され、一般的には、適用部位を水から遮断したい場合はクリーム剤を用いることが多い。

4 外用液剤は、軟膏剤やクリーム剤に比べて、患部が乾きやすいという特徴がある。

【2022年 九州（福岡県、佐賀県、大分県、長崎県、熊本県、宮崎県、鹿児島県）・沖縄】

解説

a　正　問題文の通り。

b　正　問題文の通り。

c　正　問題文の通り。

d　誤　内耳は、［聴覚器官］である蝸牛と、［平衡器官］である前庭の2つの部分から
なり、いずれも内部はリンパ液で満たされている。

●耳のまとめ

外耳	外耳道には、耳垢腺や皮脂腺が存在する
中耳	3つの耳小骨が存在する
	耳管が存在する …耳管は鼻腔や咽頭に通じる …小さな子供では、耳管が太く短い
内耳	蝸牛と前庭の内部はリンパ液で満たされている 聴覚器官…蝸牛 平衡器官…前庭

解答　　4

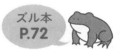

ズル本
P.72

解説

1　正　問題文の通り。

2　正　問題文の通り。

3　誤　軟膏剤とクリーム剤は、基剤の違いにより大別され、一般的には、適用部位を
水から遮断したい場合は［軟膏剤］を用いることが多い。

4　正　問題文の通り。

●軟膏剤とクリーム剤の比較

	適する場合
軟膏剤	適用部位を水から遮断したい場合
クリーム剤	患部を水で洗い流したい場合

解答　　3

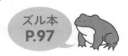

ズル本
P.97

肝臓及び胆嚢に関する記述の正誤について、正しい組合せを一つ選べ。

a　腸内に放出された胆汁酸塩の大部分は、大腸で再吸収されて肝臓に戻る。

b　胆汁に含まれるビリルビンは、赤血球中のグロブリンが分解された老廃物である。

c　小腸で吸収されたブドウ糖は、肝臓に運ばれてグリコーゲンとして蓄えられる。

d　胆管閉塞によりビリルビンが循環血液中に滞留すると、黄疸を生じる。

```
   a b c d
1  正 誤 正 誤
2  誤 正 正 誤
3  誤 誤 正 正
4  正 正 誤 誤
5  正 誤 誤 正
```

【2023年　関西広域連合（滋賀県、京都府、大阪府、兵庫県、和歌山県、徳島県）・福井県】

医薬品の剤形及びその一般的な特徴に関する以下の記述の正誤について、正しい組み合わせを下から1つ選びなさい。

ア　一般に、内服用の錠剤は、腸内での溶解を目的として錠剤表面をコーティングしているもの（腸溶錠）を除いて、口中で噛み砕いて服用してもよい。

イ　口腔内崩壊錠は、口の中の唾液で速やかに溶ける工夫がなされているため、水なしで服用することができる。

ウ　カプセル剤は、水なしで服用すると喉や食道に貼り付くことがあるため、必ず適切な量の水（又はぬるま湯）とともに服用する。

エ　クリーム剤は、有効成分が適用部位に留まりやすいという特徴があり、適用部位を水から遮断したい場合に用いる。

```
   ア イ ウ エ
1  正 正 正 正
2  正 誤 正 正
3  正 誤 誤 誤
4  誤 正 正 誤
5  誤 正 誤 正
```

【2019年　九州・沖縄（福岡県、佐賀県、大分県、長崎県、熊本県、宮崎県、鹿児島県、沖縄県）】

a　誤　腸内に放出された胆汁酸塩の大部分は、[小腸]で再吸収されて肝臓に戻される（腸肝循環）。

b　誤　胆汁に含まれるビリルビンは、赤血球中の[ヘモグロビン]が分解されて生じた老廃物である。

c　正　問題文の通り。

d　正　問題文の通り。

解答　　3

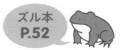

ズル本
P.52

ア　誤　一般に、内服用の錠剤は、胃や腸で崩壊し、有効成分が溶出することが薬効発現の前提となるため、例外的な場合を除いて、口中で噛み砕いて服用してはならない。口中で噛み砕いて服用してもよいのは、チュアブル錠である。

イ　正　問題文の通り。水なしで服用することができるものとして口腔内崩壊錠のほかチュアブル錠がある。

ウ　正　問題文の通り。

エ　誤　軟膏剤、クリーム剤は、有効成分が適用部位に留まりやすいという特徴があり、適用部位を水から遮断したい場合には軟膏剤を用いる。クリーム剤は、患部を水で洗い流したい場合等に用いることが多い。

解答　　4

ズル本
P.96,97

泌尿器系に関する以下の記述の正誤について、正しい組み合わせはどれか。

a 副腎髄質では、自律神経系に作用するアドレナリンとノルアドレナリンが産生・分泌される。

b 糸球体から1本の尿細管が伸びて、腎小体と尿細管とで腎臓の基本的な機能単位（ネフロン）を構成している。

c 食品から摂取あるいは体内で生合成されたビタミンDは、腎臓で活性型ビタミンDに転換されて、骨の形成や維持の作用を発揮する。

d 女性は尿道が短いため、細菌などが侵入したとき膀胱まで感染を生じやすい。

```
   a b c d
1  誤 誤 正 誤
2  誤 正 正 誤
3  正 正 誤 正
4  正 誤 正 正
5  正 誤 誤 誤
```

【2020年 東北（青森県、岩手県、宮城県、秋田県、山形県、福島県）】

脳や神経系の働きに関する次の記述の正誤について、正しい組み合わせを下欄から選びなさい。

a 脳の血管は、末梢に比べて物質の透過に関する選択性が低く、タンパク質などの大分子や小分子でもイオン化した物質は血液中から脳の組織へ移行しやすい。

b 脊髄には、心拍数を調節する心臓中枢、呼吸を調節する呼吸中枢がある。

c 脳において、血液の循環量は心拍出量の約15％、酸素の消費量は全身の約20％、ブドウ糖の消費量は全身の約25％である。

d エクリン腺を支配する交感神経線維の末端ではアセチルコリンが神経伝達物質として放出されるが、アポクリン腺を支配する交感神経線維の末端ではノルアドレナリンが神経伝達物質として放出される。

下欄

```
   a b c d
1  正 誤 誤 誤
2  正 正 誤 誤
3  誤 誤 正 正
4  誤 正 正 誤
5  正 正 誤 正
```

【2019年 四国（高知県、香川県、愛媛県）】

a　正　問題文の通り。

b　誤　糸球体を包み込むボウマン嚢から1本の尿細管が伸びて、腎小体（糸球体＋ボウマン嚢）と尿細管とで腎臓の基本的な機能単位（ネフロン）を構成している。

c　正　問題文の通り。

d　正　問題文の通り。

● ネフロンの構造と特徴のまとめ

	構造の区分	働き
ネフロン	腎小体 （糸球体＋ボウマン嚢）	血液中の老廃物の濾過
	尿細管	原尿中の成分（ブドウ糖やアミノ酸等）の再吸収

解答　4

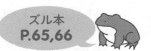

ズル本
P.65,66

a　誤　脳の血管は末梢に比べて物質の透過に関する選択性が［高く］、タンパク質などの大分子や小分子でもイオン化した物質は血液中から脳の組織へ［移行しにくい］。

b　誤　［延髄］には、心拍数を調節する心臓中枢、呼吸を調節する呼吸中枢等がある。また、吐き気などに関係する嘔吐中枢や咳に関係する咳嗽中枢も延髄に存在する。

c　正　問題文の通り。

d　正　問題文の通り。

解答　3

ズル本
P.78,80

次の記述は、全身的に現れる医薬品の副作用に関するものである。正しいものの組み合わせはどれか。

a アナフィラキシーは、生体の異物に対する遅延型アレルギー反応の一種である。

b 偽アルドステロン症は複数の医薬品や、医薬品と食品との間の相互作用によって起きることがある。

c 医薬品の副作用として現れる皮膚粘膜眼症候群は、発症機序が判明しており、発症の予測が可能である。

d ステロイド性抗炎症薬により、細菌やウイルスの感染に対する抵抗力が弱くなり、易感染性をもたらすことがある。

1（a、b） 2（a、c） 3（b、d） 4（c、d）

【2021年 北海道・東北（北海道、青森県、岩手県、宮城県、秋田県、山形県、福島県）】

鼻及び耳に関する次の記述の正誤について、正しい組合せはどれか。

a においに対する感覚は非常に鋭敏であるが順応を起こしやすく、同じにおいを継続して嗅いでいると次第にそのにおいを感じなくなる。

b 副鼻腔に入った埃等の粒子は、粘液に捉えられて線毛の働きによって鼻腔内へ排出される。

c 外耳は、聴覚器官である蝸牛と、平衡器官である前庭の2つの部分からなる。

d 中耳にある鼓室は、耳管という管で鼻腔や咽頭と通じている。

	a	b	c	d
1	正	誤	正	誤
2	正	正	誤	正
3	正	誤	正	正
4	誤	正	誤	誤
5	誤	正	正	正

【2022年 関東・甲信越（茨城県、栃木県、群馬県、新潟県、山梨県、長野県）】

解説

a 誤 ショック（アナフィラキシー）は、生体異物に対する［即時型］のアレルギー反応の一種である。

b 正 問題文の通り。

c 誤 皮膚粘膜眼症候群（スティーブンス・ジョンソン症候群）は、発症機序の詳細は不明であり、また、発症の可能性がある医薬品の種類も多いため、発症の予測は極めて困難である。

d 正 問題文の通り。

解答 **3**

ズル本
P.99,100,101
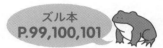

解説

a 正 問題文の通り。

b 正 問題文の通り。

c 誤 ［内耳］は、聴覚器官である蝸牛と、平衡器官である前庭の2つの部分からなる。

d 正 問題文の通り。

解答 **2**

ズル本
P.72
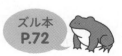

目に関する記述のうち、正しいものの組み合わせを1つ選びなさい。

a 水晶体は、その周りを囲んでいる毛様体の収縮・弛緩によって、遠くの物を見るときは丸く厚みが増し、近くの物を見るときには扁平になる。

b 視細胞が光を感じる反応にはビタミンDが不可欠であるため、ビタミンDが不足すると夜間視力の低下（夜盲症）を生じる。

c 結膜の充血では、白目の部分だけでなく眼瞼の裏側も赤くなる。

d 涙器は、涙液を分泌する涙腺と、涙液を鼻腔に導出する涙道からなり、涙腺は上眼瞼の裏側にある分泌腺で、血漿から涙液を産生する。

1 （a、b） 2 （a、c） 3 （b、d） 4 （c、d）

【2022年　奈良県】

小腸に関する次の記述の正誤について、正しい組み合わせを下欄から選びなさい。

a 全長6 〜 7mの管状の臓器で、十二指腸、回腸の2部分に分かれる。

b 回腸で分泌される腸液（粘液）に、腸管粘膜上の消化酵素が加わり、消化液として働く。

c 腸管粘膜上の消化酵素として、半消化されたタンパク質をアミノ酸まで分解するエレプシン、炭水化物を単糖類まで分解するラクターゼ、マルターゼ等がある。

d 十二指腸の上部を除く小腸の内壁には輪状のひだがあり、その粘膜表面は絨毛（柔突起ともいう）に覆われてビロード状になっており、絨毛を構成する細胞の表面には、さらに微絨毛が密生して吸収効率を高めている。

下欄

	a	b	c	d
1	誤	誤	正	誤
2	正	正	誤	誤
3	正	誤	誤	正
4	誤	誤	正	正
5	誤	正	正	正

【2020年　四国（高知県、香川県、愛媛県）】

a　誤　水晶体は、その周りを囲んでいる毛様体の収縮・弛緩によって、［近く］の物を見るときには丸く厚みが増し、［遠く］の物を見るときには扁平になる。

b　誤　視細胞が光を感じる反応には［ビタミンA］が不可欠であるため、［ビタミンA］が不足すると夜間視力の低下（夜盲症）を生じる。

c　正　問題文の通り。

d　正　問題文の通り。

● 眼の主な特徴のまとめ

構造の区分	特徴
角膜	黒目の部分
強膜	白目の部分
結膜	眼瞼の裏側と眼球前方の強膜とを結ぶように覆って組織を保護している
水晶体	毛様体により厚さが調節され、遠近の焦点調節に働く
網膜	光を受容する細胞（視細胞）が密集している

解答　　4

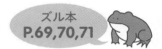

ズル本
P.69,70,71

a　誤　全長6～7mの管状の臓器で、十二指腸、［空腸］、回腸の［3部分］に分かれる。

b　誤　［空腸］で分泌される腸液（粘液）に、腸管粘膜上の消化酵素が加わり、消化液として働く。

c　正　問題文の通り。

d　正　問題文の通り。一方、大腸には絨毛（柔突起）がない。

● 小腸の主な特徴のまとめ

	特徴		特徴
小腸	●全長6～7mの管状の臓器 ●十二指腸、空腸、回腸からなる ●十二指腸に続く部分の、概ね上部40％が空腸、残り約60％が回腸であるが、明確な境目はない	十二指腸	膵臓からの膵管と胆嚢からの胆管の開口部があって、それぞれ膵液と胆汁を腸管内へ送り込んでいる
		空腸	空腸で分泌される腸液（粘液）に、腸管粘膜上の消化酵素が加わり、消化液として働く

解答　　4

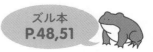

ズル本
P.48,51

呼吸器系に関する次の記述のうち、正しいものの組み合わせはどれか。

a 肺自体に、肺を動かす筋組織があり、自力で膨らんだり縮んだりして呼吸運動が行われている。

b 鼻腔の入り口（鼻孔）にある鼻毛は、空気中の塵、埃等を吸い込まないようにするフィルターの役目を果たしている。

c 喉頭はリンパ組織が集まってできており、気道に侵入してくる細菌、ウイルス等に対する免疫反応が行われる。

d 喉頭から肺へ向かう気道が左右の肺へ分岐するまでの部分を気管といい、そこから肺の中で複数に枝分かれする部分を気管支という。

1（a、b） 2（a、c） 3（b、c） 4（b、d） 5（c、d）

【2019年　首都圏（埼玉県、千葉県、東京都、神奈川県）】

骨格系及び筋組織に関する記述のうち、正しいものの組み合わせはどれか。

a 赤血球、白血球、血小板は、骨髄で産生される造血幹細胞から分化することにより、体内に供給される。

b 骨の破壊（骨吸収）と修復（骨形成）は、骨が成長を停止するまで繰り返され、その後は行われない。

c 筋組織は、筋細胞（筋線維）とそれらをつなぐ結合組織からできているのに対して、腱は結合組織のみでできているため、伸縮性が高い。

d 骨格筋は、筋線維を顕微鏡で観察すると横縞模様（横紋）が見え、自分の意識どおりに動かすことができる随意筋である。

1（a、c） 2（b、c） 3（b、d） 4（a、d）

【2023年　東海・北陸（富山県、石川県、岐阜県、静岡県、愛知県、三重県）】

解説

a　誤　肺自体には肺を動かす筋組織がないため、自力で膨らんだり縮んだりするのではなく、横隔膜や肋間筋によって拡張・収縮して呼吸運動が行われている。

b　正　問題文の通り。

c　誤　咽頭の後壁にある扁桃はリンパ組織が集まってできており、気道に侵入してくる細菌、ウイルス等に対する免疫反応が行われる。

d　正　問題文の通り。

● 呼吸器系の主な構造と特徴のまとめ

構造		特徴
上気道	鼻腔	鼻汁を分泌する
	咽頭	咽頭の後壁に扁桃が存在する
	喉頭	・咽頭と気管の間にある軟骨に囲まれた円筒状の器官 ・発声器としての役割がある（喉頭上部に声帯がある）
下気道	気管	喉頭から肺へ向かう気道が左右の肺へ分岐するまでの部分
	気管支	気管から肺の中で複数に枝分かれする部分
	肺	肺自体には肺を動かす筋組織がない

解答　　4

ズル本 P.55

解説

a　正　問題文の通り。

b　誤　骨は生きた組織であり、成長が停止した後も一生を通じて破壊（骨吸収）と修復（骨形成）が行われている。

c　誤　筋組織は、筋細胞（筋線維）とそれらをつなぐ結合組織からできているのに対して、腱は結合組織のみでできているため、伸縮性は［あまりない］。

d　正　問題文の通り。

解答　　4

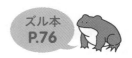
ズル本 P.76

口腔、咽頭、食道に関する記述の正誤について、正しい組み合わせを1つ選びなさい。

a 唾液には、デンプンを分解する消化酵素が含まれ、また、味覚の形成にも重要な役割をもつ。

b 唾液は、リゾチーム等の殺菌・抗菌物質を含んでおり、口腔粘膜の保護・洗浄、殺菌等の作用がある。

c 飲食物を飲み込む運動（嚥下）が起きるときには、喉頭の入り口にある弁（喉頭蓋）が反射的に閉じることにより、飲食物が気管等へ流入せずに食道へと送られる。

d 食道には、消化液の分泌腺があり、食物は分泌された消化液で分解されながら、重力の作用により、食物が胃へと送られる。

　　　a b c d
1　正 正 正 誤
2　誤 誤 正 誤
3　誤 正 誤 正
4　正 誤 誤 正
5　正 正 正 正

【2023年　奈良県】

外皮系に関する記述のうち、正しいものの組み合わせを1つ選びなさい。

a 皮膚の主な機能の1つとして身体を保護するバリア機能があり、爪や毛等の角質は、皮膚の一部が変化してできたもので、皮膚に強度を与えて体を保護している。

b メラニン色素は、太陽光に含まれる紫外線から皮膚組織を防護する役割があり、表皮の最下層にあるメラノサイトで産生される。

c 角質層は、セラミドでできた板状の角質細胞と、ケラチンを主成分とする細胞間脂質で構成されている。

d 汗腺には、腋窩などの毛根部に分布するエクリン腺と、手のひらなど毛根がないところも含め全身に分布するアポクリン腺がある。

1（a、b）　2（a、c）　3（b、d）　4（c、d）

【2019年　奈良県】

解説

a　正　問題文の通り。

b　正　問題文の通り。

c　正　問題文の通り。

d　誤　食道には、消化液の分泌腺はなく、また、嚥下された飲食物は、重力によって胃に落ち込むのでなく、食道の運動によって胃に送られる。

●**食道のまとめ**

・直径1 〜 2cmの管状の器官
・消化液の分泌腺はない
・嚥下された飲食物は、重力によって胃に落ち込むのでなく、食道の運動によって胃に送られる
・食道の上端と下端には括約筋がある

解答　　1

ズル本
P.48,55

解説

a　正　問題文の通り。

b　正　問題文の通り。

c　誤　角質層は、細胞膜が丈夫な線維性の［タンパク質（ケラチン）］でできた板状の角質細胞と、［セラミド（リン脂質の一種）］を主成分とする細胞間脂質で構成されており、皮膚のバリア機能を担っている。

d　誤　汗腺には、腋窩（わきのした）などの毛根部に分布するアポクリン腺（体臭腺）と、手のひらなど毛根がないところも含め全身に分布するエクリン腺の二種類がある。

解答　　1

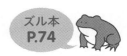
ズル本
P.74

耳と鼻に関する記述のうち、正しいものの組み合わせはどれか。

a 耳は、聴覚情報と平衡感覚を感知する器官で、外耳、中耳、内耳からなる。

b 耳垢（耳あか）は、内耳にある耳垢腺（汗腺の一種）や皮脂腺からの分泌物に、埃や内耳上皮の老廃物などが混じったものである。

c 副鼻腔は、薄い板状の軟骨と骨でできた鼻中隔によって左右に仕切られている。

d 鼻炎は、鼻腔の粘膜に炎症を起こして腫れた状態であり、鼻汁過多や鼻閉（鼻づまり）などの症状が生じる。

1 （a、b） 2 （b、c） 3 （c、d） 4 （a、d）

【2021年 東海・北陸（富山県、石川県、岐阜県、静岡県、愛知県）】

循環器系に現れる医薬品の副作用に関する記述の正誤について、正しい組み合わせはどれか。【改変】

a 医薬品を適正に使用していても、動悸（心悸亢進）や一過性の血圧上昇、顔のほてり等を生じることがある。

b うっ血性心不全とは、全身が必要とする量の血液を心臓から送り出すことができなくなり、肺に血液が貯留して、種々の症状を示す疾患である。

c 不整脈は、代謝機能の低下によってその発症リスクが高まることがあるので、腎機能や肝機能の低下、併用薬との相互作用等に留意するべきである。

d 不整脈の種類によっては失神（意識消失）することもある。

	a	b	c	d
1	正	正	誤	誤
2	誤	正	誤	正
3	誤	誤	正	誤
4	正	誤	正	正
5	正	正	正	正

【2020年 中国（鳥取県、島根県、岡山県、広島県、山口県）】

解説

a　正　問題文の通り。

b　誤　耳垢（耳あか）は、[外耳道] にある耳垢腺（汗腺の一種）や皮脂腺からの分
　　　　泌物に、埃や [外耳道] 上皮の老廃物などが混じったものである。

c　誤　[鼻腔]は、薄い板状の軟骨と骨でできた鼻中隔によって左右に仕切られている。

d　正　問題文の通り。

解答　　4

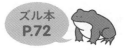
ズル本
P.72

解説

a　正　問題文の通り。

b　正　問題文の通り。

c　正　問題文の通り。

d　正　問題文の通り。

解答　　5

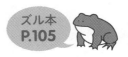
ズル本
P.105

副交感神経系が活発になっているときの効果器（各臓器・気管）とその反応との関係の組み合わせのうち、正しいものはどれか。

	（臓器・器官）		（主な反応）
1	目	－	瞳孔散大
2	心臓	－	心拍数増加
3	気管、気管支	－	拡張
4	肝臓	－	グリコーゲンの合成
5	腸	－	運動低下

【2020年　首都圏（埼玉県、千葉県、東京都、神奈川県）】

医薬品の有効成分の吸収に関する次の記述について、正しい組み合わせを下欄から選びなさい。【改変】

a　鼻腔の粘膜に適用する一般用医薬品には全身作用を目的とした点鼻薬はなく、いずれの医薬品も、鼻腔粘膜への局所作用を目的として用いられる。

b　錠剤、カプセル剤等の固形剤の場合、消化管で吸収される前に、錠剤等が消化管内で崩壊して、有効成分が溶け出さなければならず、小腸で有効成分が溶出するものが大部分である。

c　口腔粘膜を通っている静脈血は肝臓を経由せずに心臓に至るため、口腔粘膜から吸収されて循環血液中に入った成分は、初めに肝臓で代謝を受けることなく全身に分布する。

d　一般に、消化管からの吸収は、消化管が積極的に医薬品成分を取り込む現象である。

下欄

	a	b	c	d
1	誤	誤	正	正
2	誤	正	正	誤
3	正	正	誤	正
4	正	誤	正	誤
5	正	正	誤	誤

【2019年　四国（高知県、香川県、愛媛県）】

解説

効果を及ぼす各臓器・器官（効果器）に対して、交感神経系と副交感神経系の二つの神経系が支配している（自律神経系の二重支配）。通常、交感神経系と副交感神経系は、互いに拮抗して働き、一方が活発になっているときには他方は活動を抑制して、効果器を制御している。

● 自律神経系の各臓器への影響

	交感神経系	副交感神経系
目	瞳孔散大	瞳孔収縮
唾液腺	少量の粘性の高い唾液を分泌	唾液分泌亢進
心臓	心拍数増加	心拍数減少
末梢血管	収縮（➡血圧上昇）	拡張（➡血圧降下）
気管、気管支	拡張	収縮
胃	血管の収縮	胃液分泌亢進
腸	運動低下	運動亢進
肝臓	グリコーゲンの分解（ブドウ糖の放出）	グリコーゲンの合成
膀胱	排尿筋の弛緩（➡排尿抑制）	排尿筋の収縮（➡排尿促進）

解答　4

ズル本 P.81,82,83

解説

a 　正　問題文の通り。医薬品の作用には、有効成分が消化管などから吸収されて循環血液中に移行し、全身を巡って薬効をもたらす全身作用と、特定の狭い身体部位において薬効をもたらす局所作用とがある。

b 　誤　錠剤、カプセル剤等の固形剤の場合、消化管で吸収される前に、錠剤等が消化管内で崩壊して、有効成分が溶け出さなければならないが、腸溶性製剤のような特殊なものを除き、[胃]で有効成分が溶出するものが大部分である。

c 　正　問題文の通り。一方で、経口投与後、消化管で吸収された有効成分は、全身循環に入る前に門脈という血管を経由して肝臓を通過するため、吸収された有効成分は、まず肝臓に存在する酵素の働きにより代謝を受けることになる。

d 　誤　一般に、消化管からの吸収は、[濃度の高い方から低い方へ受動的に拡散していく]現象である。

解答　4

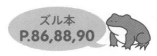
ズル本 P.86,88,90

中枢神経系に関する以下の記述の正誤について、正しい組み合わせはどれか。

a 脳の血管は末梢に比べて物質の透過に関する選択性が高く、タンパク質などの大分子は血液中から脳の組織へ移行しやすい。

b 脳において、酸素の消費量は全身の約1%以下と少ない。

c 延髄には、心拍数を調節する心臓中枢、呼吸を調節する呼吸中枢がある。

d 脊髄は、脳と末梢の間で刺激を伝えるほか、末梢からの刺激の一部に対して脳を介さずに刺激を返す場合があり、これを脊髄反射と呼ぶ。

　　 a b c d
1 正 誤 正 誤
2 誤 誤 正 正
3 正 正 誤 正
4 正 誤 誤 正
5 誤 正 正 誤

【2019年　北海道・東北（北海道、青森県、岩手県、宮城県、秋田県、山形県、福島県）】

次の記述は、呼吸器系に関するものである。正しいものの組み合わせはどれか。

a 一般に呼吸器系は、呼吸を行うための器官系で、鼻腔、咽頭、喉頭、気管、気管支及び肺からなる。

b 肺胞の壁を介して、心臓から送られてくる血液から酸素が肺胞気中に拡散し、代わりに二酸化炭素が血液中の赤血球に取り込まれるガス交換が行われる。

c 鼻汁にはリゾチームが含まれ、気道の防御機構の一つとなっている。

d 咽頭は、発声器としての役割もあり、呼気で咽頭上部にある声帯を振動させて声が発せられる。

1（a、b）　2（a、c）　3（b、d）　4（c、d）

【2020年　東北（青森県、岩手県、宮城県、秋田県、山形県、福島県）】

解説

a　誤　脳の血管は末梢に比べて透過に関する選択性が高く、タンパク質などの大分子は血液中から脳の組織へ移行［しにくい］。

b　誤　脳において、酸素の消費量は全身の［約20%と多い］。

c　正　問題文の通り。

d　正　問題文の通り。

● 脳における循環量、消費量のまとめ

血液の循環量	心拍出量の約15%
酸素の消費量	全身の約20%
ブドウ糖の消費量	全身の約25%

解答　　2

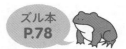
ズル本 P.78

解説

a　正　問題文の通り。

b　誤　肺胞の壁を介して、心臓から送られてくる血液から［二酸化炭素］が肺胞気中に拡散し、代わりに［酸素］が血液中の赤血球に取り込まれるガス交換が行われる。

c　正　問題文の通り。

d　誤　［喉頭］は、発声器としての役割もあり、呼気で［喉頭］上部にある声帯を振動させて声が発せられる。

解答　　2

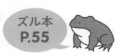
ズル本 P.55

呼吸器系に現れる副作用のうち、間質性肺炎に関する記述の正誤について、正しい組み合わせを1つ選べ。

a 間質性肺炎は、気管支又は肺胞が細菌に感染して炎症を生じたものである。

b 間質性肺炎を発症すると、肺胞と毛細血管の間のガス交換効率が低下して血液に酸素を十分取り込むことができず、体内は低酸素状態になる。

c 間質性肺炎を発症すると、息切れ・息苦しさ等の呼吸困難、空咳（痰の出ない咳）、発熱等の症状を呈する。

d 一般的に、間質性肺炎は医薬品の使用開始から1〜2か月程度経ってから起きることが多い。

　　a b c d
1 正 誤 正 誤
2 誤 正 正 誤
3 誤 誤 正 正
4 正 正 誤 誤
5 正 誤 誤 正

【2019年　関西広域連合（滋賀県、京都府、大阪府、兵庫県、和歌山県、徳島県）】

次の記述は、呼吸器系に関するものである。正しいものの組み合わせはどれか。

a 喉頭は、咽頭と気管の間にある軟骨に囲まれた円筒状の器官である。

b 肺胞の壁を介して、心臓から送られてくる血液から二酸化炭素が肺胞気中に拡散し、代わりに酸素が血液中の赤血球に取り込まれることでガス交換が行われる。

c 鼻腔から気管支までの呼気及び吸気の通り道を気道といい、そのうち咽頭、喉頭、気管までの部分を上気道という。

d 呼吸器系では、侵入してくる細菌、ウイルス等に対する免疫反応は行われない。

1 （a、b）　2 （a、c）　3 （b、d）　4 （c、d）

【2022年　北海道・東北（青森県、岩手県、宮城県、秋田県、山形県、福島県）】

解説

a　誤　通常の肺炎が気管支又は肺胞が細菌に感染して炎症を生じたものであるのに対し、間質性肺炎は肺の中で肺胞と毛細血管を取り囲んで支持している組織（間質）が炎症を起こしたものである。

b　正　問題文の通り。

c　正　問題文の通り。

d　誤　一般的に、間質性肺炎は、医薬品の使用開始から［1〜2週間程度］で起きることが多い。

● 副作用と発症時期の特徴のまとめ

種類	発症時期の特徴
皮膚粘膜眼症候群（スティーブンス・ジョンソン症候群）	医薬品の使用開始後2週間以内に発症することが多い
中毒性表皮壊死融解症（ライエル症候群）	
間質性肺炎	医薬品の使用から1〜2週間程度で起きることが多い
喘息	医薬品の使用後、短時間（1時間以内）のうちに症状が現れる
接触皮膚炎	通常は、1週間程度で症状は治まる
薬疹	医薬品の使用後、1〜2週間で起きることが多い

解答　2

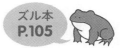

ズル本 P.105

解説

a　正　問題文の通り。

b　正　問題文の通り。

c　誤　鼻腔から気管支までの呼気及び吸気の通り道を気道といい、そのうち咽頭・喉頭までの部分を上気道、気管から気管支、肺までの部分を下気道という。

d　誤　呼吸器系では、侵入してくる細菌、ウイルス等に対する免疫反応は［行われる］。

解答　1

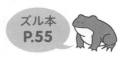

ズル本 P.55

医薬品の副作用である喘息に関する記述の正誤について、正しい組み合わせを1つ選びなさい。

a 原因となる医薬品の使用後、短時間（1時間以内）のうちに鼻水・鼻づまりが現れ、続いて咳、喘鳴及び呼吸困難を生じる。

b 内服薬のほか、坐薬や外用薬でも誘発されることがある。

c 合併症を起こさない限り、原因となった医薬品の有効成分が体内から消失すれば症状は寛解する。

d 軽症例でも24時間以上持続し、重症例では窒息による意識消失から死に至る危険もある。

```
    a b c d
1   正 正 誤 正
2   正 正 正 誤
3   誤 誤 正 正
4   誤 正 誤 正
5   正 誤 正 誤
```

【2023年　奈良県】

循環器系に関する次の記述の正誤について、正しい組み合わせはどれか。

a 心臓の内部は、上部左右の心房、下部左右の心室の4つの空洞に分かれている。

b 血管系は、心臓を中心とする開いた管（開放循環系）である。

c 四肢を通る静脈では、一定の間隔をおいて内腔に向かう薄い帆状のひだ（静脈弁）が発達して血液の逆流を防いでいる。

d 消化管壁を通っている毛細血管の大部分は、門脈と呼ばれる血管に集まって肝臓に入る。

```
    a b c d
1   正 正 正 誤
2   誤 正 誤 正
3   正 誤 正 正
4   誤 正 正 誤
5   正 誤 誤 正
```

【2021年　関東・甲信越（茨城県、栃木県、群馬県、新潟県、山梨県、長野県）】

解説

a　正　問題文の通り。

b　正　問題文の通り。

c　正　問題文の通り。

d　誤　医薬品の副作用である喘息の軽症例は半日程度で回復するが、重症例は24時間以上持続し、窒息による意識消失から死に至る危険もある。

解答　2

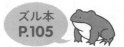
ズル本
P.105

解説

a　正　問題文の通り。

b　誤　血管系は、心臓を中心とする閉じた管（閉鎖循環系）である。設問の開放循環系としてリンパ系があり、末端がリンパ毛細管となって組織の中に開いている。

c　正　問題文の通り。

d　正　問題文の通り。

解答　3

ズル本
P.57,58

消化器系に関する記述の正誤について、正しい組み合わせはどれか。

a 消化管は、口腔から肛門まで続く管で、口腔、咽頭、食道、胃、小腸、大腸、肛門が含まれる。

b 歯冠は、歯頸を境に口腔に露出する部分であり、表面は、エナメル質で覆われている。

c 膵臓は、消化腺の一つであり、炭水化物、タンパク質、脂質のそれぞれを消化するすべての酵素の供給を担っている。

d 嚥下の際には、喉頭の入り口にある喉頭蓋が反射的に開くことにより飲食物が食道へと送られる。

	a b c d		a b c d
1	正 誤 正 正	4	誤 正 誤 正
2	正 正 正 誤	5	誤 誤 正 正
3	正 正 誤 誤		

【2021年　関西広域連合（滋賀県、京都府、大阪府、兵庫県、和歌山県、徳島県）・福井県】

血液に関する次の記述の正誤について、正しい組み合わせはどれか。

a 血漿中のアルブミンは、その多くが、免疫反応において、体内に侵入した細菌やウイルス等の異物を特異的に認識する抗体としての役割を担う。

b 赤血球中のヘモグロビンは、鉄分と結合したタンパク質で、酸素量の多いところで酸素分子と結合し、酸素が少なく二酸化炭素が多いところで酸素分子を放出する性質がある。

c 好中球は、白血球の約5％と少ないが、白血球の中で最も大きく、強い食作用を持つ。

d 血管の損傷部位では、血小板から放出される酵素によって血液を凝固させる一連の反応が起こり、血漿タンパク質の一種であるフィブリンが傷口で重合して線維状のフィブリノゲンとなる。

	a b c d
1	正 正 正 正
2	誤 正 誤 誤
3	正 誤 誤 誤
4	誤 正 正 誤

【2021年　関東・甲信越（茨城県、栃木県、群馬県、新潟県、山梨県、長野県）】

a　正　問題文の通り。

b　正　問題文の通り。

c　正　問題文の通り。

d　誤　嚥下の際には、喉頭の入り口にある喉頭蓋が反射的に［閉じる］ことにより飲食物が食道へと送られる。

解答　　2

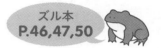
ズル本
P.46,47,50

解説

a　誤　血漿中のアルブミンは、血液の浸透圧を保持する（血漿成分が血管から組織中に漏れ出るのを防ぐ）働きがあるほか、ホルモンや医薬品の成分等と複合体を形成して、それらが血液によって運ばれるときに代謝や排泄を受けにくくする。設問は、グロブリンの記述である。

b　正　問題文の通り。

c　誤　好中球は、最も数が多く、白血球の約60％を占めている。設問は、単球の記述である。

d　誤　血管の損傷部位では、血小板から放出される酵素によって血液を凝固させる一連の反応が起こり、血漿タンパク質の一種である［フィブリノゲン］が傷口で重合して線維状の［フィブリン］となる。

●免疫反応に関与する主な細胞のまとめ

細胞		特徴
リンパ球	T細胞リンパ球	細菌、ウイルス等の異物を認識
	B細胞リンパ球	抗体（免疫グロブリン）を産生
肥満細胞		アレルゲンが体内に入り込むと、その物質を特異的に認識した抗体（免疫グロブリン）によって刺激され、ヒスタミン等を遊離する
単球		白血球の約5％と少ないが最も大きく、組織の中ではマクロファージとよばれる
好中球		白血球のうち最も数が多く、約60％を占めている

解答　　2

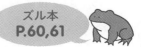
ズル本
P.60,61

消化器系に現れる医薬品の副作用に関する記述の正誤について、正しい組合せを一つ選べ。

a 副作用による消化性潰瘍になると、胃のもたれ、食欲低下、胸やけ、吐きけ、胃痛、空腹時にみぞおちが痛くなるなどの症状が生じるが、自覚症状が乏しい場合もある。

b イレウスとは、腸の粘膜組織が傷害されて、その一部が粘膜筋板を超えて欠損する状態をいう。

c イレウス様症状では、嘔吐がない場合でも、腹痛などの症状のために水分や食物の摂取が抑制され、脱水状態となることがある。

d 浣腸剤や坐剤の使用によって現れる一過性の症状に、肛門部の熱感等の刺激、排便直後の立ちくらみなどがある。

	a	b	c	d
1	正	誤	正	誤
2	正	誤	正	正
3	正	正	誤	誤
4	誤	正	正	正
5	誤	正	誤	正

【2022年 関西広域連合（滋賀県、京都府、大阪府、兵庫県、和歌山県、徳島県）・福井県】

泌尿器系に関する次の記述の正誤について、正しい組み合わせを下欄から選びなさい。

a 腎臓には内分泌腺としての機能があり、骨髄における白血球の産生を促進するホルモンを分泌する。

b 食品から摂取あるいは体内で生合成されたビタミンDは、腎臓で活性型ビタミンDに転換されて、骨の形成や維持の作用を発揮する。

c ボウマン嚢は、腎小体と尿細管とで構成される腎臓の基本的な機能単位である。

d 副腎皮質ホルモンの一つであるアルドステロンは、ナトリウムの排泄を促す作用があり、電解質と水分の排出調節の役割を担っている。

下欄

	a	b	c	d			a	b	c	d
1	誤	正	誤	誤		4	正	誤	正	正
2	誤	誤	誤	正		5	誤	正	正	誤
3	正	正	誤	誤						

【2019年 四国（高知県、香川県、愛媛県）】

解説

a　正　問題文の通り。

b　誤　イレウスとは腸内容物の通過が阻害された状態をいう。設問は、消化性潰瘍の記述である。

c　正　問題文の通り。

d　正　問題文の通り。

解答　　2

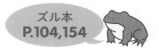

ズル本
P.104,154

解説

a　誤　腎臓には内分泌腺としての機能があり、骨髄における［赤血球］の産生を促進するホルモンを分泌する。

b　正　問題文の通り。

c　誤　腎小体と尿細管とで構成される腎臓の基本的な機能単位は、ネフロンである。腎小体は糸球体とこれを包み込むボウマン嚢からなる。

d　誤　副腎皮質ホルモンの一つであるアルドステロンは、体内に塩分（ナトリウム）と水を貯留し、［カリウム］の排泄を促す作用があり、電解質と水分の排出調節の役割を担っている。

解答　　1

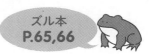

ズル本
P.65,66

循環器系に関する次の記述のうち、正しいものの組合せはどれか。

a 心臓の内部は上部左右の心房、下部左右の心室の4つの空洞に分かれており、心室で血液を集めて心房に送り、心房から血液を拍出する。

b 血管壁にかかる圧力（血圧）は、通常、上腕部の動脈で測定され、心臓が収縮したときの血圧を最小血圧という。

c 四肢を通る静脈では血流が重力の影響を受けやすいため、一定の間隔で存在する内腔に向かう薄い帆状のひだ（静脈弁）が発達しており、血液の逆流を防いでいる。

d 消化管壁を通っている毛細血管の大部分は、門脈と呼ばれる血管に集まって肝臓に入る。

1（a、b） **2**（a、c） **3**（b、c） **4**（b、d） **5**（c、d）

【2023年　首都圏（東京都、埼玉県、千葉県、神奈川県）】

循環器系に現れる副作用や病気に関する記述の正誤について、正しい組み合わせはどれか。

a うっ血性心不全とは、心筋の自動性や興奮伝導の異常が原因で心臓の拍動リズムが乱れる病態である。

b 息切れ、疲れやすい、足のむくみ、急な体重の増加、咳とピンク色の痰などを認めた場合は、うっ血性心不全の可能性を疑い、早期に医師の診療を受ける必要がある。

c 心不全の既往がある人は、薬剤による心不全を起こしにくいといわれている。

d 不整脈の種類によっては失神（意識消失）することがあり、そのような場合は、生死に関わる危険な不整脈を起こしている可能性がある。

	a	b	c	d
1	正	誤	正	正
2	正	誤	誤	誤
3	誤	正	正	誤
4	誤	正	誤	正
5	誤	誤	誤	正

【2023年　中国（鳥取県、島根県、岡山県、広島県、山口県）・四国（香川県、愛媛県、高知県）】

解説

a 誤 心臓の内部は上部左右の心房、下部左右の心室の4つの空洞に分かれている。[心房]で血液を集めて[心室]に送り、[心室]から血液を拍出する。

b 誤 血管壁にかかる圧力（血圧）は、通常、上腕部の動脈で測定され、心臓が収縮したときの血圧を[最大血圧]、心臓が弛緩したときの血圧を[最小血圧]という。

c 正 問題文の通り。

d 正 問題文の通り。

解答 5

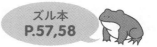

ズル本
P.57,58

解説

a 誤 うっ血性心不全とは、全身が必要とする量の血液を心臓から送り出すことができなくなり、肺に血液が貯留して、種々の症状を示す疾患である。設問は、不整脈の記述である。

b 正 問題文の通り。

c 誤 心不全の既往がある人は、薬剤による心不全を起こし[やすい]。

d 正 問題文の通り。

解答 4

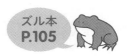

ズル本
P.105

泌尿器系に関する次の記述のうち、正しいものの組合せはどれか。

a 腎小体では、原尿中のブドウ糖やアミノ酸等の栄養分及び血液の維持に必要な水分や電解質が再吸収される。

b 腎臓には内分泌腺としての機能もあり、骨髄における赤血球の産生を促進するホルモンを分泌する。

c 副腎皮質では、自律神経系に作用するアドレナリンとノルアドレナリンが産生・分泌される。

d 女性は尿道が短いため、細菌などが侵入したとき膀胱まで感染を生じやすい。

1（a、b） 2（a、c） 3（a、d） 4（b、d） 5（c、d）

【2023年　首都圏（東京都、埼玉県、千葉県、神奈川県)】

目に関する次の記述のうち、誤っているものはどれか。

1 ビタミンAが不足すると、夜間視力の低下（夜盲症）を生じる。

2 遠近の焦点調節は、主に硝子体の厚みを変化させることによって行われる。

3 透明な角膜や水晶体には血管が通っておらず、房水によって栄養分や酸素が供給される。

4 網膜には光を受容する細胞（視細胞）が密集しており、視細胞が受容した光の情報は網膜内の神経細胞を介して神経線維に伝えられ、網膜の神経線維は眼球の後方で束になり、視神経となる。

5 眼球を上下左右斜めの各方向に向けるため、6本の眼筋が眼球側面の強膜につながっている。

【2022年　首都圏（東京都、埼玉県、千葉県、神奈川県)】

解説

a　誤　腎小体では、肝臓でアミノ酸が分解されて生成する尿素など、血液中の老廃物が濾過され、原尿として尿細管へ入る。設問は、尿細管の記述である。

b　正　問題文の通り。

c　誤　副腎皮質では、副腎皮質ホルモンが産生・分泌される。設問は、副腎髄質の記述である。

d　正　問題文の通り。

解答　　4

ズル本
P.65,66

解説

1　正　問題文の通り。

2　誤　主に［水晶体］の厚みを変化させることによって、遠近の焦点調節が行われている。水晶体は、その周りを囲んでいる毛様体の収縮・弛緩によって、近くの物を見るときには丸く厚みが増し、遠くの物を見るときには扁平になる。

3　正　問題文の通り。

4　正　問題文の通り。

5　正　問題文の通り。

解答　　2

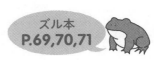
ズル本
P.69,70,71

消化器系に関する記述の正誤について、正しい組み合わせはどれか。

a 食道から送られてきた内容物は、胃の運動によって胃液と混和され、かゆ状となって小腸に送り出されるまで数時間、胃内に滞留する。

b 回腸の上部を除く大腸の内壁には輪状のひだがあり、その粘膜表面は絨毛（柔突起ともいう）に覆われてビロード状になっている。

c 膵臓は、消化腺であるとともに、血糖値を調節するホルモン（インスリン及びグルカゴン）等を血液中に分泌する内分泌腺でもある。

d 肝臓は、胆嚢で産生された胆汁を濃縮して蓄える器官で、胃の後下部に位置する。

　　　　a b c d
1　　正 正 誤 正
2　　正 誤 誤 正
3　　正 誤 正 誤
4　　誤 正 正 誤
5　　誤 正 正 正

【2019年　中国（鳥取県、島根県、岡山県、広島県、山口県）】

中枢神経系に関する次の記述のうち、正しいものの組合せはどれか。

a 脳は、頭の上部から下後方部にあり、知覚、運動、記憶、情動、意思決定等の働きを行っている。

b 延髄には、心拍数を調節する心臓中枢、呼吸を調節する呼吸中枢等がある。

c 脳において、血液の循環量は心拍出量の約15％、ブドウ糖の消費量は全身の約25％と多いが、酸素の消費量は全身の約5％と少ない。

d 脳の血管は末梢の血管に比べて物質の透過に関する選択性が低く、タンパク質などの大分子や小分子でもイオン化した物質は血液中から脳の組織へ移行しやすい。

1（a、b）　2（a、d）　3（b、c）　4（b、d）　5（c、d）

【2022年　関東・甲信越（茨城県、栃木県、群馬県、新潟県、山梨県、長野県）】

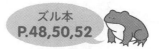

解説

a　正　問題文の通り。

b　誤　［十二指腸の上部を除く小腸］の内壁には輪状のひだがあり、その粘膜表面は絨毛（柔突起ともいう）に覆われてビロード状になっている。

c　正　問題文の通り。

d　誤　［胆嚢］は、［肝臓］で産生された胆汁を濃縮して蓄える器官である。また肝臓は、横隔膜の直下に位置する。

解答　　3

ズル本
P.48,50,52

解説

a　正　問題文の通り。

b　正　問題文の通り。

c　誤　脳において、血液の循環量は心拍出量の約15％、ブドウ糖の消費量は全身の約25％、酸素の消費量は全身の［約20％］と多い。

d　誤　脳の血管は末梢の血管に比べて物質の透過に関する選択性が［高く］、タンパク質などの大分子や小分子でもイオン化した物質は血液中から脳の組織へ移行し［にくい］。

解答　　1

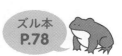

ズル本
P.78

呼吸器系に関する記述の正誤について、正しい組合せを一つ選べ。

a　鼻腔の内壁から分泌される鼻汁には、アミラーゼが多く含まれ、気道の防御機構の一つとなっている。

b　声帯は、喉頭上部にあり、呼気で振動させると声が発せられるが、過度の負担がかかると、声はかすれてくる。

c　気道に細菌等の異物が吸い込まれると、異物は気道粘膜から分泌される粘液にからめ取られ、粘液層の連続した流れによって咽頭へ向けて排出される。

d　肺自体には肺を動かす筋組織がないため、横隔膜や肋間筋によって拡張・収縮して呼吸運動が行われる。

　　　a b c d
1　正 誤 正 誤
2　正 誤 正 正
3　正 正 誤 誤
4　誤 正 正 正
5　誤 正 誤 正

【2022年　関西広域連合（滋賀県、京都府、大阪府、兵庫県、和歌山県、徳島県）・福井県】

皮膚に現れる副作用に関する以下の記述のうち、正しいものの組み合わせを下から一つ選びなさい。

ア　かぶれ症状のうち、太陽光線（紫外線）に曝されて起こるものを、光線過敏症という。

イ　接触皮膚炎は、医薬品が触れた皮膚の部分にのみ生じるが、光線過敏症は、医薬品が触れた部分だけでなく、全身へ広がって重篤化する場合がある。

ウ　以前に薬疹を起こしたことがある人は、抗体が形成されるため、再び薬疹を生じる可能性は低くなる。

エ　薬疹の痒みの症状に対しては、セルフメディケーションの観点から、一般の生活者が自らの判断で対症療法を行うことが推奨される。

1（ア、イ）　2（ア、ウ）　3（イ、エ）　4（ウ、エ）

【2023年　九州（福岡県、佐賀県、大分県、長崎県、熊本県、宮崎県、鹿児島県）・沖縄県】

a　誤　鼻汁には［リゾチーム］が含まれ、気道の防御機構の一つとなっている。
b　正　問題文の通り。
c　正　問題文の通り。
d　正　問題文の通り。

解答　　4

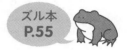

ズル本
P.55

ア　正　問題文の通り。
イ　正　問題文の通り。
ウ　誤　薬疹は、以前に薬疹を起こしたことがある人で生じやすい。
エ　誤　薬疹の痒みの症状に対して、一般の生活者が自己判断で対症療法を行うことは、
　　　　原因の特定を困難にするおそれがあるため、避けるべきである。

解答　　1

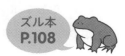

ズル本
P.108

消化器系に現れる副作用に関する記述の正誤について、正しい組み合わせを1つ選びなさい。

a　イレウス様症状は、医薬品の作用によって腸管運動が麻痺して、腸内容物の通過が妨げられ、激しい腹痛やガス排出(おなら)の停止、嘔吐、腹部膨満感を伴う著しい便秘が現れる。

b　消化性潰瘍は、胃や十二指腸の粘膜組織が傷害されて、粘膜組織の一部が粘膜筋板を超えて欠損する状態である。

c　消化性潰瘍は、悪化すると、腸内細菌の異常増殖によって全身状態の衰弱が急激に進行する可能性がある。

d　浣腸剤や坐剤の使用によって現れる一過性の症状に、肛門部の熱感等の刺激、異物の注入による不快感、排便直後の立ちくらみなどがある。

	a	b	c	d
1	正	正	誤	正
2	正	正	正	誤
3	誤	誤	正	正
4	誤	正	誤	正
5	正	誤	正	誤

【2022年　奈良県】

消化器系に現れる副作用に関する以下の記述の正誤について、正しい組み合わせを下から1つ選びなさい。

ア　消化性潰瘍は、胃や十二指腸の粘膜組織が傷害されて、その一部が粘膜筋板を超えて欠損する状態である。

イ　消化性潰瘍は、胃のもたれ、食欲低下、胸やけ、吐き気、胃痛、消化管出血に伴って糞便が黒くなるなどの症状が現れる。

ウ　イレウス様症状は、悪化すると、腸内容物の逆流による嘔吐が原因で脱水症状を呈する可能性がある。

エ　イレウス様症状は、小児や高齢者のほか、普段から便秘傾向のある人は、発症のリスクが高い。

	ア	イ	ウ	エ			ア	イ	ウ	エ
1	正	正	正	正		4	誤	正	誤	正
2	正	正	誤	誤		5	誤	誤	正	誤
3	正	誤	誤	正						

【2019年　九州・沖縄（福岡県、佐賀県、大分県、長崎県、熊本県、宮崎県、鹿児島県、沖縄県）】

解説

a 正 問題文の通り。

b 正 問題文の通り。

c 誤 消化性潰瘍になると、胃のもたれ、食欲低下、胸やけ、吐きけ、胃痛、空腹時にみぞおちが痛くなる、消化管出血に伴って糞便が黒くなるなどの症状が現れる。自覚症状が乏しい場合もあり、貧血症状の検査時や突然の吐血・下血によって発見されることもある。設問は、イレウス様症状の記述である。

d 正 問題文の通り。

解答　1

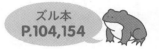
ズル本 P.104,154

解説

ア 正 問題文の通り。

イ 正 問題文の通り。

ウ 正 問題文の通り。

エ 正 問題文の通り。

解答　1

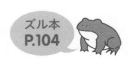
ズル本 P.104

血液に関する次の記述の正誤について、正しい組合せはどれか。

a 血液は、血漿と血球からなり、血球には赤血球、白血球、血小板がある。

b 赤血球は骨髄で産生される。

c リンパ球は、白血球の約60％を占め、血液のほかリンパ液にも分布して循環している。

d 血小板は、血管の損傷部位に粘着、凝集して傷口を覆う。

```
   a b c d
1  正 誤 正 誤
2  誤 誤 誤 正
3  正 正 誤 正
4  正 誤 正 正
5  誤 正 誤 誤
```

【2022年　関東・甲信越（茨城県、栃木県、群馬県、新潟県、山梨県、長野県）】

胃に関する次の記述の正誤について、正しい組合せはどれか。

a ペプシンは胃酸によって、タンパク質を消化する酵素であるペプシノーゲンとなり、胃酸とともに胃液として働く。

b 胃粘液に含まれる成分は、小腸におけるビタミンB_{12}の吸収に重要な役割を果たしている。

c 胃は、食道から内容物が送られてくると、その刺激に反応して胃壁の平滑筋が弛緩し、容積が拡がる。

d 胃内に滞留する内容物の滞留時間は、炭水化物主体の食品の場合には比較的長く、脂質分の多い食品の場合には比較的短い。

```
   a b c d
1  正 正 正 誤
2  正 誤 誤 正
3  正 正 誤 正
4  誤 誤 正 正
5  誤 正 正 誤
```

【2023年　関東・甲信越（茨城県、栃木県、群馬県、新潟県、山梨県、長野県）】

解説

a　正　問題文の通り。

b　正　問題文の通り。

c　誤　リンパ球は、白血球の［約1/3］を占め、血液のほかリンパ液にも分布して循環している。

d　正　問題文の通り。

解答　　3

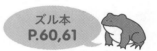

ズル本
P.60,61

解説

a　誤　［ペプシノーゲン］は胃酸によって、タンパク質を消化する酵素である［ペプシン］となり、胃酸とともに胃液として働く。

b　正　問題文の通り。

c　正　問題文の通り。

d　誤　胃内に滞留する内容物の滞留時間は、炭水化物主体の食品の場合には比較的［短く］、脂質分の多い食品の場合には比較的［長い］。

解答　　5

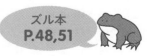

ズル本
P.48,51

膵臓に関する次の記述の正誤について、正しい組み合わせを下欄から選びなさい。

a 膵臓は、胃の後下部に位置する細長い臓器で、膵液を十二指腸へ分泌する。

b 膵液は弱アルカリ性で、胃で酸性となった内容物を中和するのに重要である。

c 膵液は、消化酵素の前駆体タンパクであり消化管内で活性体であるトリプシンに変換されるトリプシノーゲンのほか、デンプンを分解するアミラーゼ（膵液アミラーゼ）、脂質を分解するリパーゼなど、多くの消化酵素を含んでいる。

d 膵臓は、消化腺であるとともに、血糖値を調節するホルモン（インスリン及びグルカゴン）等を血液中に分泌する内分泌腺でもある。

下欄

	a	b	c	d
1	誤	正	正	正
2	正	誤	正	正
3	正	正	誤	正
4	正	正	正	誤
5	正	正	正	正

【2020年　四国（高知県、香川県、愛媛県）】

ショック（アナフィラキシー）に関する記述の正誤について、正しい組み合わせはどれか。

a 医薬品によるショックは、以前にその医薬品によって蕁麻疹等のアレルギーを起こしたことがある人では起きる可能性が低い。

b 発症後の進行が非常に速やかな（通常、2時間以内に急変する。）ことが特徴である。

c 一般に、顔や上半身の紅潮・熱感、皮膚の痒み、むくみ（浮腫）、吐きけ、顔面蒼白等の複数の症状が現れる。

	a	b	c
1	正	正	誤
2	誤	正	誤
3	誤	正	正
4	誤	誤	誤
5	正	誤	正

【2019年　中国（鳥取県、島根県、岡山県、広島県、山口県）】

解説

a　正　問題文の通り。

b　正　問題文の通り。

c　正　問題文の通り。

d　正　問題文の通り。

●唾液、胃液、膵液、腸液の消化酵素のまとめ

消化液	炭水化物	タンパク質	脂質
唾液＜中性＞	アミラーゼ、プチアリン	―	―
胃液＜強酸性＞	―	ペプシノーゲン⇒ペプシンに変化 （タンパク質はペプシンにより半消化されペプトンに変化）	―
膵液 ＜弱アルカリ性＞	アミラーゼ	トリプシノーゲン⇒トリプシンに変換	リパーゼ
腸液	マルターゼ	エレプシン	―
最終的に…	単糖類として小腸から吸収	アミノ酸として小腸から吸収	―

解答　　5

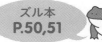

ズル本
P.50,51

解説

a　誤　ショックは、原因物質によって発生頻度は異なり、医薬品の場合、以前にその医薬品によって蕁麻疹等のアレルギーを起こしたことがある人で起きる可能性が［高い］。

b　正　問題文の通り。

c　正　問題文の通り。

解答　　3

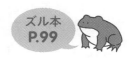

ズル本
P.99

次の記述は、脾臓及びリンパ系に関するものである。正しいものの組み合わせはどれか。

a 脾臓の主な働きは、脾臓内を流れる血液から古くなった白血球を濾し取って処理することである。

b リンパ節の内部にはリンパ球やマクロファージ（貪食細胞）が密集している。

c リンパ液の流れは主に骨格筋の収縮によるものであり、流速は血流に比べて緩やかである。

d リンパ管には逆流防止のための弁がない。

1 （a、b） 2 （a、d） 3 （b、c） 4 （c、d）

【2020年 東北（青森県、岩手県、宮城県、秋田県、山形県、福島県）】

呼吸器系に関する記述の正誤について、正しい組み合わせはどれか。

a 肺の内部で気管支が細かく枝分かれし、末端はブドウの房のような構造となっており、その球状の袋部分を肺胞という。

b 肺胞の壁は非常に薄くできており、周囲を毛細血管が網のように取り囲んでいる。

c 喉頭の大部分と気管から気管支までの粘膜は線毛上皮で覆われており、吸い込まれた粉塵、細菌等の異物は、気道粘膜から分泌される粘液にからめ取られ、線毛運動による粘液層の連続した流れによって気道内部から咽頭へ向けて排出され、唾液とともに嚥下される。

d 咽頭は、喉頭と気管の間にある軟骨に囲まれた円筒状の器官で、軟骨の突起した部分がいわゆる「のどぼとけ」である。

	a	b	c	d
1	正	正	正	誤
2	正	正	誤	正
3	正	誤	正	正
4	誤	正	正	正
5	正	正	正	正

【2019年 東海・北陸（富山県、石川県、岐阜県、静岡県、愛知県、三重県）】

a 誤 脾臓の主な働きは、脾臓内を流れる血液から古くなった［赤血球］を濾し取って処理することである。

b 正 問題文の通り。

c 正 問題文の通り。

d 誤 リンパ管には逆流防止のための弁が［あって］、リンパ液は一定の方向に流れている。

●脾臓、リンパ系のまとめ

組織、臓器		特徴・主な働き
脾臓		古くなった赤血球の処理
リンパ系組織	リンパ管	・リンパ液の流れは主に骨格筋の収縮によるもの ・流速は血流に比べて緩やか 　⇒逆流防止のための弁が存在する
	リンパ液	老廃物のほとんどは毛細血管で吸収されて血液に還元されるが、一部はリンパ管に入ってリンパ液となる
	リンパ節	リンパ球やマクロファージ（貪食細胞）が密集

解答　　3

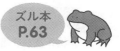
ズル本
P.63

a 正 問題文の通り。

b 正 問題文の通り。

c 正 問題文の通り。

d 誤 ［喉頭］は、［咽頭］と気管の間にある軟骨に囲まれた円筒状の器官で、軟骨の突起した部分がいわゆる「のどぼとけ」である。

解答　　1

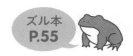
ズル本
P.55

消化器系に関する記述のうち、誤っているものはどれか。

1　消化管は、平均的な成人で全長約9mある。

2　胃は中身が空の状態では扁平に縮んでいるが、食道から内容物が送られてくると、その刺激に反応して胃壁の平滑筋が収縮し、容積が拡がる。

3　食道は、喉もとから上腹部のみぞおち近くまで続く、直径1 ～ 2cmの管状の器官で、消化液の分泌腺はない。

4　唾液には、デンプンをデキストリンや麦芽糖に分解する消化酵素が含まれ、味覚の形成にも重要な役割がある。

【2022年　東海・北陸（富山県、石川県、岐阜県、静岡県、愛知県、三重県）】

骨格系及び筋組織に関する次の記述のうち、正しいものの組合せはどれか。

a　骨の基本構造は、主部となる骨質、骨質表面を覆う骨膜、骨質内部の骨髄、骨の接合部にある関節軟骨の四組織からなる。

b　骨組織を構成する無機質は骨に硬さを与え、有機質（タンパク質及び多糖体）は骨の強靭さを保つ。

c　平滑筋は、筋線維を顕微鏡で観察すると横縞模様（横紋）が見えるので横紋筋とも呼ばれる。

d　不随意筋は体性神経系で支配されるのに対して、随意筋は自律神経系に支配されている。

1（a、b）　2（a、c）　3（b、c）　4（b、d）　5（c、d）

【2023年　首都圏（東京都、埼玉県、千葉県、神奈川県）】

解説

1　正　問題文の通り。

2　誤　胃は、中身が空の状態では扁平に縮んでいるが、食道から内容物が送られてくると、その刺激に反応して胃壁の平滑筋が［弛緩］し、容積が拡がる。

3　正　問題文の通り。

4　正　問題文の通り。

解答　　2

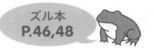

ズル本
P.46,48

解説

a　正　問題文の通り。

b　正　問題文の通り。

c　誤　平滑筋は、筋線維に横縞模様がない。設問は、骨格筋の記述である。

d　誤　［随意筋（骨格筋）］は体性神経系（運動神経）で支配されるのに対して、［不随意筋（平滑筋及び心筋）］は自律神経系に支配されている。

解答　　1

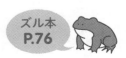

ズル本
P.76

次の記述は、自律神経系に関するものである。正しいものの組み合わせはどれか。

a 交感神経の節後線維の末端から放出される神経伝達物質はアセチルコリンであり、副交感神経の節後線維の末端から放出される神経伝達物質はノルアドレナリンである。

b 通常、交感神経系と副交感神経系は、互いに拮抗して働く。

c 目では、交感神経系が活発になると瞳孔が収縮する。

d 胃では、副交感神経が活発になると胃液の分泌が亢進する。

1 （a、c） 2 （a、d） 3 （b、c） 4 （b、d）

【2023年　北海道・東北（青森県、岩手県、宮城県、秋田県、山形県、福島県）】

医薬品の作用に関する以下の記述のうち、正しいものはどれか。

1 内服薬は、全て全身作用を示す。

2 外用薬には、全身作用を目的としているものはない。

3 局所作用を目的とする医薬品により、全身性の副作用が生じることはない。

4 一般に、局所作用は、全身作用よりも比較的速やかに反応が現れる。

【2022年　北海道・東北（青森県、岩手県、宮城県、秋田県、山形県、福島県）】

a　誤　交感神経の節後線維の末端から放出される神経伝達物質は[ノルアドレナリン]であり、副交感神経の節後線維の末端から放出される神経伝達物質は［アセチルコリン］である。

b　正　問題文の通り。

c　誤　目では、交感神経系が活発になると瞳孔が［散大］する。

d　正　問題文の通り。

● 自律神経系の各臓器への影響

	交感神経系	副交感神経系
目	瞳孔散大	瞳孔収縮
唾液腺	少量の粘性の高い唾液を分泌	唾液分泌亢進
心臓	心拍数増加	心拍数減少
末梢血管	収縮（➡血圧上昇）	拡張（➡血圧降下）
気管、気管支	拡張	収縮
胃	血管の収縮	胃液分泌亢進
腸	運動低下	運動亢進
肝臓	グリコーゲンの分解（ブドウ糖の放出）	グリコーゲンの合成
膀胱	排尿筋の弛緩（➡排尿抑制）	排尿筋の収縮（➡排尿促進）

解答　　4

ズル本
P.80,81,82,83

1　誤　内服薬は全身作用を示すものが多いが、膨潤性下剤や生菌製剤等のように、有効成分が消化管内で作用するものもあり、その場合に現れる作用は局所作用である。

2　誤　外用薬には、坐剤、経皮吸収製剤のように、適用部位から吸収された有効成分が、循環血液中に移行して全身作用を示すことを目的として設計されたものも存在する。

3　誤　局所作用を目的とする医薬品により、全身性の副作用が生じることが［ある］。

4　正　問題文の通り。

解答　　4

ズル本
P.86

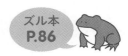

骨格系及び筋組織に関する以下の記述の正誤について、正しい組み合わせはどれか。

a　骨には運動機能があり、骨格筋の収縮を効果的に体躯の運動に転換する。

b　骨は生きた組織であり、成長が停止した後も一生を通じて破壊（骨吸収）と修復（骨形成）が行われている。

c　平滑筋は、筋線維を顕微鏡で観察すると横縞模様が見えるので横紋筋とも呼ばれる。

d　平滑筋と心筋は、意識的にコントロールできない不随意筋である。

　　　a b c d
1　正 正 正 正
2　誤 正 誤 誤
3　正 誤 正 誤
4　誤 誤 誤 誤
5　正 正 誤 正

【2021年　北海道・東北（北海道、青森県、岩手県、宮城県、秋田県、山形県、福島県）】

薬の代謝、排泄に関する以下の記述の正誤について、正しい組み合わせはどれか。

a　肝初回通過効果とは、全身循環に移行する医薬品の有効成分の量が、消化管で吸収された量よりも、肝臓で代謝を受けた分だけ少なくなることをいう。

b　小腸などの消化管粘膜や腎臓には、医薬品の代謝活性がない。

c　腎機能が低下した人では、正常の人よりも医薬品の有効成分の尿中への排泄が遅れ、血中濃度が下がりにくい。

d　有効成分が代謝を受けると、作用を失ったり、作用が現れたり、あるいは体外へ排泄されやすい脂溶性の物質に変化したりする。

　　　a b c d
1　正 誤 誤 正
2　誤 正 誤 誤
3　正 誤 正 誤
4　誤 正 誤 正
5　誤 誤 正 誤

【2021年　北海道・東北（北海道、青森県、岩手県、宮城県、秋田県、山形県、福島県）】

a　正　問題文の通り。

b　正　問題文の通り。

c　誤　骨格筋と心筋は、筋線維を顕微鏡で観察すると横縞模様が見えるので横紋筋とも呼ばれる。平滑筋は、筋線維に骨格筋のような横縞模様がない。

d　正　問題文の通り。

解答　5

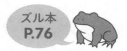
ズル本 P.76

解説

a　正　問題文の通り。

b　誤　小腸などの消化管粘膜や腎臓にも、代謝活性があることが明らかにされている。

c　正　問題文の通り。

d　誤　有効成分が代謝を受けると、作用を失ったり、作用が現れたり、あるいは体外へ排泄されやすい［水溶性］の物質に変化したりする。

解答　3

ズル本 P.92,93

医薬品の体内での働きに関する次の記述の正誤について、正しい組合せはどれか。

a 循環血液中に移行した有効成分は、多くの場合、標的となる細胞に存在する受容体、酵素、トランスポーターなどのタンパク質と結合し、その機能を変化させることで薬効や副作用を現す。

b 血中濃度はある時点でピーク（最高血中濃度）に達し、その後は低下していくが、これは吸収・分布の速度が代謝・排泄の速度を上回るためである。

c 医薬品が効果を発揮するためには、有効成分がその作用の対象である器官や組織の細胞外液中あるいは細胞内液中に、一定以上の濃度で分布する必要がある。

d 全身作用を目的とする医薬品の多くは、使用後の一定期間、その有効成分の血中濃度が、最小有効濃度と毒性が現れる濃度域の間の範囲に維持されるよう、使用量及び使用間隔が定められている。

```
    a b c d
1   正 正 正 正
2   誤 正 正 正
3   正 誤 正 正
4   正 正 誤 正
5   正 正 正 誤
```

【2022年　首都圏（東京都、埼玉県、千葉県、神奈川県）】

耳に関する記述の正誤について、正しい組み合わせはどれか。

a 外耳は、側頭部から突出した耳介と、耳介で集められた音を鼓膜まで伝導する外耳道からなる。

b 中耳は、聴覚器官である蝸牛と、平衡器官である前庭の2つの部分からなる。

c 小さな子供では、耳管が太く短くて、走行が水平に近いため、鼻腔からウイルスや細菌が侵入し感染が起こりやすい。

d 平衡器官である前庭の内部はリンパ液で満たされており、水平・垂直方向の加速度を感知する半規管と、体の回転や傾きを感知する耳石器官に分けられる。

```
    a b c d            a b c d
1   誤 正 正 誤    4   誤 正 誤 正
2   正 正 誤 正    5   正 誤 正 正
3   正 誤 正 誤
```

【2023年　東海・北陸（富山県、石川県、岐阜県、静岡県、愛知県、三重県）】

解説

a　正　問題文の通り。

b　誤　血中濃度はある時点でピーク（最高血中濃度）に達し、その後は低下していくが、これは［代謝・排泄］の速度が［吸収・分布］の速度を上回るためである。やがて、血中濃度が最小有効濃度を下回ると、薬効は消失する。

c　正　問題文の通り。

d　正　問題文の通り。

解答　　3

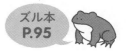

ズル本
P.95

解説

a　正　問題文の通り。

b　誤　中耳は、［鼓膜、鼓室、耳小骨、耳管］からなる。設問は、内耳の記述である。

c　正　問題文の通り。

d　誤　平衡器官である前庭の内部はリンパ液で満たされており、水平・垂直方向の加速度を感知する［耳石器官］と、体の回転や傾きを感知する［半規管］に分けられる。

解答　　3

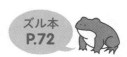

ズル本
P.72

胆嚢及び肝臓に関する記述の正誤について、正しい組み合わせはどれか。

a 胆汁に含まれる胆汁酸塩（コール酸、デオキシコール酸等の塩類）は、脂質の消化を容易にし、また、脂溶性ビタミンの吸収を助ける。

b 肝臓で産生される胆汁に含まれるビリルビン（胆汁色素）は、赤血球中のヘモグロビンが分解されて生じた老廃物である。

c 腸内に放出された胆汁酸塩の大部分は、大腸で再吸収されて肝臓に戻される。

d 肝臓では、必須アミノ酸を生合成することができる。

	a	b	c	d
1	誤	誤	正	正
2	正	誤	誤	正
3	正	正	誤	誤
4	正	正	正	誤
5	誤	正	正	正

【2023年　東海・北陸（富山県、石川県、岐阜県、静岡県、愛知県、三重県）】

偽アルドステロン症に関する記述の正誤について、正しい組み合わせはどれか。

a 体内にカリウムが貯留し、体から塩分（ナトリウム）と水が失われることにより生じる病態である。

b 副腎皮質からのアルドステロン分泌が増加することにより生じる。

c 主な症状に、手足の脱力、血圧低下、筋肉痛、こむら返り、倦怠感、手足のしびれ等がある。

d 小柄な人や高齢者で生じやすく、原因医薬品の長期服用後に初めて発症する場合もある。

	a	b	c	d
1	正	誤	正	誤
2	正	正	誤	正
3	誤	誤	正	正
4	正	正	正	誤
5	誤	誤	誤	正

【2022年　中国（鳥取県、島根県、岡山県、広島県、山口県）・四国（香川県、愛媛県、高知県）】

解説

a　正　問題文の通り。

b　正　問題文の通り。

c　誤　腸内に放出された胆汁酸塩の大部分は、[小腸]で再吸収されて肝臓に戻される（腸肝循環）。

d　誤　肝臓では、[必須アミノ酸以外のアミノ酸]を生合成することができる。

解答	3

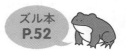
ズル本 P.52

解説

a　誤　偽アルドステロン症は、体内に[塩分（ナトリウム）と水]が貯留し、体から[カリウム]が失われることにより生じる病態である。

b　誤　偽アルドステロン症は、副腎皮質からのアルドステロン分泌が[増加していない]にもかかわらず、体内に塩分（ナトリウム）と水が貯留し、体からカリウムが失われることにより生じる。

c　誤　偽アルドステロン症の主な症状に、手足の脱力、血圧[上昇]、筋肉痛、こむら返り、倦怠感、手足のしびれ等がある。

d　正　問題文の通り。※現行の手引きでは、「小柄な人」が「低身長、低体重など体表面積が小さい者」に改正されている。

解答	5

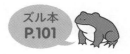
ズル本 P.101

精神神経系に現れる医薬品の副作用に関する次の記述の正誤について、正しい組み合わせはどれか。

a 医薬品の大量服用や長期連用、乳幼児への適用外の使用等の不適正な使用がなされた場合に限らず、通常の用法・用量でも発生することがある。

b 眠気を催すことが知られている医薬品を使用した後は、乗物や危険な機械類の運転操作に従事しないよう十分注意することが必要である。

c 無菌性髄膜炎は、医薬品の副作用が原因の場合、早期に原因医薬品の使用を中止した場合でも、予後不良となることがほとんどである。

d 心臓や血管に作用する医薬品により、頭痛やめまい、浮動感（体がふわふわと宙に浮いたような感じ）、不安定感（体がぐらぐらする感じ）等が生じることがある。

	a	b	c	d
1	正	正	正	正
2	正	正	誤	正
3	正	誤	正	誤
4	誤	正	正	誤
5	誤	誤	誤	正

【2021年　首都圏（埼玉県、千葉県、東京都、神奈川県）】

泌尿器系に関する次の記述のうち、正しいものの組合せはどれか。

a ボウマン嚢は、腎小体と尿細管とで構成される腎臓の基本的な機能単位である。

b 尿細管では、原尿中のブドウ糖やアミノ酸等の栄養分及び血液の維持に必要な水分や電解質が再吸収される。

c 腎臓は、血液の量と組成を維持して、血圧を一定範囲内に保つ上で重要な役割を担っている。

d 副腎皮質では、自律神経系に作用するアドレナリン（エピネフリン）とノルアドレナリン（ノルエピネフリン）が産生・分泌される。

1 （a、b）　2 （a、d）　3 （b、c）　4 （c、d）

【2022年　関東・甲信越（茨城県、栃木県、群馬県、新潟県、山梨県、長野県）】

解説

a 正 問題文の通り。

b 正 問題文の通り。

c 誤 無菌性髄膜炎は、医薬品の副作用が原因の場合、早期に原因医薬品の使用を中止すれば、速やかに回復し、予後は比較的良好であることがほとんどである。

d 正 問題文の通り。

解答 **2**

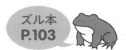
ズル本
P.103

解説

a 誤 腎小体と尿細管とで構成される腎臓の基本的な機能単位は、[ネフロン]である。

b 正 問題文の通り。

c 正 問題文の通り。

d 誤 副腎［髄質］では、自律神経系に作用するアドレナリン（エピネフリン）とノルアドレナリン（ノルエピネフリン）が産生・分泌される。

解答 **3**

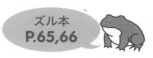
ズル本
P.65,66

泌尿器系に関する以下の記述のうち、正しいものの組み合わせを下から一つ選び
なさい。

ア 腎小体では、肝臓でアミノ酸が分解されて生成する尿素など、血液中の老廃
物が濾過され、原尿として尿細管へ入る。

イ 副腎皮質ホルモンの一つであるアルドステロンは、ナトリウムの排泄を促す
作用があり、電解質と水分の排出調節の役割を担っている。

ウ 女性は尿道が長いため、細菌などが侵入したとき膀胱まで感染を生じにくい。

エ 高齢者では、膀胱や尿道の括約筋の働きによって排尿を制御する機能が低下
し、また、膀胱の容量が小さくなるため、尿失禁を起こしやすくなる。

1（ア、イ）　**2**（ア、エ）　**3**（イ、ウ）　**4**（ウ、エ）

【2022年　九州（福岡県、佐賀県、大分県、長崎県、熊本県、宮崎県、鹿児島県）・沖縄】

泌尿器系に関する記述のうち、正しいものはどれか。

1 腎臓では、血液中の老廃物の除去のほか、水分及び電解質（特にナトリウム）
の排出調節が行われており、血液の量と組成を維持している。

2 副腎は、左右の腎臓の上部にそれぞれ附属し、副腎髄質では、アルドステロ
ンが産生・分泌される。

3 尿が膀胱に溜まってくると尿意を生じ、膀胱括約筋が収縮すると、同時に膀
胱壁の排尿筋が弛緩し、尿が尿道へと押し出される。

4 食品から摂取あるいは体内で生合成されたビタミンAは、腎臓で活性型ビタ
ミンAに転換される。

【2022年　東海・北陸（富山県、石川県、岐阜県、静岡県、愛知県、三重県）】

解説

ア　正　問題文の通り。

イ　誤　副腎皮質ホルモンの一つであるアルドステロンは、体内に塩分（ナトリウム）と水を貯留し、［カリウム］の排泄を促す作用があり、電解質と水分の排出調節の役割を担っている。

ウ　誤　女性は尿道が［短い］ため、細菌などが侵入したとき膀胱まで感染を［生じやすい］。

エ　正　問題文の通り。

解答　　2

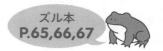
ズル本
P.65,66,67

解説

1　正　問題文の通り。

2　誤　副腎は、左右の腎臓の上部にそれぞれ附属し、副腎髄質では、［アドレナリンとノルアドレナリン］が産生・分泌される。

3　誤　尿が膀胱に溜まってくると尿意を生じ、膀胱括約筋が［緩む］と、同時に膀胱壁の排尿筋が［収縮］し、尿が尿道へと押し出される。

4　誤　食品から摂取あるいは体内で生合成された［ビタミンD］は、腎臓で活性型［ビタミンD］に転換される。

解答　　1

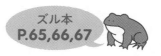
ズル本
P.65,66,67

循環器系に関する次の記述の正誤について、正しい組み合わせはどれか。

a 血液の循環によって、体内で発生した温熱が体表、肺、四肢の末端等に分配され、全身の温度をある程度均等に保つのに役立っている。

b 静脈にかかる圧力は比較的高いため、血管壁は動脈よりも厚い。

c リンパ管には逆流防止のための弁がなく、リンパ液は双方向に流れている。

d 心臓の内部は4つの空洞に分かれており、心室で血液を集めて心房に送り、心房から血液を拍出する。

　　 a b c d
1　 誤 正 正 誤
2　 正 誤 誤 誤
3　 正 誤 正 誤
4　 正 正 誤 正
5　 誤 誤 正 正

【2019年　首都圏（埼玉県、千葉県、東京都、神奈川県）】

脳や神経系の働きに関する次の記述のうち、正しいものの組み合わせはどれか。
【改変】

a 小児では、成人と比較して血液脳関門が未発達であるため、循環血液中に移行した医薬品の成分が脳の組織に到達しにくい。

b 延髄には、心拍数を調節する心臓中枢、呼吸を調節する呼吸中枢がある。

c 末梢神経系のうち体性神経系は、消化管の運動や血液の循環等のように生命や身体機能の維持のため無意識に働いている機能を担う。

d 脊髄は脊椎の中にあり、脳と末梢の間で刺激を伝えるほか、末梢からの刺激の一部に対して脳を介さずに刺激を返す場合がある。

1（a、c）　2（a、d）　3（b、c）　4（b、d）　5（c、d）

【2019年　首都圏（埼玉県、千葉県、東京都、神奈川県）】

解説

a　正　問題文の通り。

b　誤　静脈にかかる圧力は比較的［低い］ため、血管壁は動脈よりも［薄い］。

c　誤　リンパ管には逆流防止のための弁が［あって］、リンパ液は［一定の方向］に流れている。

d　誤　心臓の内部は4つの空洞に分かれており、［心房］で血液を集めて［心室］に送り、［心室］から血液を拍出する。

解答　2

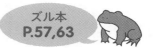
ズル本
P.57,63

解説

a　誤　小児では、成人と比較して血液脳関門が未発達であるため、循環血液中に移行した医薬品の成分が脳の組織に［達しやすい］。

b　正　問題文の通り。

c　誤　末梢神経系のうち体性神経系は、随意運動、知覚等を担う。消化管の運動や血液の循環等のように生命や身体機能の維持のために無意識に働いている機能を担うのは、自律神経系である。

d　正　問題文の通り。

解答　4

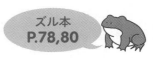
ズル本
P.78,80

口腔に関する以下の記述のうち、誤っているもの1つ選びなさい。

1 歯冠の表面は象牙質で覆われ、体で最も硬い部分となっている。

2 舌の表面には、舌乳頭という無数の小さな突起があり、味覚を感知する部位である味蕾が分布している。

3 唾液は、リゾチーム等の殺菌・抗菌物質を含んでおり、口腔粘膜の保護・洗浄、殺菌の作用がある。

4 唾液によって、口腔内のpHがほぼ中性に保たれ、酸による歯の齲蝕を防いでいる。

【2020年 北海道】

薬が働く仕組み等に関する記述の正誤について、正しい組み合わせを1つ選びなさい。

a 外用薬の中には、適用部位から吸収された有効成分が、循環血液中に移行して全身作用を示すことを目的として設計されたものがある。

b 局所作用を目的とする医薬品の場合、全身性の副作用が生じることはない。

c 医薬品が体内で引き起こす薬効と副作用を理解するには、薬物動態に関する知識が不可欠である。

d 循環血液中に移行せずに薬効を発揮する医薬品であっても、その成分が体内から消失する過程では、吸収されて循環血液中に移行する場合がある。

　　a b c d
1 正 正 誤 誤
2 正 誤 正 誤
3 誤 正 誤 正
4 正 誤 正 正
5 誤 正 正 誤

【2023年 奈良県】

解説

1　誤　歯冠の表面は、［エナメル質］で覆われ、体で最も硬い部分となっている。
2　正　問題文の通り。
3　正　問題文の通り。
4　正　問題文の通り。

解答　　　1

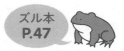
ズル本
P.47

解説

a　正　問題文の通り。
b　誤　局所作用を目的とする医薬品によって全身性の副作用が生じたり、逆に、全身作用を目的とする医薬品で局所的な副作用が生じることもある。
c　正　問題文の通り。
d　正　問題文の通り。

解答　　　4

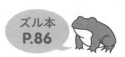
ズル本
P.86

中枢神経系に関する記述の正誤について、正しい組み合わせを1つ選びなさい。

a 中枢神経系は、脳や脊髄から体の各部へ伸びている。

b 脳は、頭の上部から下後方部にあり、記憶、情動、意思決定等の働きを行っている。

c 脳の下部には、自律神経系、ホルモン分泌等の様々な調節機能を担っている部位（視床下部など）がある。

d 血液脳関門は、脳の毛細血管が中枢神経の間質液環境を血液内の組成変動から保護するように働く機能のことをいう。

　　　a b c d
1 正 誤 正 誤
2 誤 正 正 誤
3 正 正 誤 正
4 正 誤 誤 正
5 誤 正 正 正

【2021年　奈良県】

外皮系に関する記述のうち、正しいものの組み合わせはどれか。

a 外皮系には、身体を覆う皮膚と、汗腺、皮脂腺、乳腺等の皮膚腺、が含まれるが、爪や毛は含まれない。

b 汗腺には、腋窩（わきのした）などの毛根部に分布するエクリン腺と、手のひらなど毛根がないところも含め全身に分布するアポクリン腺の二種類がある。

c 皮脂は、皮膚を潤いのある柔軟な状態に保つとともに、外部からの異物に対する保護膜としての働きがある。

d 真皮は、線維芽細胞とその細胞で産生された線維性のタンパク質（コラーゲン、フィブリリン、エラスチン等）からなる結合組織の層で、皮膚の弾力と強さを与えている。

1（a、b）　2（a、c）　3（a、d）　4（b、c）　5（c、d）

【2020年　中国（鳥取県、島根県、岡山県、広島県、山口県）】

解説

a 誤 中枢神経系は脳と脊髄から構成される。設問は、末梢神経系の記述である。

b 正 問題文の通り。

c 正 問題文の通り。

d 正 問題文の通り。

解答 5

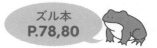

ズル本
P.78,80

解説

a 誤 身体を覆う皮膚と、汗腺、皮脂腺、乳腺等の皮膚腺、爪や毛等の角質を総称して外皮系という。

b 誤 汗腺には、腋窩（わきのした）などの毛根部に分布する［アポクリン腺］と、手のひらなど毛根がないところも含め全身に分布する［エクリン腺］の二種類がある。

c 正 問題文の通り。

d 正 問題文の通り。

解答 5

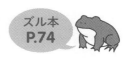

ズル本
P.74

皮膚又は皮膚の付属器とその機能の記述について、正しいものの組み合わせを1つ選べ。

[器官]		[機能]
a	角質層	― 角質細胞と細胞間脂質で構成された表皮の最も外側にある層で、皮膚のバリア機能を担っている。
b	アポクリン腺	― 全身に分布しており、体温が上がり始めると汗を分泌し、その蒸発時の気化熱を利用して体温を下げる。
c	立毛筋	― 気温や感情の変化などの刺激により収縮し、毛穴が隆起するいわゆる「鳥肌」を生じさせる。
d	皮膚の毛細血管	― 体温が下がり始めると、血管は弛緩し、放熱を抑えることにより体温を一定に保っている。

1（a、b）　2（a、c）　3（b、d）　4（c、d）

【2019年　関西広域連合（滋賀県、京都府、大阪府、兵庫県、和歌山県、徳島県）】

精神神経系に関する以下の記述の正誤について、正しい組み合わせはどれか。

a　精神神経症状は、医薬品の大量服用や長期連用、乳幼児への適用外の使用等の不適正な使用がなされた場合に限り発生する。

b　無菌性髄膜炎は、多くの場合、発症は急性で、首筋のつっぱりを伴った激しい頭痛、発熱、吐きけ・嘔吐、意識混濁等の症状が現れる。

c　無菌性髄膜炎は、医薬品の副作用が原因の場合、全身性エリテマトーデス、混合性結合組織病、関節リウマチ等の基礎疾患がある人で発症リスクが高い。

d　無菌性髄膜炎は、大部分は細菌が原因と考えられているが、医薬品の副作用等によって生じることもある。

	a	b	c	d
1	正	誤	正	正
2	正	正	誤	正
3	誤	誤	正	誤
4	誤	正	正	誤
5	誤	正	誤	正

【2021年　北海道・東北（北海道、青森県、岩手県、宮城県、秋田県、山形県、福島県）】

a　正　問題文の通り。

b　誤　汗腺には、腋窩（わきのした）などの毛根部に分布するアポクリン腺と、手の
　　　ひらなど毛根がないところも含め全身に分布するエクリン腺の二種類がある。

c　正　問題文の通り。

d　誤　体温が下がり始めると血管は［収縮］して、放熱を抑える。

解答　　2

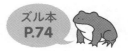

ズル本
P.74

a　誤　精神神経症状は、医薬品の大量服用や長期連用、乳幼児への適用外の使用等の
　　　不適正な使用がなされた場合に限らず、通常の用法・用量でも発生することが
　　　ある。

b　正　問題文の通り。

c　正　問題文の通り。

d　誤　無菌性髄膜炎は、髄液に細菌が検出されないものをいう。大部分はウイルスが
　　　原因と考えられているが、マイコプラズマ感染症やライム病、医薬品の副作用
　　　等によって生じることもある。

解答　　4

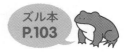

ズル本
P.103

消化管に関する記述について、正しいものの組合せを一つ選べ。

a 食道の上端と下端には括約筋があり、胃の内容物が逆流しないように防いでいる。

b 胃で分泌されるペプシノーゲンは、胃酸によりペプシンとなって、脂質を消化する。

c 小腸は全長6〜7mの臓器で、十二指腸、回腸、盲腸の3部分に分かれる。

d 大腸内には腸内細菌が多く存在し、腸管内の食物繊維（難消化性多糖類）を発酵分解する。

1 （a、b） 2 （a、d） 3 （b、c） 4 （b、d） 5 （c、d）

【2023年　関西広域連合（滋賀県、京都府、大阪府、兵庫県、和歌山県、徳島県）・福井県】

医薬品の剤形とその服用方法の特徴に関する記述の正誤について、正しい組み合わせはどれか。

	［剤 形］		［服用方法の特徴］
a	口腔内崩壊錠	—	口の中で溶かした後に、唾液と一緒に水なしで服用することもできる。
b	チュアブル錠	—	口の中で舐めたり噛み砕いたりする錠剤で、水なしで服用してもよい。
c	顆粒剤	—	粒の表面がコーティングされていることもあるので、噛み砕かずに水などで食道に流し込むとよい。
d	カプセル剤	—	カプセル内に薬剤を充填した剤形であり、唾液と一緒に水なしで服用することもできる。

	a	b	c	d
1	正	正	正	誤
2	正	正	誤	正
3	正	正	誤	誤
4	誤	誤	正	誤
5	誤	正	誤	正

【2021年　関西広域連合（滋賀県、京都府、大阪府、兵庫県、和歌山県、徳島県）・福井県】

解説

a　正　問題文の通り。

b　誤　胃で分泌されるペプシノーゲンは、胃酸によりペプシンとなって、[タンパク質]
　　　　を消化する。

c　誤　小腸は全長6 〜 7mの臓器で、十二指腸、回腸、[空腸] の3部分に分かれる。

d　正　問題文の通り。

解答　　　**2**

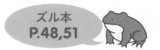
ズル本
P.48,51

解説

a　正　問題文の通り。

b　正　問題文の通り。

c　正　問題文の通り。

d　誤　カプセル剤は、カプセル内に薬剤を充填した剤形であり、水なしで服用すると
　　　　ゼラチンが喉や食道に貼り付くことがあるため、必ず適切な量の水（又はぬる
　　　　ま湯）とともに服用する。

解答　　　**1**

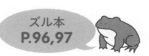
ズル本
P.96,97

大腸に関する記述のうち、正しいものの組み合わせはどれか。

a　大腸の腸内細菌は、血液凝固や骨へのカルシウム定着に必要なビタミンK等の物質も産生している。

b　大腸の内壁には輪状のひだがあり、その粘膜表面は絨毛（柔突起ともいう。）に覆われている。

c　S状結腸に溜まった糞便が下行結腸へ送られてくると、その刺激に反応して便意が起こる。

d　腸の内容物は、大腸の運動によって腸管内を通過するに従って水分とナトリウム、カリウム、リン酸等の電解質の吸収が行われ、固形状の糞便となる。

1（a、b）　2（b、c）　3（c、d）　4（a、d）

【2019年　東海・北陸（富山県、石川県、岐阜県、静岡県、愛知県、三重県）】

感覚器系に現れる副作用に関する記述について、（　　）の中に入れるべき字句の正しい組み合わせはどれか。

眼球内の角膜と水晶体の間を満たしている眼房水が排出され（ a ）なると、眼圧が上昇して視覚障害を生じることがある。例えば、抗（ b ）作用がある成分が配合された医薬品によって眼圧が上昇することがあるため、（ c ）のある人では厳重な注意が必要である。

	a	b	c
1	にくく	コリン	緑内障
2	やすく	アドレナリン	緑内障
3	にくく	コリン	白内障
4	にくく	アドレナリン	白内障
5	やすく	コリン	白内障

【2021年　東海・北陸（富山県、石川県、岐阜県、静岡県、愛知県）】

a 正 問題文の通り。

b 誤 大腸には絨毛がない。内壁に輪状のひだがあり、その粘膜表面が絨毛に覆われているのは、小腸である。

c 誤 S状結腸に溜まった糞便が［直腸］へ送られてくると、その刺激に反応して便意が起こる。

d 正 問題文の通り。

●大腸と糞便のまとめ

	特徴
大腸	●盲腸、虫垂、上行結腸、横行結腸、下行結腸、S状結腸、直腸からなる ●小腸と違い内壁に絨毛がないため、消化はほとんど行われない ●腸内細菌は、血液凝固などに関与するビタミンK等の物質を産生
糞便	●下行結腸、S状結腸に滞留し、直腸は空になっている ●成分の大半は水分

解答 　4

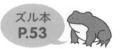
ズル本
P.53

解説

眼球内の角膜と水晶体の間を満たしている眼房水が排出され［にくく］なると、眼圧が上昇して視覚障害を生じることがある。例えば、抗［コリン］作用がある成分が配合された医薬品によって眼圧が上昇することがあるため、［緑内障］のある人では厳重な注意が必要である。

※現行の手引きでは、「緑内障」が「眼房水の出口である隅角が狭くなっている閉塞隅角緑内障」に改正されている。

●眼房水・眼圧・緑内障の関係

眼房水が排出されない → 眼圧上昇 → 視神経を障害 → 視覚障害 → 緑内障を発症又は悪化

解答 　1

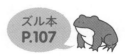
ズル本
P.107

肝臓に関する次の記述の正誤について、正しい組み合わせはどれか。

a 肝臓で産生される胆汁に含まれるビリルビンは、赤血球中のヘモグロビンが分解されて生じた老廃物である。

b 肝臓は、必須アミノ酸を生合成する働きがある。

c アルコールによる二日酔いの症状は、肝臓で代謝され生じた中間代謝物であるアセトアルデヒドの毒性によるものと考えられている。

d 肝臓は、脂溶性ビタミンであるビタミンA、D等のほか、水溶性ビタミンであるビタミンB_6やB_{12}等の貯蔵臓器である。

	a	b	c	d
1	正	誤	正	誤
2	正	正	誤	誤
3	誤	正	正	誤
4	誤	正	誤	正
5	正	誤	正	正

【2020年　首都圏（埼玉県、千葉県、東京都、神奈川県）】

医薬品の副作用である皮膚粘膜眼症候群に関する記述の正誤について、正しい組み合わせを1つ選びなさい。

a 高熱（38℃以上）を伴って、発疹・発赤、火傷様の水疱等の激しい症状が、全身の皮膚、口、眼等の粘膜に現れる病態である。

b ライエル症候群とも呼ばれる。

c 発症機序の詳細が明確になっている。

d 原因と考えられる医薬品の服用後2週間以内に発症することが多いが、1ヶ月以上経ってから起こることもある。

	a	b	c	d
1	誤	正	正	誤
2	正	誤	正	正
3	誤	正	誤	正
4	正	誤	正	誤
5	正	誤	誤	正

【2021年　奈良県】

解説

a　正　問題文の通り。

b　誤　肝臓では、[必須アミノ酸以外のアミノ酸]を生合成することができる。必須アミノ酸とは、体内で作られないため、食品などから摂取する必要があるアミノ酸のことである。

c　正　問題文の通り。

d　正　問題文の通り。

解答　　5

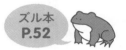

ズル本
P.52

解説

a　正　問題文の通り。

b　誤　スティーブンス・ジョンソン症候群（SJS）とも呼ばれる。設問は、中毒性表皮壊死融解症（TEN）の記述である。

c　誤　発症機序の詳細は[不明]である。

d　正　問題文の通り。

解答　　5

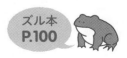

ズル本
P.100

医薬品の吸収及び分布に関する記述の正誤について、正しい組み合わせを1つ選びなさい。

a 一般に、消化管からの吸収は、濃度が高い方から低い方へ受動的に拡散していく現象である。

b 消化管での吸収量や吸収速度は、消化管内容物や他の医薬品の作用によって影響を受ける。

c 鼻腔の粘膜に適用する一般用医薬品の中には、全身作用を目的として製造販売されているものがある。

d 有効成分が皮膚から浸透して体内の組織で作用する医薬品の場合、浸透する量は皮膚の状態、傷の有無やその程度などによって影響を受ける。

　　a b c d
1　誤 正 正 誤
2　正 正 正 正
3　誤 誤 誤 正
4　正 誤 正 誤
5　正 正 誤 正

【2022年　奈良県】

副作用に関する記述の正誤について、正しい組み合わせを1つ選びなさい。

a 医薬品は、十分注意して適正に使用すれば、副作用を生じることはない。

b 一般に、重篤な副作用は、発生頻度が低いが、副作用の早期発見・早期対応のためには、医薬品の販売等に従事する専門家が副作用の症状に関する十分な知識を身に付けることが重要である。

c 厚生労働省が作成した「重篤副作用疾患別対応マニュアル」が対象とする重篤副作用疾患の中には、一般用医薬品によって発生する副作用は含まれていない。

d 一般用医薬品による副作用は、長期連用のほか、不適切な医薬品の併用や医薬品服用時のアルコール飲用等が原因で起きる場合がある。

　　a b c d
1　誤 正 正 誤
2　正 誤 正 正
3　誤 正 誤 正
4　正 誤 正 誤
5　正 正 誤 正

【2021年　奈良県】

解説

a　正　問題文の通り。

b　正　問題文の通り。

c　誤　鼻腔の粘膜に医薬品を適用する場合も、その成分は循環血液中に入るが、一般用医薬品には全身作用を目的とした点鼻薬は［なく］、いずれの医薬品も、鼻腔粘膜への局所作用を目的として用いられている。

d　正　問題文の通り。

解答　　5

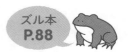

ズル本
P.88

解説

a　誤　医薬品は、十分注意して適正に使用された場合でも、副作用を生じることがある。

b　正　問題文の通り。

c　誤　厚生労働省が作成した「重篤副作用疾患別対応マニュアル」が対象とする重篤副作用疾患の中には、一般用医薬品によって発生する副作用も含まれている。

d　正　問題文の通り。

解答　　3

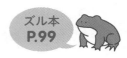

ズル本
P.99

全身に現れる副作用に関する記述の正誤について、正しい組み合わせはどれか。

a 医薬品により生じる肝機能障害は、有効成分又はその代謝物の直接的肝毒性が原因で起きる中毒性のものと、有効成分に対する抗原抗体反応が原因で起きるアレルギー性のものに大別される。

b 黄疸とは、ビリルビン（黄色色素）が胆汁中へ排出されず血液中に滞留することにより生じる、皮膚や白眼が黄色くなる病態である。黄疸を発症すると、血液中のビリルビンが尿中に排出されなくなることにより、尿の色が薄くなる。

c ショック（アナフィラキシー）は、生体異物に対する即時型のアレルギー反応の一種である。原因物質によって発生頻度は異なり、医薬品の場合、以前にその医薬品によって蕁麻疹等のアレルギーを起こしたことがある人で起きる可能性が高い。

d 一般に、ショック（アナフィラキシー）では皮膚の痒み、顔面蒼白、冷や汗、息苦しさなど、複数の症状が現れるが、致命的な転帰をたどることはない。

	a	b	c	d			a	b	c	d
1	誤	正	正	誤		4	誤	正	誤	正
2	正	正	誤	正		5	正	誤	正	正
3	正	誤	正	誤						

【2021年　東海・北陸（富山県、石川県、岐阜県、静岡県、愛知県）】

外用薬の剤形及びその一般的な特徴に関する記述の正誤について、正しい組合せを一つ選べ。

a 軟膏剤は、油性基剤に水分を加えたもので、患部を水で洗い流したい場合に用いる。

b クリーム剤は、油性の基剤で皮膚への刺激が弱く、適用部位を水から遮断したい場合に用いる。

c 外用液剤は、軟膏剤やクリーム剤に比べて、適用部位が乾きにくいという特徴がある。

d 貼付剤は、適用部位に有効成分が一定時間留まるため、薬効の持続が期待できる。

	a	b	c	d			a	b	c	d
1	正	正	誤	誤		4	誤	誤	誤	正
2	誤	正	正	誤		5	正	誤	誤	誤
3	誤	誤	正	正						

【2023年　関西広域連合（滋賀県、京都府、大阪府、兵庫県、和歌山県、徳島県）・福井県】

| 解説 |

a　正　問題文の通り。

b　誤　黄疸とは、ビリルビン（黄色色素）が胆汁中へ排出されず血液中に滞留することにより生じる、皮膚や白眼が黄色くなる病態である。また、過剰となった血液中のビリルビンが尿中に［排出される］ことにより、尿の色が［濃くなる］こともある。

c　正　問題文の通り。

d　誤　一般に、ショック（アナフィラキシー）では皮膚の痒み、顔面蒼白、冷や汗、息苦しさなど、複数の症状が現れる。一旦発症すると病態は急速に悪化することが多く、適切な対応が遅れるとチアノーゼや呼吸困難等を生じ、死に至ることがある。

| 解答 | 3 |

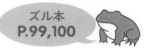
ズル本
P.99,100

| 解説 |

a　誤　軟膏剤は、油性の基剤で皮膚への刺激が弱く、適用部位を水から遮断したい場合に用いる。設問は、クリーム剤の記述である。

b　誤　クリーム剤は、油性基剤に水分を加えたもので、患部を水で洗い流したい場合に用いる。設問は、軟膏剤の記述である。

c　誤　外用液剤は、軟膏剤やクリーム剤に比べて、患部が乾き［やすい］という特徴がある。

d　正　問題文の通り。

| 解答 | 4 |

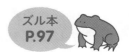
ズル本
P.97

外皮系に関する記述の正誤について、正しい組み合わせはどれか。

a　体温が下がり始めると、皮膚を通っている毛細血管に血液がより多く流れるように血管が開く。

b　角質層は、細胞膜が丈夫な線維性のタンパク質（ケラチン）でできた板状の角質細胞と、セラミド（リン脂質の一種）を主成分とする細胞間脂質で構成されている。

c　真皮には、毛細血管や知覚神経の末端が通っている。

d　汗腺には、腋窩（わきのした）などの毛根部に分布するアポクリン腺と、手のひらなど毛根がないところも含め全身に分布するエクリン腺の二種類がある。

```
    a b c d
1  正 誤 誤 誤
2  正 正 正 誤
3  正 誤 正 正
4  誤 正 正 正
5  誤 正 誤 正
```

【2022年　中国（鳥取県、島根県、岡山県、広島県、山口県）・四国（香川県、愛媛県、高知県）】

骨格系及び筋組織に関する記述の正誤について、正しい組合せを一つ選べ。

a　骨の機能の一つである造血機能は、主として胸骨、肋骨、脊椎、骨盤、大腿骨などの骨髄が担う。

b　骨組織では、通常、組織を構成するカルシウムが骨から溶け出し、ほぼ同量のカルシウムが骨に沈着することで、骨吸収と骨形成のバランスが取られる。

c　腱は、筋細胞（筋線維）と結合組織からなり、関節を構成する骨に骨格筋をつないでいる。

d　随意筋である骨格筋は、長時間の動作等で疲労した場合でも、運動を続けることで、筋組織の収縮性が回復する。

```
    a b c d
1  正 誤 正 正
2  正 正 正 誤
3  正 正 誤 誤
4  誤 正 誤 正
5  誤 誤 正 正
```

【2022年　関西広域連合（滋賀県、京都府、大阪府、兵庫県、和歌山県、徳島県）・福井県】

<u>解説</u>

a 誤 体温が下がり始めると、血管は［収縮］して、放熱を抑える。

b 正 問題文の通り。

c 正 問題文の通り。

d 正 問題文の通り。

| 解答 | 4 |

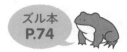

ズル本
P.74

<u>解説</u>

a 正 問題文の通り。

b 正 問題文の通り。

c 誤 筋組織は筋細胞と結合組織からできているのに対して、腱は［結合組織のみ］でできているため、伸縮性はあまりない。関節を動かす骨格筋は、関節を構成する骨に腱を介してつながっている。

d 誤 骨格筋は、収縮力が強く、自分の意識どおりに動かすことができる随意筋であるが、疲労しやすく、長時間の動作は難しい。骨格筋の疲労は、運動を続けることで、筋組織の収縮性が低下する現象である。

| 解答 | 3 |

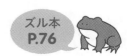

ズル本
P.76

次の記述は、目に関するものである。正しいものの組み合わせはどれか。

a 涙液は、ゴミ等の異物や刺激性の化学物質が目に入ったときに、それらを洗い流す作用があるが、角膜に酸素や栄養分を供給する働きはない。

b 水晶体は、その周りを囲んでいる毛様体の弛緩によって、近くの物を見るときには扁平になる。

c 神経性の疲労、睡眠不足、栄養不良等が要因となって、慢性的な目の疲れに肩こり、頭痛等の全身症状を伴う場合を眼精疲労という。

d 目が紫外線を含む光に長時間曝されると、角膜の上皮に損傷を生じることがあり、これを雪眼炎という。

1（a、b） 2（a、c） 3（b、d） 4（c、d）

【2022年　北海道・東北（青森県、岩手県、宮城県、秋田県、山形県、福島県）】

医薬品の副作用として現れる皮膚の症状等に関する次の記述の正誤について、正しい組み合わせはどれか。

a 光線過敏症の症状は、医薬品が触れた皮膚の部分だけでなく、全身へ広がって重篤化する場合がある。

b アレルギー性皮膚炎は、発症部位が医薬品の接触部位に限定される。

c 接触皮膚炎は、原因となった医薬品との接触がなくなれば、通常は1週間程度で症状は治まり、再びその医薬品と接触しても再発はしない。

d 光線過敏症が現れた場合は、原因と考えられる医薬品の使用を中止し、患部は洗浄せずそのままの状態で、白い生地や薄手の服で遮光し、速やかに医師の治療を受ける必要がある。

	a	b	c	d
1	正	誤	誤	誤
2	正	誤	誤	正
3	正	正	正	誤
4	誤	正	誤	誤
5	誤	正	正	正

【2019年　首都圏（埼玉県、千葉県、東京都、神奈川県）】

a 誤 涙液の主な働きとしては、ゴミや埃等の異物や刺激性の化学物質が目に入ったときに、それらを洗い流す、角膜に酸素や栄養分を供給する、角膜や結膜で生じた老廃物を洗い流す等がある。

b 誤 水晶体は、その周りを囲んでいる毛様体の弛緩によって、[遠く]の物を見るときには扁平になる。

c 正 問題文の通り。

d 正 問題文の通り。

解答 4

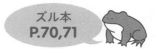
ズル本 P.70,71

a 正 問題文の通り。

b 誤 アレルギー性皮膚炎は、発症部位が医薬品の接触部位に[限定されない]。

c 誤 接触皮膚炎の症状が現れたときは、重篤な病態への進行を防止するため、原因と考えられる医薬品の使用を中止する。通常は1週間程度で症状は治まるが、再びその医薬品に触れると再発する。

d 誤 光線過敏症が現れた場合は、原因と考えられる医薬品の使用を中止して、皮膚に医薬品が残らないよう十分に患部を洗浄し、遮光（白い生地や薄手の服は紫外線を透過するおそれがあるので不可）して速やかに医師の診療を受ける必要がある。

解答 1

ズル本 P.108

皮膚に現れる副作用に関する以下の記述の正誤について、正しい組み合わせを下から1つ選びなさい。

ア 接触皮膚炎は、医薬品が触れた皮膚の部分にのみ生じ、正常な皮膚との境界がはっきりしているのが特徴である。

イ 光線過敏症は、医薬品が触れた部分だけでなく、全身へ広がって重篤化する場合がある。

ウ 薬疹は、あらゆる医薬品で起きる可能性があり、特に、発熱を伴って眼や口腔粘膜に異常が現れた場合は、急速に皮膚粘膜眼症候群や、中毒性表皮壊死融解症等の重篤な病態へ進行することがある。

エ 薬疹は、それまで経験したことがない人であっても、暴飲暴食や肉体疲労が誘因となって現れることがある。

	ア	イ	ウ	エ
1	正	正	正	正
2	正	正	誤	誤
3	正	誤	正	誤
4	誤	正	正	正
5	誤	誤	誤	正

【2019年　九州・沖縄（福岡県、佐賀県、大分県、長崎県、熊本県、宮崎県、鹿児島県、沖縄県）】

口腔及び食道に関する次の記述の正誤について、正しい組合せはどれか。

a 歯冠の表面は象牙質で覆われ、体で最も硬い部分となっている。

b 唾液によって口腔内はpHがほぼ中性に保たれ、酸による歯の齲蝕を防いでいる。

c 嚥下された飲食物は、食道の運動によるものではなく、重力によって胃に落ち込む。

d 胃液が食道に逆流すると、むねやけが起きる。

	a	b	c	d
1	正	正	誤	誤
2	正	誤	正	正
3	誤	正	誤	正
4	誤	正	正	誤

【2023年　関東・甲信越（茨城県、栃木県、群馬県、新潟県、山梨県、長野県）】

解説

ア　正　問題文の通り。

イ　正　問題文の通り。

ウ　正　問題文の通り。

エ　正　問題文の通り。

解答　　1

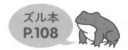

ズル本
P.108

解説

a　誤　歯冠の表面は［エナメル質］で覆われ、体で最も硬い部分となっている。

b　正　問題文の通り。

c　誤　嚥下された飲食物は、［重力］によって胃に落ち込むのでなく、［食道の運動］によって胃に送られる。

d　正　問題文の通り。

解答　　3

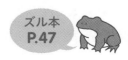

ズル本
P.47

筋組織に関する次の記述の正誤について、正しい組み合わせを下欄から選びなさい。

a 骨格筋は、自律神経系で支配されるのに対して、平滑筋及び心筋は体性神経系に支配されている。

b 筋組織は、筋細胞と結合組織からできているのに対して、腱は結合組織のみでできているため、伸縮性が高い。

c 骨格筋は、横紋筋とも呼ばれ、自分の意識どおりに動かすことができる随意筋である。

d 骨格筋の疲労は、運動を続けることでグリコーゲンが減少し、酸素や栄養分の供給不足が起こるとともに、グリコーゲンの代謝に伴って生成する乳酸が蓄積して、筋組織の収縮性が低下する現象である。

下欄

```
   a b c d
1  正 誤 誤 誤
2  正 正 誤 誤
3  誤 誤 正 正
4  誤 正 正 誤
5  正 正 誤 正
```

【2019年　四国（高知県、香川県、愛媛県）】

骨格系に関する記述の正誤について、正しい組み合わせはどれか。

a 骨の基本構造は、骨質、骨膜、骨髄、関節軟骨の四組織からなる。

b 骨には造血機能があるが、すべての骨の骨髄で造血が行われるわけではない。

c 骨組織は、炭酸カルシウムやリン酸カルシウム等の無機質からなり、タンパク質等の有機質は存在しない。

d 骨の関節面は弾力性に富む柔らかな骨膜に覆われている。

```
   a b c d
1  誤 正 正 正
2  正 正 誤 誤
3  正 誤 誤 誤
4  誤 正 誤 正
5  正 誤 正 正
```

【2022年　中国（鳥取県、島根県、岡山県、広島県、山口県）・四国（香川県、愛媛県、高知県）】

解説

a 誤 骨格筋は、［体性神経系］で支配されるのに対して、平滑筋及び心筋は［自律神経系］に支配されている。

b 誤 筋組織は筋細胞と結合組織からできているのに対して、腱は結合組織のみでできているため、伸縮性は［あまりない］。

c 正 問題文の通り。

d 正 問題文の通り。

解答 　3

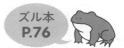
ズル本 P.76

解説

a 正 問題文の通り。

b 正 問題文の通り。

c 誤 骨組織を構成する無機質は、炭酸カルシウムやリン酸カルシウム等の石灰質からなり、骨に硬さを与え、有機質（タンパク質及び多糖体）は骨の強靱さを保つ。

d 誤 骨の関節面は弾力性に富む柔らかな［軟骨層（関節軟骨）］に覆われ、これが衝撃を和らげ、関節の動きを滑らかにしている。

解答 　2

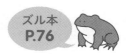
ズル本 P.76

目に関する次の記述の正誤について、正しい組合せはどれか。

a 視細胞が光を感じる反応には、ビタミンDが不可欠であるため、ビタミンD
が不足すると夜間視力の低下（夜盲症）を生じる。

b 眼瞼は、むくみ（浮腫）等、全身的な体調不良の症状が現れにくい部位である。

c 涙液には、ゴミや埃等の異物が目に入ったときに洗い流す働きや、角膜や結
膜を感染から防御する働きがある。

d 角膜と水晶体の間は、組織液（房水）で満たされ、眼内に一定の圧（眼圧）
を生じさせている。

```
    a b c d
1   正 正 正 誤
2   正 誤 誤 誤
3   誤 誤 正 正
4   誤 正 正 誤
5   誤 誤 誤 正
```

【2023年　関東・甲信越（茨城県、栃木県、群馬県、新潟県、山梨県、長野県）】

小腸に関する次の記述の正誤について、正しい組み合わせを下欄から選びなさい。

a 十二指腸の上部を除く小腸の内壁には輪状のひだがあり、その粘膜表面は絨
毛に覆われ、絨毛を構成する細胞の表面には、さらに微絨毛が密生して吸収
効率を高めている。

b 小腸のうち十二指腸に続く部分の、概ね上部40％が空腸、残り約60％が回
腸であるが、明確な境目はない。

c 空腸で分泌される腸液（粘液）に、腸管粘膜上の消化酵素が加わり、消化液
として働く。

d 十二指腸には、膵臓からの膵管と胆嚢からの胆管の開口部があって、それぞ
れ膵液と胆汁を腸管内へ送り込んでいる。

下欄

```
    a b c d           a b c d
1   正 誤 正 正    4   誤 正 正 誤
2   正 正 正 正    5   誤 正 誤 正
3   正 誤 誤 誤
```

【2019年　四国（高知県、香川県、愛媛県）】

解説

a 誤 視細胞が光を感じる反応には、ビタミン [A] が不可欠であるため、ビタミン [A] が不足すると夜間視力の低下（夜盲症）を生じる。

b 誤 眼瞼は、むくみ（浮腫）等、全身的な体調不良（薬の副作用を含む）の症状が現れ [やすい] 部位である。

c 正 問題文の通り。

d 正 問題文の通り。

解答 　3

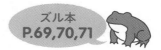

ズル本
P.69,70,71

解説

a 正 問題文の通り。

b 正 問題文の通り。

c 正 問題文の通り。

d 正 問題文の通り。

解答 　2

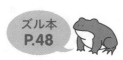

ズル本
P.48

脳や神経系の働きに関する次の記述の正誤について、正しい組み合わせを下欄から選びなさい。

a 脳において、血液の循環量は心拍出量の約15％、酸素の消費量は全身の20％と多いが、脳の血管は末梢と比べて物質の透過に関する選択性が高いため、ブドウ糖の消費量は全身の約5％と少ない。

b 小児では、成人と比較して脳内の毛細血管が未成熟であるため、それを補う血液脳関門が発達しており、循環血液中に移行した医薬品の成分が脳の組織に移行することはほとんどない。

c 末梢神経系は、その機能に着目して、随意運動、知覚等を担う体性神経系と、呼吸や血液の循環等のように生命や身体機能の維持のために無意識に働いている機能を担う自律神経系に分類される。

d 自律神経系は交感神経と副交感神経からなり、交感神経系は瞳孔散大や気管・気管支の拡張、腸の運動亢進等、緊張状態に対応した態勢をとるように働く。

下欄

	a	b	c	d			a	b	c	d
1	誤	誤	正	誤		4	誤	正	正	正
2	正	誤	誤	正		5	正	誤	正	誤
3	正	正	誤	誤						

【2020年 四国（高知県、香川県、愛媛県）】

薬の体内での働きに関する以下の記述の正誤について、正しい組み合わせはどれか。【改変】

a 循環血液中に移行した有効成分は、多くの場合、標的となる細胞に存在する受容体、酵素、トランスポーターなどのタンパク質と結合し、その機能を変化させることで薬効や副作用を現す。

b 血中濃度はある時点でピークに達し、その後は低下していくが、これは吸収・分布の速度が代謝・排泄の速度を上回るためである。

c 一度に大量の医薬品を摂取して血中濃度を高くしても、ある濃度以上になるとより強い薬効は得られなくなる。

d 全身作用を目的とする医薬品の多くは、使用後の一定期間、その有効成分の血中濃度が、最小有効濃度と毒性が現れる濃度域の間の範囲に維持されるよう、使用量及び使用間隔が定められている。

	a	b	c	d			a	b	c	d
1	正	正	誤	誤		4	正	誤	正	正
2	誤	誤	正	正		5	誤	正	正	誤
3	誤	正	誤	正						

【2019年 北海道・東北（北海道、青森県、岩手県、宮城県、秋田県、山形県、福島県）】

解説

a　誤　脳において、血液の循環量は心拍出量の約15%、酸素の消費量は全身の約20%、ブドウ糖の消費量は全身の［約25%と多い］。

b　誤　小児では、血液脳関門が未発達であるため、循環血液中に移行した医薬品の成分が脳の組織に［達しやすい］。

c　正　問題文の通り。

d　誤　自律神経系は交感神経と副交感神経からなり、交感神経系は瞳孔散大や気管・気管支の拡張、腸の運動［低下］等、緊張状態に対応した態勢をとるように働く。

解答　　1

ズル本
P.78,80,81,82

解説

a　正　問題文の通り。

b　誤　血中濃度はある時点でピークに達し、その後は低下していくが、これは［代謝・排泄］の速度が［吸収・分布］の速度を上回るためである。

c　正　問題文の通り。

d　正　問題文の通り。

解答　　4

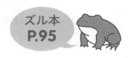

ズル本
P.95

泌尿器系に現れる副作用に関する記述の正誤について、正しい組み合わせを1つ選びなさい。

a 腎障害では、ほとんど尿が出ない、尿が濁る・赤みを帯びる等の症状が現れる。

b 尿勢の低下等の兆候に留意することは、排尿困難の初期段階での適切な対応につながる。

c 医薬品による排尿困難や尿閉は、前立腺肥大等の基礎疾患がある人にのみ現れる。

d 膀胱炎様症状では、尿の回数増加（頻尿）、排尿時の疼痛、残尿感等の症状が現れる。

　　　a b c d
1　正 正 誤 誤
2　正 誤 正 誤
3　誤 正 正 正
4　誤 誤 正 正
5　正 正 誤 正

【2023年　奈良県】

消化器系に現れる医薬品の副作用に関する次の記述の正誤について、正しい組合せはどれか。

a 消化性潰瘍は、胃のもたれ、食欲低下、胸やけ、吐きけ、胃痛、空腹時にみぞおちが痛くなる、消化管出血に伴って糞便が黒くなるなどの症状が現れる。

b 消化性潰瘍は、自覚症状が乏しい場合もあり、貧血症状（動悸や息切れ等）の検査時や突然の吐血・下血によって発見されることもある。

c イレウス様症状は、医薬品の作用によって腸管運動が亢進した状態で、激しい腹痛、嘔吐、軟便や下痢が現れる。

d イレウス様症状は、小児や高齢者では発症のリスクが低い。

　　　a b c d
1　誤 正 正 正
2　正 正 誤 誤
3　正 誤 正 正
4　正 正 正 誤

【2023年　関東・甲信越（茨城県、栃木県、群馬県、新潟県、山梨県、長野県）】

解説

a　正　問題文の通り。

b　正　問題文の通り。

c　誤　医薬品による排尿困難や尿閉は、前立腺肥大等の基礎疾患がない人でも現れることが知られており、男性に限らず女性においても報告されている。

d　正　問題文の通り。

●自律神経系・排尿・前立腺肥大の関係

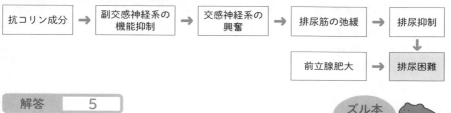

解答　5

ズル本 P.107

解説

a　正　問題文の通り。

b　正　問題文の通り。

c　誤　イレウス様症状は、医薬品の作用によって腸管運動が麻痺して腸内容物の通過が妨げられ、激しい腹痛、嘔吐、腹部膨満感を伴う著しい便秘が現れる。

d　誤　イレウス様症状は、小児や高齢者のほか、普段から便秘傾向のある人は、発症のリスクが［高い］。

解答　2

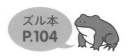

ズル本 P.104

大腸に関する次の記述の正誤について、正しい組合せはどれか。

a 大腸の腸内細菌は、血液凝固や骨へのカルシウム定着に必要なビタミンK等を産生している。

b 腸の内容物は、大腸の運動によって腸管内を通過するに従い、水分と電解質が吸収される。

c 通常、糞便の成分の大半は食物の残滓で、水分は約5％に過ぎない。

d 糞便は通常、直腸に滞留し、S状結腸は空になっている。

　a b c d
1　正 正 誤 誤
2　正 誤 誤 正
3　正 誤 正 誤
4　誤 正 正 誤
5　誤 正 誤 誤

【2023年　関東・甲信越（茨城県、栃木県、群馬県、新潟県、山梨県、長野県）】

次の記述は、鼻及び耳に関するものである。正しいものの組み合わせはどれか。

a 副鼻腔は、薄い板状の軟骨と骨でできた鼻中隔によって左右に仕切られている。

b 内耳は、平衡器官である蝸牛と、聴覚器官である前庭の2つの部分からなる。

c 乗物酔い（動揺病）は、乗り物に乗っているとき反復される加速度刺激や動揺によって、平衡感覚が混乱して生じる身体の変調である。

d 外耳道にある耳垢腺（汗腺の一種）や皮脂腺からの分泌物に、埃や外耳道上皮の老廃物などが混じって耳垢（耳あか）となる。

1（a、b）　2（a、d）　3（b、c）　4（b、d）　5（c、d）

【2023年　北海道・東北（青森県、岩手県、宮城県、秋田県、山形県、福島県）】

解説

a　正　問題文の通り。

b　正　問題文の通り。

c　誤　通常、糞便の成分の大半は［水分］で、［食物の残滓］は約5%に過ぎない。

d　誤　糞便は通常、［下行結腸、S状結腸］に滞留し、［直腸］は空になっている。

● 大腸と糞便のまとめ

	特徴
大腸	● 盲腸、虫垂、上行結腸、横行結腸、下行結腸、S状結腸、直腸からなる ● 小腸と違い内壁に絨毛がないため、消化はほとんど行われない ● 腸内細菌は、血液凝固などに関与するビタミンK等の物質を産生
糞便	● 下行結腸、S状結腸に滞留し、直腸は空になっている ● 成分の大半は水分

解答　　1

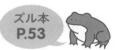
ズル本 P.53

解説

a　誤　鼻の周囲の骨内には、骨の強さや形を保ちつつ重量を軽くするため、鼻腔に隣接した目と目の間、額部分、頬の下、鼻腔の奥に空洞があり、それらを総称して副鼻腔という。設問は、鼻腔の記述である。

b　誤　内耳は、［聴覚］器官である蝸牛と、［平衡］器官である前庭の2つの部分からなる。

c　正　問題文の通り。

d　正　問題文の通り。

解答　　5

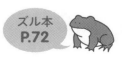
ズル本 P.72

第 3 章
主な医薬品とその作用
（漢方を除く）

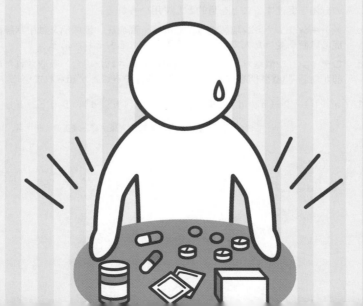

胃腸鎮痛鎮痙薬に含まれている成分に関する次の記述の正誤について、正しい組み合わせはどれか。

a　アミノ安息香酸エチルは、メトヘモグロビン血症を起こすおそれがあるため、6歳未満の小児への使用は避ける必要がある。

b　オキセサゼインは、局所麻酔作用のほか、胃液分泌を抑える作用もあるとされ、胃腸鎮痛鎮痙薬と制酸薬の両方の目的で使用される。

c　抗コリン成分であるパパベリン塩酸塩は、副作用として、自律神経系を介して眼圧を上昇させる作用を示す。

d　ロートエキスは、吸収された成分の一部が母乳中に移行して乳児の脈が速くなるおそれがあるため、母乳を与える女性では使用を避けるか、又は使用期間中の授乳を避ける必要がある。

	a b c d		a b c d
1	誤 正 正 正	4	正 正 誤 正
2	正 正 正 誤	5	正 正 正 正
3	正 誤 正 正		

【2019年　関東・甲信越（茨城県、栃木県、群馬県、新潟県、山梨県、長野県）】

鎮咳去痰薬の配合成分に関する次の記述のうち、正しいものの組合せはどれか。

a　カルボシステインは、気管支を拡張させる作用を示し、呼吸を楽にして咳や喘息の症状を鎮めることを目的として用いられる。

b　トリメトキノール塩酸塩水和物は、抗炎症作用のほか、気道粘膜からの粘液の分泌を促進することを目的として用いられる。

c　メトキシフェナミン塩酸塩は、心臓病、高血圧、糖尿病又は甲状腺機能亢進症の診断を受けた人では、症状を悪化させるおそれがある。

d　コデインリン酸塩水和物は、妊娠中に摂取された場合、吸収された成分の一部が血液-胎盤関門を通過して胎児へ移行することが知られている。

1（a、b）　2（a、d）　3（b、c）　4（b、d）　5（c、d）

【2023年　首都圏（東京都、埼玉県、千葉県、神奈川県）】

解説

a　正　問題文の通り。

b　正　問題文の通り。

c　誤　パパベリン塩酸塩は、抗コリン成分ではない。副作用として、自律神経系を介した作用ではないが、眼圧を上昇させる作用を示す。

d　正　問題文の通り。

● 抗コリン成分、パパベリン、オキセサゼインの違い

配合成分	受容体の反応	けいれん	胃酸分泌	自律神経
抗コリン成分	妨げる	鎮める	抑制	介する
パパベリン	妨げない	鎮める	抑制しない	介さない
オキセサゼイン	妨げない	鎮める	抑制	介さない

解答　　4

ズル本
P.151,152

解説

a　誤　カルボシステインは、痰の中の粘性タンパク質を溶解・低分子化して粘性を減少させたり、粘液成分の含量比を調整することで、痰の切れを良くすることを目的として用いられる。設問は、アドレナリン作動成分の記述である。

b　誤　トリメトキノール塩酸塩水和物は、交感神経系を刺激して気管支を拡張させる作用を示し、呼吸を楽にして咳や喘息の症状を鎮めることを目的として用いられる。設問は、カンゾウの記述である。

c　正　問題文の通り。

d　正　問題文の通り。

● 交感神経刺激成分（アドレナリン作動成分）の名前の法則性

入っているフレーズ	交感神経刺激成分（アドレナリン作動成分）	主な配合目的
～メトキ～	トリメトキノール　　メトキシフェナミン	気管支拡張
～ドリン	メチルエフェドリン　　プソイドエフェドリン ※メチルエフェドリン、プソイドエフェドリンはマオウの成分	気管支拡張、血管収縮
～ゾリン	ナファゾリン　　テトラヒドロゾリン	血管収縮
～レフリン	フェニレフリン	血管収縮

解答　　5

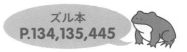

ズル本
P.134,135,445

問題 3 出る順 第3位

1〜5で示される医薬品の配合成分のうち、依存性があり、麻薬性鎮咳成分と呼ばれるものはどれか。

1 チペピジンヒベンズ酸塩

2 ジヒドロコデインリン酸塩

3 クロペラスチン塩酸塩

4 ジメモルファンリン酸塩

5 ノスカピン

【2021年　東海・北陸（富山県、石川県、岐阜県、静岡県、愛知県）】

問題 4 出る順 第4位

ビタミンに関する記述の正誤について、正しい組み合わせはどれか。

a ビタミンB_1は、夜間視力を維持したり、皮膚や粘膜の機能を正常に保つために重要な栄養素である。

b ビタミンB_6は、タンパク質の代謝に関与し、皮膚や粘膜の健康維持、神経機能の維持に重要な栄養素である。

c ビタミンB_{12}は、赤血球の形成を助け、また、神経機能を正常に保つために重要な栄養素である。

d ビタミンDは、腸管でのカルシウム吸収及び尿細管でのカルシウム再吸収を促して、骨の形成を助ける栄養素である。

	a	b	c	d
1	誤	誤	正	正
2	正	誤	誤	正
3	正	正	誤	誤
4	正	正	正	誤
5	誤	正	正	正

【2022年　東海・北陸（富山県、石川県、岐阜県、静岡県、愛知県、三重県）】

コデインリン酸塩、ジヒドロコデインリン酸塩については、その作用本体であるコデイン、ジヒドロコデインがモルヒネと同じ基本構造を持ち、依存性がある成分であり、麻薬性鎮咳成分とも呼ばれる。また、母乳移行により乳児でモルヒネ中毒が生じたとの報告があり、授乳中の人は服用しないか、授乳を避ける必要がある。

● 鎮咳成分のまとめ

作　用	配合成分	
中枢神経系（延髄の咳嗽中枢）に作用して咳を抑える（鎮咳）	コデイン（麻薬性：依存性あり）	副作用：便秘
	ジヒドロコデイン（麻薬性：依存性あり）	
	ノスカピン	
	デキストロメトルファン	
	ジメモルファン	

解答　2

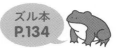
ズル本 P.134

a　誤　ビタミンB₁は、炭水化物からのエネルギー産生に不可欠な栄養素で、神経の正常な働きを維持する重要な栄養素である。設問は、ビタミンAの記述である。

b　正　問題文の通り。

c　正　問題文の通り。

d　正　問題文の通り。

● 水溶性ビタミンのまとめ

成　分	特　徴
ビタミンB₁	・炭水化物からのエネルギー産生に不可欠な栄養素で、神経の正常な働きを維持する ・神経痛、筋肉痛・関節痛、手足のしびれなどに用いられる
ビタミンB₂	・脂質代謝に関与し、皮膚や粘膜の機能を正常に保つ ・コレステロール生合成抑制と排泄・異化促進作用、過酸化脂質分解作用を有する ・摂取により、尿が黄色くなることがあるが、使用の中止を要する副作用等の異常ではない ・ビタミンB₂欠乏が関与する角膜炎を改善する
ビタミンB₆	・タンパク質の代謝に関与し、皮膚や粘膜の健康維持、神経機能維持⇒目の疲れ等の症状を改善する ・ヘモグロビン産生に必要
ビタミンB₁₂	・赤血球の形成を助け、また、神経機能を正常に保つ ・貧血用薬等に配合⇒骨髄での造血機能を高める
ビタミンC	・体内の脂質を酸化から守る抗酸化作用を有する⇒ヨウ素系殺菌消毒成分の殺菌作用を低下させる ・しみ、そばかす、日焼け・かぶれによる色素沈着の症状を緩和する ・消化管内で鉄が吸収されやすい状態を保つ ・コラーゲン代謝を改善して炎症を起こした歯周組織の修復を助ける

解答　5

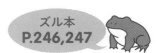
ズル本 P.246,247

次のかぜ薬に配合される成分のうち、依存性がある成分として正しいものの組み合わせはどれか。

a　アセトアミノフェン

b　アリルイソプロピルアセチル尿素

c　コデインリン酸塩

d　エチルシステイン塩酸塩

1（a、b）　**2**（a、d）　**3**（b、c）　**4**（c、d）

【2019年　北海道・東北（北海道、青森県、岩手県、宮城県、秋田県、山形県、福島県）】

有機リン系殺虫成分に関する記述について、（　　　）の中に入れるべき字句の正しい組み合わせはどれか。

ジクロルボスやクロルピリホスメチルの殺虫作用は、（ a ）を分解する酵素と（ b ）に結合してその働きを阻害することによる。これらの殺虫成分は、ほ乳類や鳥類では速やかに排泄されるため毒性は比較的低いが、高濃度または多量に曝露した場合には、神経の異常な興奮が起こり、（ c ）、呼吸困難、筋肉麻痺等の症状が現れるおそれがある。

	a	b	c
1	ドーパミン	可逆的	縮瞳
2	ノルアドレナリン	不可逆的	散瞳
3	アセチルコリン	可逆的	散瞳
4	ドーパミン	不可逆的	散瞳
5	アセチルコリン	不可逆的	縮瞳

【2019年　福井県】

依存性がある成分には、コデインリン酸塩、ジヒドロコデインリン酸塩、メチルエフェドリン塩酸塩、プソイドエフェドリン塩酸塩、マオウ（麻黄）などがある。また、ブロモバレリル尿素、アリルイソプロピルアセチル尿素等の鎮静成分には、いずれも依存性がある。

解答 　3

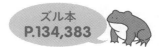

ズル本
P.134,383

ジクロルボスやクロルピリホスメチルの殺虫作用は、［アセチルコリン］を分解する酵素と［不可逆的］に結合してその働きを阻害することによる。これらの殺虫成分は、ほ乳類や鳥類では速やかに排泄されるため毒性は比較的低いが、高濃度または多量に曝露した場合には、神経の異常な興奮が起こり、［縮瞳］、呼吸困難、筋肉麻痺等の症状が現れるおそれがある。

●有機リン系、カーバメイト系、オキサジアゾール系の殺虫成分（アセチルコリンが関与）のまとめ

成　分		作用・特徴
有機リン系	フェニトロチオン	・アセチルコリンを分解する酵素（アセチルコリンエステラーゼ）と不可逆的に結合してその働きを阻害する ・ほ乳類や鳥類では速やかに分解されて排泄されるため毒性は低い ➡ただし高濃度又は多量に曝露した場合には縮瞳、筋肉麻痺などが現れる
	ジクロルボス	
	ダイアジノン	
	トリクロルホン	
	プロペタンホス	
	クロルピリホスメチル	
カーバメイト系	プロポクスル	・アセチルコリンエステラーゼを阻害する ・アセチルコリンエステラーゼとの結合は可逆的である
オキサジアゾール系	メトキサジアゾン	

解答 　5

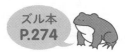

ズル本
P.274

鎮咳去痰薬の配合成分とその配合目的の組み合わせについて、正しいものの組み合わせを1つ選びなさい。

<配合成分>		<配合目的>
a	カルボシステイン	－	痰の切れを良くする
b	ジメモルファンリン酸塩	－	気管支の平滑筋に直接作用して、気管支を拡張させる
c	メチルエフェドリン塩酸塩	－	交感神経系を刺激して気管支を拡張させる
d	ジプロフィリン	－	中枢神経系に作用して咳を抑える

1 （a、b）　2 （a、c）　3 （b、d）　4 （c、d）

【2019年　奈良県】

ビタミン主薬製剤に関する記述の正誤について、正しい組み合わせを1つ選びなさい。

a ビタミンA主薬製剤は、肩・首すじのこり、手足のしびれ・冷え、しもやけの症状の緩和に用いられる。

b ビタミンB_2主薬製剤は、口角炎、口唇炎、口内炎、皮膚炎、にきびなどの症状の緩和に用いられる。

c ビタミンC主薬製剤は、しみ、そばかす、日焼けによる色素沈着の症状の緩和、歯ぐきからの出血の予防に用いられる。

d ビタミンE主薬製剤は、骨歯の発育不良、くる病の予防に用いられる。

	a	b	c	d
1	誤	正	正	誤
2	正	誤	誤	正
3	正	誤	正	誤
4	誤	正	誤	正
5	正	誤	正	正

【2022年　奈良県】

a　正　問題文の通り。

b　誤　ジメモルファンリン酸塩は、中枢神経系に作用して咳を抑える。

c　正　問題文の通り。

d　誤　ジプロフィリンは、気管支の平滑筋に直接作用して、気管支を拡張させる。

●鎮咳去痰薬の主な配合成分のまとめ

作　用	配合成分	
中枢神経系（延髄の咳嗽中枢）に作用して咳を抑える（鎮咳）	コデイン（麻薬性：依存性あり）	副作用：便秘
	ジヒドロコデイン（麻薬性：依存性あり）	
	ノスカピン	
	デキストロメトルファン	
	ジメモルファン	
交感神経を刺激して気管支を拡張させる（アドレナリン作動性）	メチルエフェドリン	
	トリメトキノール	
	メトキシフェナミン	
	【生薬】マオウ（作用が強く、依存性あり）	
自律神経を介さずに気管支平滑筋に直接作用して弛緩させ、気管支を拡張させる	ジプロフィリン	
痰の切れを良くする（去痰）	グアイフェネシン	
	カルボシステイン	
	ブロムヘキシン	

解答　　2

ズル本
P.134

a　誤　ビタミンA主薬製剤は、目の乾燥感、夜盲症（とり目、暗所での見えにくさ）の症状の緩和、また、妊娠・授乳期、病中病後の体力低下時、発育期等のビタミンAの補給に用いられる。設問は、ビタミンEの記述である。

b　正　問題文の通り。

c　正　問題文の通り。

d　誤　ビタミンE主薬製剤は、末梢血管障害による肩・首すじのこり、手足のしびれ・冷え、しもやけの症状の緩和などに用いられる。設問は、ビタミンDの記述である。

●脂溶性ビタミン（ビタミンD、E）のまとめ

成　分		特　徴
ビタミンD	エルゴカルシフェロール	・腸管でのカルシウム吸収及び尿細管でのカルシウム再吸収を促して、骨の形成を助ける →骨歯の発育不良、くる病の予防等に用いる
	コレカルシフェロール	・【過剰症】高カルシウム血症
ビタミンE	トコフェロール	・体内の脂質を酸化から守り、細胞の活動を助ける ・下垂体や副腎系に作用してホルモン分泌の調節に関与する ・コレステロールからの過酸化脂質の生成を抑えるほか、末梢血管における血行を促進する作用がある ・肛門周囲の末梢血管の血行を促して、うっ血を改善する

解答　　1

ズル本
P.246,247

かぜ薬に配合される成分及びその主な作用の関係について、正しい組み合わせを下から一つ選びなさい。

	成分		主な作用
ア	チペピジンヒベンズ酸塩	―	発熱を鎮め、痛みを和らげる
イ	ブロムヘキシン塩酸塩	―	くしゃみや鼻汁を抑える
ウ	トラネキサム酸	―	炎症による腫れを和らげる
エ	メチルエフェドリン塩酸塩	―	鼻粘膜の充血を和らげ、気管・気管支を拡げる

1（ア、イ）　**2**（ア、エ）　**3**（イ、ウ）　**4**（ウ、エ）

【2022年　九州（福岡県、佐賀県、大分県、長崎県、熊本県、宮崎県、鹿児島県）・沖縄】

かぜ（感冒）の発症や症状に関する次の記述の正誤について、正しい組み合わせはどれか。

a　かぜの約8割は細菌の感染が原因であるが、それ以外にウイルスの感染などがある。

b　急激な発熱を伴う場合や、症状が4日以上続くとき、又は症状が重篤なときは、かぜではない可能性が高い。

c　かぜとよく似た症状が現れる疾患に、喘息、アレルギー性鼻炎、リウマチ熱、関節リウマチ、肺炎、肺結核、髄膜炎、急性肝炎、尿路感染症等がある。

	a	b	c
1	正	正	正
2	誤	正	誤
3	誤	誤	正
4	正	誤	誤
5	誤	正	正

【2019年　首都圏（埼玉県、千葉県、東京都、神奈川県）】

解説

ア　誤　チペピジンヒベンズ酸塩は、［咳を抑える成分（鎮咳成分）］である。

イ　誤　ブロムヘキシン塩酸塩は、［痰の切れを良くする成分（去痰成分）］である。

ウ　正　問題文の通り。

エ　正　問題文の通り。

解答　　4

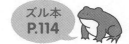
ズル本
P.114

解説

a　誤　かぜの約8割は［ウイルス］の感染が原因であるが、それ以外に［細菌］の感染などがある。

b　正　問題文の通り。

c　正　問題文の通り。

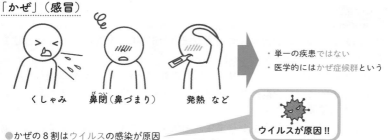

「かぜ」（感冒）

くしゃみ　　鼻閉（鼻づまり）　　発熱　など

・単一の疾患ではない
・医学的にはかぜ症候群という

ウイルスが原因!!

●かぜの8割はウイルスの感染が原因
　※それ以外に細菌感染、冷気、乾燥、アレルギーなどが原因になる場合もある
●主にウイルスが鼻や喉などに感染して起こる上気道の急性炎症の総称である
●通常は数日～1週間程度で自然に治る
　→4日以上続くとき、又は症状が非常に悪い（重篤な）ときは、かぜではない可能性が高い

解答　　5

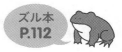
ズル本
P.112

駆虫薬に含まれている成分に関する次の記述の正誤について、正しい組み合わせはどれか。

a カイニン酸は、回虫に痙攣を起こさせる作用を示し、虫体を排便とともに排出させることを目的として用いられる。

b パモ酸ピルビニウムは、アセチルコリン伝達を妨げて、回虫及び蟯虫の運動筋を麻痺させる作用を示す。

c サントニンは、蟯虫の呼吸や栄養分の代謝を抑えて殺虫作用を示す。

d ピペラジンリン酸塩は、副作用として痙攣、倦怠感、眠気、食欲不振、下痢、便秘等が現れることがある。

```
     a b c d
1   正 正 誤 誤
2   正 誤 誤 正
3   誤 正 誤 誤
4   誤 正 正 正
5   正 誤 正 正
```

【2019年　関東・甲信越（茨城県、栃木県、群馬県、新潟県、山梨県、長野県）】

殺虫剤・忌避剤及びその配合成分に関する記述の正誤について、正しい組合せを一つ選べ。

a シラミの防除には、フェノトリンが配合されたシャンプーが有効である。

b ゴキブリの卵は、殺虫剤の成分が浸透しやすい殻で覆われているため、燻蒸処理を行えば駆除できる。

c イエダニは、ネズミを宿主として生息場所を広げていくため、まず、宿主動物であるネズミを駆除することが重要である。

d イカリジンは、年齢による使用制限がない成分で、蚊やマダニに対して殺虫効果を示す。

```
     a b c d              a b c d
1   正 誤 正 誤      4   誤 正 正 正
2   正 誤 正 正      5   誤 正 誤 正
3   正 正 誤 誤
```

【2023年　関西広域連合（滋賀県、京都府、大阪府、兵庫県、和歌山県、徳島県）・福井県】

解説

a 正 問題文の通り。

b 誤 パモ酸ピルビニウムは、蟯虫（ぎょうちゅう）の呼吸や栄養分の代謝を抑えて殺虫作用を示す。

c 誤 サントニンは、回虫の自発運動を抑える作用を示し、虫体を排便とともに排出させることを目的として用いられる。

d 正 問題文の通り。

● 代表的な駆虫薬のまとめ

駆虫成分	回虫	蟯虫	特　徴	
サントニン	○		主に肝臓で代謝される ➡肝臓病の診断を受けた人では肝機能障害を悪化させるおそれあり	虫体を糞便とともに排出させる
カイニン酸	○		カイニン酸を含む生薬成分として、マクリがある	
ピペラジン	○	○	アセチルコリン伝達を妨げて、回虫及び蟯虫の運動筋を麻痺させる作用を示す	
パモ酸ピルビニウム		○	尿や糞便が赤くなることがある	殺虫作用

解答　　2

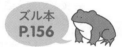

ズル本
P.156

解説

a 正 問題文の通り。

b 誤 ゴキブリの卵は、医薬品の成分が浸透［しない］殻で覆われているため、燻蒸処理では駆除［できない］。

c 正 問題文の通り。

d 誤 イカリジンは、年齢による使用制限がない成分で、蚊やマダニなどに対して［忌避］効果を発揮する。

解答　　1

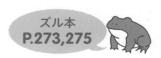

ズル本
P.273,275

角質軟化薬及びにきび用薬の配合成分に関する次の記述のうち、正しいものの組み合わせはどれか。

a ホモスルファミンは、細菌の細胞壁合成を阻害することにより抗菌作用を示す。

b クロラムフェニコールは、細菌のタンパク質合成を阻害することにより抗菌作用を示す。

c 尿素は、角質層の水分保持量を高め、皮膚の乾燥を改善することを目的として用いられる。

d バシトラシンは、皮膚の角質層を構成するケラチンを変質させることにより、角質軟化作用を示す。

1（a、b） **2**（a、c） **3**（b、c） **4**（b、d） **5**（c、d）

【2020年　首都圏（埼玉県、千葉県、東京都、神奈川県）】

殺虫剤の配合成分とその作用機序に関する記述のうち、正しいものの組み合わせはどれか。

	【配合成分】		【作用機序】
a	ジクロルボス	—	アセチルコリンエステラーゼと不可逆的に結合して働きを阻害する
b	ペルメトリン	—	直接の殺虫作用ではなく、昆虫の脱皮や変態を阻害する
c	プロポクスル	—	アセチルコリンエステラーゼと可逆的に結合して働きを阻害する
d	ピリプロキシフェン	—	神経細胞に直接作用して神経伝達を阻害する

1（a、b） **2**（a、c） **3**（b、c） **4**（b、d） **5**（c、d）

【2022年　中国（鳥取県、島根県、岡山県、広島県、山口県）・四国（香川県、愛媛県、高知県）】

a　誤　ホモスルファミンは、細菌の［DNA合成］を阻害することにより抗菌作用を示す。

b　正　問題文の通り。

c　正　問題文の通り。

d　誤　バシトラシンは、細菌の細胞壁合成を阻害することにより抗菌作用を示す。

●代表的な抗菌成分

成　分	特　徴
サルファ剤 （ホモスルファミンなど）	・ 細菌のDNA合成を阻害する ・ にきび、吹き出物治療に使用する
バシトラシン	細菌の細胞壁合成を阻害する
クロラムフェニコール	細菌のタンパク質合成を阻害する

解答　3

ズル本
P.225,226

解説

a　正　問題文の通り。

b　誤　ペルメトリンの殺虫作用は、神経細胞に直接作用して神経伝達を阻害することによるものである。設問は、メトプレンやピリプロキシフェンなどの記述である。

c　正　問題文の通り。

d　誤　ピリプロキシフェンは、幼虫が十分成長して蛹になるのを抑えているホルモン（幼若ホルモン）に類似した作用を有し、幼虫が蛹になるのを妨げる。設問は、ピレスロイド系殺虫成分の記述である。

●代表的な殺虫剤・忌避剤（ピレスロイド系、有機塩素系、昆虫成長阻害成分、その他の成分）のまとめ

成　分		作用・特徴
ピレスロイド系	ペルメトリン	・ 除虫菊の成分から開発された成分である ・ 比較的速やかに自然分解して残効性が低いため、家庭用殺虫剤に広く用いられている ・ 神経細胞に直接作用して神経伝達を阻害する
	フェノトリン（唯一人体に直接適用される殺虫成分）	
	フタルスリン	
有機塩素系	オルトジクロロベンゼン	ウジ、ボウフラの防除の目的で使用される
昆虫成長阻害成分	メトプレン	幼虫が十分成長して蛹になるのを抑えているホルモンに類似した作用を有する➡幼虫が蛹になるのを妨げる
	ピリプロキシフェン	
その他の成分（忌避成分）	ディート	・ 効果の持続性が高い ・ 生後6ヶ月未満の乳児への使用を避けることとされている 　➡生後6ヶ月から12歳未満までの小児については顔面の使用を避け、1日の使用限度（6ヶ月以上2歳未満：1日1回、2歳以上12歳未満：1日1〜3回）を守って使用する必要がある

解答　2

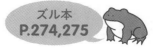
ズル本
P.274,275

カフェインに関する以下の記述について、（　　　　）の中に入れるべき数字の正しい組み合わせを下から1つ選びなさい。

カフェインは、脳に軽い興奮状態を引き起こし、一時的に眠気や倦怠感を抑える効果があり、眠気防止薬におけるカフェインの1回摂取量は、カフェインとして（ ア ）mg、1日摂取量はカフェインとして（ イ ）mgが上限とされている。

	ア	イ
1	20	50
2	200	500
3	200	800
4	500	1,000
5	500	2,000

【2020年　九州・沖縄（福岡県、佐賀県、大分県、長崎県、熊本県、宮崎県、鹿児島県、沖縄県）】

殺菌消毒成分に関する次の記述の正誤について、正しい組み合わせはどれか。

a　アクリノールは、黄色の色素で、一般細菌類の一部（連鎖球菌、黄色ブドウ球菌などの化膿菌）に対する殺菌消毒作用を示すが、真菌、結核菌に対しては効果がない。

b　ヨードチンキの作用は、ヨウ素の分解に伴って発生する活性酸素の酸化、及び発生する酸素の泡立ちによる物理的な洗浄効果であるため、作用の持続性は乏しい。

c　ポビドンヨードは、ヨウ素及びヨウ化カリウムをエタノールに溶解させたもので、皮膚刺激性が強く、粘膜（口唇等）や目の周りへ使用は避ける必要がある。

d　ベンザルコニウム塩化物は、石鹸との混合によって殺菌消毒効果が低下するので、石鹸で洗浄した後に使用する場合には、石鹸を十分に洗い流す必要がある。

	a	b	c	d
1	誤	正	誤	正
2	正	誤	誤	正
3	正	誤	正	正
4	正	正	正	誤
5	誤	正	誤	誤

【2019年　関東・甲信越（茨城県、栃木県、群馬県、新潟県、山梨県、長野県）類題】

眠気防止薬におけるカフェインの1回摂取量は、カフェインとして［200］mg、1日摂取量では［500］mgが上限とされている。

● カフェインのまとめ

<作用と配合目的>
- 解熱鎮痛成分の鎮痛作用を補助する目的で配合される
- 脳に軽い興奮を引き起こし、一時的に眠気や倦怠感を抑える
- 腎臓におけるナトリウムイオン（同時に水分）の再吸収抑制があり、尿量の増加（利尿）をもたらす
- 反復摂取により依存を形成する性質がある

<摂取量>
- 眠気防止薬における1回摂取量はカフェインとして200mg、1日摂取量はカフェインとして500mgが上限

<性質>
- 摂取されたカフェインの一部は乳汁中に移行する
- 血中濃度が最高血中濃度の半分に低減するのに要する時間は、通常の成人と比べ乳児では非常に長い

<注意すべき作用>
胃液分泌亢進作用⇒副作用：胃腸障害
心筋を興奮させる作用⇒副作用：動悸

解答　2

ズル本 P.127

a　正　問題文の通り。

b　誤　ヨードチンキ（ヨウ素系殺菌消毒成分）は、ヨウ素の酸化作用により、殺菌消毒作用を示す。

c　誤　ポビドンヨードは、ヨウ素をポリビニルピロリドン（PVP）に結合させて水溶性とし、徐々にヨウ素が遊離して殺菌作用を示すように工夫されたものである。

d　正　問題文の通り。

● 代表的な殺菌消毒成分のまとめ

	特　徴	どの微生物に有効か？			
		一般細菌類	真菌	結核菌	ウイルス
アクリノール	黄色の色素	効く	効かない	効かない	効かない
クロルヘキシジン	真菌に有効	効く	効く	効かない	効かない
ベンザルコニウム塩化物	石鹸との混合によって効果が低下する	効く	効く	効かない	効かない
クレゾール石鹸液	・刺激性が強い➡原液が直接皮膚に触れないように使用 ・大部分のウイルスには効かない	効く	効く	効く	大部分効かない
ヨウ素系殺菌消毒成分	ヨウ素の殺菌力はアルカリ性になると低下する	効く	効く	効く	効く
次亜塩素酸ナトリウム	皮膚刺激性が強いため、通常人体の消毒には用いられない	効く	効く	効く	効く
エタノールイソプロパノール	ウイルスのかたい殻を破壊するので、ウイルスに有効とされる	効く	効く	効く	効く

解答　2

ズル本 P.216,217

高コレステロール改善薬に含まれている成分に関する次の記述の正誤について、正しい組み合わせはどれか。

a パンテチンは、高密度リポタンパク質（HDL）の異化排泄を促進し、リポタンパクリパーゼ活性を高めて、低密度リポタンパク質（LDL）産生を高める作用がある。

b 大豆油不鹸化物（ソイステロール）は、腸管におけるコレステロールの吸収を抑える働きがあるとされる。

c ビタミンEは、コレステロールからの過酸化脂質の生成を抑えるほか、末梢血管における血行を促進する作用があるとされる。

d ルチンは、高血圧等における毛細血管の補強、強化の効果を期待して用いられる。

　　a b c d
1 　正 正 誤 誤
2 　誤 正 正 誤
3 　正 誤 正 正
4 　誤 誤 誤 誤
5 　誤 正 正 正

【2021年　関東・甲信越（茨城県、栃木県、群馬県、新潟県、山梨県、長野県）】

眼科用薬の配合成分に関する以下の記述の正誤について、正しい組み合わせを下から一つ選びなさい。

ア テトラヒドロゾリン塩酸塩は、結膜を通っている血管を収縮させて目の充血を除去することを目的として配合される場合がある。

イ イプシロン-アミノカプロン酸は、炎症の原因となる物質の生成を抑える作用を示し、目の炎症を改善する効果を期待して用いられる。

ウ 硫酸マグネシウムは、新陳代謝を促し、目の疲れを改善する効果を期待して配合される場合がある。

エ ネオスチグミンメチル硫酸塩は、コリンエステラーゼの働きを助ける作用を示し、毛様体におけるアセチルコリンの働きを抑えることで、目の調節機能を改善する効果を目的として用いられる。

　　ア イ ウ エ　　　　　　ア イ ウ エ
1 　正 正 誤 誤　　　4 　誤 正 誤 正
2 　正 誤 正 正　　　5 　誤 誤 正 誤
3 　正 誤 誤 正

【2022年　九州（福岡県、佐賀県、大分県、長崎県、熊本県、宮崎県、鹿児島県）・沖縄】

a 誤 パンテチンは、LDL等の異化排泄を促進し、リポタンパクリパーゼ活性を高めて、HDL産生を高める作用があるとされる。

b 正 問題文の通り。

c 正 問題文の通り。

d 正 問題文の通り。

●代表的な高コレステロール改善成分の作用機序

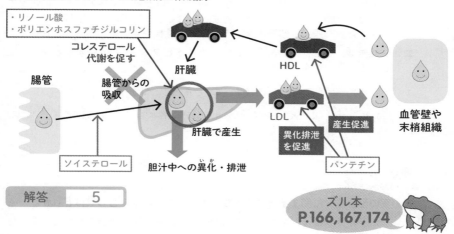

解答   5

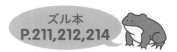

ズル本
P.166,167,174

ア 正 問題文の通り。

イ 正 問題文の通り。

ウ 誤 涙液の主成分はナトリウムやカリウム等の電解質であるため、塩化ナトリウム、塩化カリウム、硫酸マグネシウム等の無機塩類が配合される場合がある。設問は、アスパラギン酸カリウム、アスパラギン酸マグネシウム等の記述である。

エ 誤 ネオスチグミンメチル硫酸塩は、コリンエステラーゼの働きを［抑える］作用を示し、毛様体におけるアセチルコリンの働きを［助ける］ことで、目の調節機能を改善する効果を目的として用いられる。

解答   1

ズル本
P.211,212,214

口腔咽喉薬、含嗽薬及びそれらの配合成分に関する以下の記述のうち、正しいものの組み合わせを下から一つ選びなさい。

ア 水で用時希釈して使用する含嗽薬は、調製した濃度が濃いほど高い効果が得られる。

イ 口内炎などにより口腔内にひどいただれがある人では、配合成分が循環血流中へ移行することにより全身的な影響が生じやすくなる。

ウ 白虎加人参湯は、体力に関わらず使用でき、喉が腫れて痛み、ときに咳がでるものの扁桃炎、扁桃周囲炎に適すとされるが、胃腸が弱く下痢しやすい人では、食欲不振、胃部不快感等の副作用が現れやすい等、不向きとされる。

エ ヨウ素は、レモン汁やお茶などに含まれるビタミンCと反応すると脱色を生じて殺菌作用が失われる。

1 （ア、イ） 2 （ア、ウ） 3 （イ、エ） 4 （ウ、エ）

【2023年 九州（福岡県、佐賀県、大分県、長崎県、熊本県、宮崎県、鹿児島県）・沖縄県】

胃の薬の配合成分に関する記述のうち、正しいものの組み合わせはどれか。

a アルジオキサはマグネシウムを含む成分であるため、透析を受けている人では使用を避ける必要がある。

b 消化管内容物中に発生した気泡の分離を促すことを目的として、ロートエキスが配合されている場合がある。

c ピレンゼピン塩酸塩は、消化管の運動にはほとんど影響を与えずに胃液の分泌を抑える作用を示すとされるが、消化管以外では一般的な抗コリン作用のため、排尿困難、動悸、目のかすみの副作用を生じることがある。

d セトラキサート塩酸塩は、体内で代謝されてトラネキサム酸を生じることから、血栓のある人、血栓を起こすおそれのある人では、使用する前にその適否について、治療を行っている医師又は処方薬の調剤を行った薬剤師に相談がなされるべきである。

1 （a、b） 2 （a、c） 3 （a、d） 4 （b、c） 5 （c、d）

【2023年 中国（鳥取県、島根県、岡山県、広島県、山口県）・四国（香川県、愛媛県、高知県）】

解説

ア　誤　水で用時希釈して使用する含嗽薬は、調製した濃度が濃すぎても薄すぎても効果が十分に得られない。

イ　正　問題文の通り。

ウ　誤　白虎加人参湯は、体力中等度以上で、熱感と口渇が強いものの喉の渇き、ほてり、湿疹・皮膚炎、皮膚のかゆみに適すとされるが、体の虚弱な人（体力の衰えている人、体の弱い人）、胃腸虚弱で冷え症の人では、食欲不振、胃部不快感等の副作用が現れやすい等、不向きとされる。設問は、駆風解毒散及び駆風解毒湯の記述である。

エ　正　問題文の通り。

解答　　　3

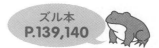
ズル本
P.139,140

解説

a　誤　アルジオキサは［アルミニウム］を含む成分であるため、透析を受けている人では使用を避ける必要がある。

b　誤　消化管内容物中に発生した気泡の分離を促すことを目的として、［ジメチルポリシロキサン（別名ジメチコン）］が配合されている場合がある。

c　正　問題文の通り。

d　正　問題文の通り。

解答　　　5

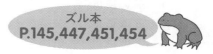
ズル本
P.145,447,451,454

次の記述は、皮膚に用いる薬の配合成分に関するものである。正しいものの組み合わせはどれか。

a　サリチル酸は角質成分を溶解することにより角質軟化作用を示す。

b　尿素は角質層の水分保持量を高め、皮膚の乾燥を改善することを目的として用いられる。

c　グリセリンは皮膚の角質層を構成するケラチンを変質させることにより、角質軟化作用を示す。

d　ヘパリン類似物質は抗菌作用を有し、化膿性皮膚疾患に用いられる。

1（a、b）　2（a、c）　3（b、d）　4（c、d）

【2019年　北海道・東北（北海道、青森県、岩手県、宮城県、秋田県、山形県、福島県）】

禁煙補助剤及びその配合成分に関する次の記述の正誤について、正しい組み合わせはどれか。

a　咀嚼剤は、菓子のガムのように噛み、唾液を多く分泌させながら使用することが望ましい。

b　うつ病と診断されたことのある人は、禁煙時の離脱症状により、うつ症状を悪化させることがあるため、使用を避ける必要がある。

c　ニコチンは、交感神経系を興奮させる作用を示し、アドレナリン作動成分が配合された医薬品との併用により、その作用を増強させるおそれがある。

d　口腔内が酸性になるとニコチンの吸収が増加するため、コーヒーや炭酸飲料など口腔内を酸性にする食品を摂取した後しばらくは咀嚼剤の使用を避けることとされている。

	a	b	c	d
1	正	正	誤	誤
2	正	誤	正	正
3	誤	正	誤	正
4	誤	正	正	誤
5	誤	誤	誤	正

【2021年　首都圏（埼玉県、千葉県、東京都、神奈川県）】

解説

a　正　問題文の通り。

b　正　問題文の通り。

c　誤　グリセリンは、角質層の水分保持量を高め、皮膚の乾燥を改善することを目的としている。

d　誤　ヘパリン類似物質は、角質層の水分保持量を高め、皮膚の乾燥を改善することを目的としている。

●角質軟化成分と保湿成分のまとめ

分　類	成　分	特　徴
角質軟化成分	サリチル酸	角質成分を溶解する
	イオウ	皮膚の角質層を構成するケラチンを変質させる
保湿成分	グリセリン	角質層の水分保持量を高め、皮膚の乾燥を改善する
	尿素	

解答　　1

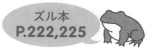

ズル本
P.222,225

解説

a　誤　咀嚼剤は、菓子のガムのように噛むと唾液が多く分泌され、ニコチンが唾液とともに飲み込まれてしまい、口腔粘膜からの吸収が十分になされず、また、吐きけや腹痛等の副作用が現れやすくなるため、ゆっくりと断続的に噛むこととされている。

b　正　問題文の通り。

c　正　問題文の通り。

d　誤　口腔内が酸性になるとニコチンの吸収が［低下］するため、コーヒーや炭酸飲料など口腔内を酸性にする食品を摂取した後しばらくは咀嚼剤の使用を避けることとされている。

解答　　4

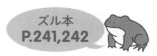

ズル本
P.241,242

きずロ等の殺菌消毒薬の配合成分に関する次の記述の正誤について、正しい組合せはどれか。

a アクリノールは、真菌、結核菌、ウイルスに対する殺菌消毒作用を示すが、連鎖球菌、黄色ブドウ球菌に対しては効果がない。

b ポビドンヨードは、ヨウ素をポリビニルピロリドン（PVP）と呼ばれる担体に結合させて水溶性とし、徐々にヨウ素が遊離して殺菌作用を示す。

c オキシドールの作用は持続的で、組織への浸透性は高い。

d ベンザルコニウム塩化物は、石けんとの混合によって殺菌消毒効果が低下するので、石けんで洗浄した後に使用する場合には、石けんを十分に洗い流す必要がある。

```
    a b c d
1   正 正 誤 正
2   正 誤 正 誤
3   誤 正 正 正
4   誤 正 誤 正
5   誤 誤 正 誤
```

【2022年　首都圏（東京都、埼玉県、千葉県、神奈川県）】

かぜ（感冒）及びかぜ薬に関する記述の正誤について、正しい組み合わせはどれか。

a かぜは、単一の疾患ではなく、医学的にはかぜ症候群といい、主にウイルスが鼻や喉などに感染して起こる上気道の急性炎症の総称である。

b かぜ薬は、ウイルスの増殖を抑えたり、ウイルスを体内から除去することにより、咳や発熱などの諸症状の緩和を図るものである。

c 発熱、咳など症状がはっきりしているかぜの場合には、症状を効果的に緩和させるため、かぜ薬（総合感冒薬）よりも、解熱鎮痛薬、鎮咳去痰薬などを選択することが望ましい。

d かぜ薬の重篤な副作用は、配合されている解熱鎮痛成分（生薬成分を除く。）によるものが多い。

```
    a b c d              a b c d
1   正 正 正 誤      4   正 誤 誤 誤
2   誤 正 誤 誤      5   正 誤 正 正
3   誤 誤 正 正
```

【2019年　中国（鳥取県、島根県、岡山県、広島県、山口県）】

解説

a　誤　アクリノールは、黄色の色素で、一般細菌類の一部（連鎖球菌、黄色ブドウ球菌などの化膿菌）に対する殺菌消毒作用を［示す］が、真菌、結核菌、ウイルスに対しては［効果がない］。

b　正　問題文の通り。

c　誤　オキシドールの作用は、過酸化水素の分解に伴って発生する活性酸素による酸化、及び発生する酸素による泡立ちによる物理的な洗浄効果であるため、作用の持続性は［乏しく］、また、組織への浸透性も［低い］。

d　正　問題文の通り。

解答　4

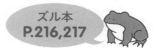

ズル本
P.216,217

解説

a　正　問題文の通り。

b　誤　かぜ薬は、ウイルスの増殖を抑えたり、ウイルスを体内から除去するものではなく、咳で眠れなかったり、発熱で体力を消耗しそうなときなどに、それら諸症状の緩和を図る対症療法薬である。

c　正　問題文の通り。

d　正　問題文の通り。

解答　5

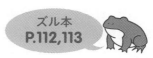

ズル本
P.112,113

かぜ（感冒）に関する記述のうち、正しいものの組み合わせはどれか。

a 「かぜ」は単一の疾患ではなく、医学的にはかぜ症候群という。

b かぜの約8割は細菌の感染が原因であり、年間を通して決まった細菌が原因となっている。

c かぜとよく似た症状が現れる疾患に、喘息、アレルギー性鼻炎、リウマチ熱、関節リウマチ、肺炎、肺結核、急性肝炎、尿路感染症等がある。

d インフルエンザ（流行性感冒）とかぜは感染力の違いがあるが、同じものとして扱われている。

1 （a、b）　2 （a、c）　3 （b、c）　4 （b、d）　5 （c、d）

【2021年　中国（鳥取県、島根県、岡山県、広島県、山口県）・四国（香川県、愛媛県、高知県）】

眼科用薬に含まれる成分とその主な配合目的に関する以下の記述のうち、正しいものの組み合わせはどれか。

a コンドロイチン硫酸ナトリウムは、細菌感染によるものもらいの症状を改善することを目的として配合される。

b ホウ酸は、抗菌作用による防腐効果を期待して、点眼薬の添加物（防腐剤）として配合されることがある。

c アラントインは、炎症を生じた眼粘膜の組織修復を促す作用を期待して配合される。

d アズレンスルホン酸ナトリウム（水溶性アズレン）は、角膜の乾燥を防ぐことを目的として配合される。

1 （a、b）　2 （a、d）　3 （b、c）　4 （c、d）

【2023年　北海道・東北（青森県、岩手県、宮城県、秋田県、山形県、福島県）】

解説

a　正　問題文の通り。

b　誤　かぜの約8割はウイルスの感染が原因であるが、それ以外に細菌の感染や、まれに冷気や乾燥、アレルギーのような非感染性の要因による場合もある。

c　正　問題文の通り。

d　誤　インフルエンザ（流行性感冒）は、かぜと同様、ウイルスの呼吸器感染によるものであるが、感染力が強く、また、重症化しやすいため、かぜとは区別して扱われる。

解答　2

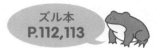

ズル本
P.112,113

解説

a　誤　コンドロイチン硫酸ナトリウムは、［角膜の乾燥を防ぐ］ことを目的として配合される。設問は、サルファ剤の記述である。

b　正　問題文の通り。

c　正　問題文の通り。

d　誤　アズレンスルホン酸ナトリウム（水溶性アズレン）は、［炎症を生じた眼粘膜の組織修復を促す］作用を期待して配合される。設問は、コンドロイチン硫酸ナトリウムや精製ヒアルロン酸ナトリウムの記述である。

●アズレン（アズレンスルホン酸ナトリウムまたは水溶性アズレン）のまとめ

配合されている医薬品	配合目的
口内炎用薬	口腔粘膜の組織修復を促す
点眼薬	眼粘膜の組織修復を促す

解答　3

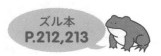

ズル本
P.212,213

カフェインに関する以下の記述のうち、誤っているものはどれか。

1 脳に軽い興奮状態を引き起こし、一時的に眠気や倦怠感を抑える効果がある。

2 腎臓におけるカリウムイオンの再吸収抑制作用があり、尿量の増加をもたらす。

3 反復摂取により依存を形成するという性質があるため、「短期間の服用にとどめ、連用しないこと」という注意喚起がなされている。

4 眠気防止薬におけるカフェインの1回摂取量はカフェインとして200mg、1日摂取量はカフェインとして500mgが上限とされている。

【2021年 北海道・東北（北海道、青森県、岩手県、宮城県、秋田県、山形県、福島県）】

外皮用薬に配合される成分に関する記述の正誤について、正しい組み合わせはどれか。

a フェルビナクには、殺菌作用があり、皮膚感染症に効果があるため、みずむし、たむし等又は化膿している患部への使用が適している。

b デキサメタゾンは、外用の場合、末梢組織（患部局所）における炎症を抑える作用を示し、特に、痒みや発赤などの皮膚症状を抑えるステロイド性抗炎症成分である。

c インドメタシンを主薬とする外皮用薬は、小児への使用について有効性・安全性が確認されており、11歳未満の小児にも使用できる。

d ウフェナマートは、炎症を生じた組織に働いて、細胞膜の安定化、活性酸素の生成抑制などの作用により、抗炎症作用を示すと考えられている。

	a	b	c	d
1	誤	正	正	誤
2	正	誤	正	正
3	誤	正	誤	正
4	正	誤	正	誤
5	正	正	誤	正

【2022年 東海・北陸（富山県、石川県、岐阜県、静岡県、愛知県、三重県）】

解説

1　正　問題文の通り。

2　誤　カフェインは、腎臓における［ナトリウムイオン］の再吸収抑制があり、尿量の増加（利尿）をもたらす。

3　正　問題文の通り。

4　正　問題文の通り。

解答　　2

ズル本
P.127

解説

a　誤　フェルビナクは、殺菌作用は［ない］ため、皮膚感染症に対しては効果が［なく］、痛みや腫れを鎮めることでかえって皮膚感染が自覚されにくくなる（不顕性化する）おそれがあるため、みずむし、たむし等又は化膿している患部への使用は［避ける］必要がある。

b　正　問題文の通り。

c　誤　インドメタシンを主薬とする外皮用薬は、小児への使用については有効性・安全性が［確認されておらず］、11歳未満の小児向けの製品は［ない］。

d　正　問題文の通り。

解答　　3

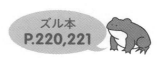

ズル本
P.220,221

きず口等の殺菌消毒薬及びその配合成分に関する記述の正誤について、正しい組み合わせを1つ選びなさい。

a オキシドール（過酸化水素水）は、組織への浸透性が低く、刺激性がない。

b ヨードチンキは、化膿している部位に使用された場合、かえって症状を悪化させるおそれがある。

c エタノール（消毒用エタノール）は、皮膚刺激性が強いため、患部表面を軽く清拭するにとどめ、脱脂綿やガーゼに浸して患部に貼付することは避けるべきとされている。

d レゾルシンは、細菌や真菌類のタンパク質を変性させることにより殺菌消毒作用を示し、患部の化膿を防ぐことを目的として用いられる。

　　a b c d
1 誤 正 正 正
2 正 誤 誤 正
3 正 正 正 誤
4 誤 誤 正 誤
5 正 正 誤 誤

【2022年　奈良県】

鼻炎用点鼻薬に含まれている成分に関する次の記述の正誤について、正しい組み合わせはどれか。

a ナファゾリン塩酸塩は、交感神経系を刺激して鼻粘膜を通っている血管を収縮させることにより、鼻粘膜の充血や腫れを和らげる。

b クロモグリク酸ナトリウムは、肥満細胞からのヒスタミンの遊離を抑える。

c ケトチフェンは、鼻粘膜を清潔に保ち、細菌による二次感染を防止する。

d リドカインは、鼻粘膜の過敏性や痛みや痒みを抑える。

　　a b c d　　　　　　a b c d
1 正 正 誤 誤　　4 誤 誤 誤 正
2 正 正 誤 正　　5 誤 誤 正 誤
3 正 誤 正 誤

【2019年　関東・甲信越（茨城県、栃木県、群馬県、新潟県、山梨県、長野県）】

解説

a　誤　オキシドールは、組織への浸透性が低く、刺激性が［ある］。

b　正　問題文の通り。

c　正　問題文の通り。

d　正　問題文の通り。

解答　　1

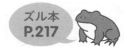

ズル本
P.217

解説

a　正　問題文の通り。

b　正　問題文の通り。クロモグリク酸ナトリウムは、ヒスタミンの遊離を抑える成分であり、鼻アレルギー症状の緩和を目的として、通常、抗ヒスタミン成分と組み合わせて配合される。

c　誤　ケトチフェンは、抗ヒスタミン成分であり、ヒスタミンの働きを抑えることにより、症状を緩和することを目的としている。なお、抗ヒスタミン成分には、クロルフェニラミン、カルビノキサミン、クレマスチン、ジフェンヒドラミン、メキタジン、アゼラスチン、ケトチフェン、ジメンヒドリナート、メクリジンなどがある。

d　正　問題文の通り。

解答　　2

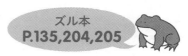

ズル本
P.135,204,205

眼科用薬の配合成分に関する記述のうち、誤っているものはどれか。

1. 目の充血除去を目的に配合されるテトラヒドロゾリン塩酸塩は、緑内障を悪化させることがある。

2. アズレンスルホン酸ナトリウムやアラントインは、炎症を生じた眼粘膜の組織修復を促す作用を期待して配合されている。

3. 抗ヒスタミン成分であるクロモグリク酸ナトリウムは、ヒスタミンの働きを抑えることにより、目の痒みを和らげることを目的として配合されている。

4. 結膜炎やものもらい（麦粒腫）などの化膿性の症状の改善を目的として、スルファメトキサゾール等のサルファ剤が用いられる。

【2022年　中国（鳥取県、島根県、岡山県、広島県、山口県）・四国（香川県、愛媛県、高知県）】

14歳の子供にサリチルアミドが配合されたかぜ薬を使用したいと相談を受けたときの対応に関する記述のうち、正しいものの組み合わせはどれか。

a. 本剤は、ウイルスを体内から除去し、かぜの諸症状を緩和する作用があると説明した。

b. インフルエンザにかかっている時は、使用を避ける必要があると説明した。

c. 本剤の代わりに、副作用の少ないイブプロフェンが配合されたかぜ薬を使用するように提案した。

d. 使用者が過去にアスピリン喘息を発症していないか確認した。

1（a、b）　2（a、c）　3（b、d）　4（c、d）

【2021年　東海・北陸（富山県、石川県、岐阜県、静岡県、愛知県）】

解説

1　正　問題文の通り。

2　正　問題文の通り。

3　誤　［抗アレルギー成分］であるクロモグリク酸ナトリウムは、肥満細胞からのヒスタミンの［遊離］を抑える作用を示し、花粉、ハウスダスト等による目のアレルギー症状の緩和を目的として配合される。

4　正　問題文の通り。

解答　　3

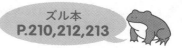

ズル本
P.210,212,213

解説

a　誤　かぜ薬に配合される主な解熱鎮痛成分としては、アスピリン、サリチルアミド、エテンザミド、アセトアミノフェン、イブプロフェン、イソプロピルアンチピリン等がある。かぜ薬は、ウイルスの増殖を抑えたり、ウイルスを体内から除去するものではなく、咳で眠れなかったり、発熱で体力を消耗しそうなときなどに、それら諸症状の緩和を図る対症療法薬である。

b　正　問題文の通り。

c　誤　アスピリン、サザピリン、イブプロフェンについては、一般用医薬品では、小児に対してはいかなる場合も使用しないこととなっている。解熱鎮痛成分がアセトアミノフェンや生薬成分のみからなる製品の選択を提案したりする等の対応を図ることが重要である。

d　正　問題文の通り。

●代表的な解熱鎮痛薬の配合成分のまとめ

代表的な配合成分	特　徴
アスピリン、イブプロフェン	・胃腸障害を起こしやすい（アスピリンの方がイブプロフェンより起こりやすい）・出産予定日12週以内の妊婦には使用しない・15歳未満の小児に対しては、いかなる場合も使用しない
エテンザミド、サリチルアミド	インフルエンザにかかっている15歳未満の小児に対しては、使用を避ける
イソプロピルアンチピリン	唯一のピリン系解熱鎮痛（げねつちんつう）成分
アセトアミノフェン	・小児に用いる坐薬がある・主として中枢作用により解熱・鎮痛作用をもたらすため、末梢における作用は期待できない

解答　　3

ズル本
P.113,114,120,121

滋養強壮保健薬の配合成分に関する記述のうち、正しいものの組み合わせを1つ選びなさい。

a　ヘスペリジンは、米油及び米胚芽油から見出された抗酸化作用を示す成分で、ビタミンE等と組み合わせて配合されている。

b　システインは、髪や爪、肌などに存在するアミノ酸の一種で、皮膚におけるメラニンの生成を抑えるとともに、皮膚の新陳代謝を活発にしてメラニンの排出を促す働きがあるとされる。

c　グルクロノラクトンは、軟骨組織の主成分で、軟骨成分を形成及び修復する働きがあるとされる。

d　アミノエチルスルホン酸（タウリン）は、筋肉や脳、心臓、目、神経等、体のあらゆる部分に存在し、肝臓機能を改善する働きがあるとされる。

1（a、b）　**2**（a、c）　**3**（b、d）　**4**（c、d）

【2023年　奈良県】

抗真菌作用を有する成分に関する以下の記述の正誤について、正しい組み合わせはどれか。

a　ウンデシレン酸亜鉛は、患部をアルカリ性にすることで、皮膚糸状菌の発育を抑える。

b　オキシコナゾール硝酸塩は、皮膚糸状菌の細胞膜を構成する成分の産生を妨げたり、細胞膜の透過性を変化させることにより、その増殖を抑える。

c　ピロールニトリンは、抗真菌作用が強いため、単独で用いられる。

d　テルビナフィン塩酸塩は、皮膚糸状菌の細胞膜を構成する成分の産生を妨げることにより、その増殖を抑える。

	a b c d			a b c d
1	正正誤誤		4	誤誤誤正
2	誤正正誤		5	正誤誤誤
3	誤正誤正			

【2021年　北海道・東北（北海道、青森県、岩手県、宮城県、秋田県、山形県、福島県）】

解説

a 誤 ヘスペリジンは、ビタミン様物質のひとつで、ビタミンCの吸収を助ける等の作用があるとされ、滋養強壮保健薬のほか、かぜ薬等にも配合されている場合がある。設問は、ガンマ-オリザノールの記述である。

b 正 問題文の通り。

c 誤 グルクロノラクトンは、肝臓の働きを助け、肝血流を促進する働きがあり、全身倦怠感や疲労時の栄養補給を目的として配合されている場合がある。設問は、コンドロイチン硫酸の記述である。

d 正 問題文の通り。

● 代表的な滋養強壮保健薬の配合成分のまとめ

成　分	特　徴
システイン	・髪や爪、肌などに存在する ・皮膚におけるメラニンの生成を抑える ・皮膚の新陳代謝を活発にしてメラニンの排出を促す ・肝臓においてアルコールを分解する酵素の働きを助ける
アミノエチルスルホン酸（タウリン）	・細胞機能が正常に働くために重要な物質である ・肝臓機能を改善する
アスパラギン酸	・生体におけるエネルギー産生効率を高める ・骨格筋に溜まった乳酸の分解を促す

成　分	特　徴
ヘスペリジン	ビタミン様物質のひとつで、ビタミンCの吸収を助ける
コンドロイチン	軟骨組織の主成分で、軟骨成分を形成及び修復する →関節痛、筋肉痛等の改善を促す
グルクロノラクトン	肝臓の働きを助け、肝血流を促進する →全身倦怠感や疲労時の栄養補給を目的として配合されている
ガンマ-オリザノール	・米油及び米胚芽油から見出された抗酸化作用を示す成分である ・ビタミンE等と組み合わせて配合されている場合がある

解答 3

ズル本 P.248,249

解説

a 誤 ウンデシレン酸亜鉛は、患部を酸性にすることで、皮膚糸状菌の発育を抑える。また、下表のウンデシレン酸も同様である。

b 正 問題文の通り。

c 誤 ピロールニトリンは、単独での抗真菌作用は弱いため、他の抗真菌成分と組み合わせて配合される。

d 正 問題文の通り。

● 代表的な抗真菌成分のまとめ

成　分		特　徴
イミダゾール系抗真菌成分	スルコナゾール	皮膚糸状菌の細胞膜を構成する成分の産生を妨げたり、細胞膜の透過性を変化させる
	クロトリマゾール	
	ミコナゾール	
テルビナフィン		皮膚糸状菌の細胞膜を構成する成分の産生を妨げる
シクロピロクスオラミン		皮膚糸状菌の細胞膜に作用して、その増殖・生存に必要な物質の輸送機能を妨げる
ウンデシレン酸		患部を酸性にすることで、菌の発育を抑える
ピロールニトリン		菌の呼吸や代謝を妨げる

解答 3

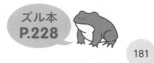
ズル本 P.228

181

かぜ薬に含まれる炎症による腫れを和らげる成分に関する記述の正誤について、正しい組合せを一つ選べ。

a グリチルリチン酸二カリウムの作用本体であるグリチルリチン酸は、化学構造がステロイド性抗炎症成分に類似していることから、抗炎症作用を示すと考えられている。

b グリチルリチン酸二カリウムは、血栓を起こすおそれのある人に使用する場合は、医師や薬剤師に相談するなどの対応が必要である。

c トラネキサム酸は、体内での起炎物質の産生を抑制することで炎症の発生を抑え、腫れを和らげる。

d トラネキサム酸を大量に摂取すると、偽アルドステロン症を生じるおそれがある。

       a b c d
1   正 正 誤 誤
2   正 誤 正 正
3   誤 正 誤 誤
4   正 誤 正 誤
5   誤 誤 正 正

【2022年　関西広域連合（滋賀県、京都府、大阪府、兵庫県、和歌山県、徳島県）・福井県】

貧血及び貧血用薬に関する記述について、正しいものの組み合わせはどれか。

a 巨赤芽球貧血は、悪性貧血とも呼ばれており、ビタミンCの不足から生じる。

b 服用の前後30分に緑茶を摂取すると、鉄の吸収がよくなることが知られている。

c 貧血を改善するため、正常な赤血球の形成に働くビタミンB_{12}や葉酸などが配合されている場合がある。

d 体の成長が著しい年長乳児や幼児は、鉄欠乏状態を生じやすい。

1（a、b）　2（a、c）　3（b、c）　4（c、d）

【2019年　関西広域連合（滋賀県、京都府、大阪府、兵庫県、和歌山県、徳島県）】

解説

a　正　問題文の通り。

b　誤　グリチルリチン酸二カリウムの作用本体であるグリチルリチン酸は、大量に摂取すると、偽アルドステロン症を生じるおそれがある。むくみ、心臓病、腎臓病又は高血圧のある人や高齢者では偽アルドステロン症を生じるリスクが高いため、1日最大服用量がグリチルリチン酸として40mg以上の製品を使用する場合は、治療を行っている医師又は処方薬の調剤を行った薬剤師に相談する等、慎重に使用する必要がある。設問は、トラネキサム酸の記述である。

c　正　問題文の通り。

d　誤　トラネキサム酸は、凝固した血液を溶解されにくくする働きもあるため、血栓のある人や血栓を起こすおそれのある人に使用する場合は、医師や薬剤師に相談するなどの対応が必要である。設問は、グリチルリチン酸の記述である。

解答　　4

ズル本
P.114,115,454,448

解説

a　誤　巨赤芽球貧血は、悪性貧血とも呼ばれるが、ビタミンCではなく、ビタミンB_{12}が不足して生じる。

b　誤　服用の前後30分に緑茶を摂取すると、鉄の吸収が悪くなることが知られている。緑茶などのタンニン酸を含む飲食物（ほかに紅茶、コーヒー、ワイン、柿等）は、成分のタンニン酸と鉄が反応することから鉄の吸収が悪くなることがあるので、服用前後はそれらの摂取を控えることとされている。

c　正　問題文の通り。

d　正　問題文の通り。

解答　　4

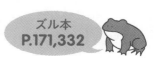

ズル本
P.171,332

内服アレルギー用薬の配合成分に関する記述の正誤について、正しい組み合わせはどれか。

a　メキタジンは、まれに重篤な副作用として、ショック（アナフィラキシー）、肝機能障害、血小板減少を生じることがある。

b　メチルエフェドリン塩酸塩は、血管拡張作用により痒みを鎮める効果を期待して用いられる。

c　クロルフェニラミンマレイン酸塩は、ヒスタミンの働きを抑える作用を示す成分として用いられる。

d　メチルエフェドリン塩酸塩は、長期間にわたって連用された場合、薬物依存につながるおそれがある。

　　　a b c d
1　正 誤 誤 誤
2　正 誤 正 正
3　誤 正 誤 正
4　誤 誤 正 誤
5　誤 正 正 正

【2021年　中国（鳥取県、島根県、岡山県、広島県、山口県）・四国（香川県、愛媛県、高知県）】

次の記述は、口腔咽喉薬及び含嗽薬に関するものである。正しいものの組み合わせはどれか。

a　噴射式の液剤は、息を吸いながら噴射すると気管支や肺に入ってしまうおそれがあるため、軽く息を吐きながら噴射することが望ましい。

b　グリチルリチン酸二カリウムは、口腔内や喉に付着した細菌等の微生物を死滅させたり、その増殖を抑えることを目的として用いられる。

c　デカリニウム塩化物は、炎症を生じた粘膜組織の修復を促す作用を期待して配合されている場合がある。

d　クロルヘキシジングルコン酸塩が配合された含嗽薬は、口腔内に傷やひどいただれのある人では、強い刺激を生じるおそれがあるため、使用を避ける必要がある。

1（a、b）　2（a、d）　3（b、c）　4（c、d）

【2022年　北海道・東北（青森県、岩手県、宮城県、秋田県、山形県、福島県）】

解説

a　正　問題文の通り。

b　誤　メチルエフェドリン塩酸塩については、血管収縮作用により痒みを鎮める効果を期待して用いられる。

c　正　問題文の通り。

d　正　問題文の通り。

解答　　2

ズル本
P.198,199

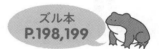

解説

a　正　問題文の通り。

b　誤　グリチルリチン酸二カリウムは、声がれ、喉の荒れ、喉の不快感、喉の痛み又は喉の腫れの症状を鎮めることを目的として用いられる。設問は、デカリニウム塩化物等の記述である。

c　誤　デカリニウム塩化物は、口腔内や喉に付着した細菌等の微生物を死滅させたり、その増殖を抑えることを目的として用いられる。設問は、アズレンスルホン酸ナトリウムの記述である。

d　正　問題文の通り。

解答　　2

ズル本
P.139

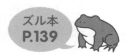

貧血用薬に関する次の記述の正誤について、正しい組み合わせを下欄から選びなさい。

a 鉄製剤を服用すると、便が黒くなることがある。

b ビタミンDは、消化管内で鉄が吸収されやすい状態に保つことを目的として用いられる。

c コバルトは、赤血球ができる過程で必要不可欠なビタミンB_{12}の構成成分であり、骨髄での造血機能を高める目的で硫酸コバルトが配合されている場合がある。

d 鉄製剤の服用の前後30分にタンニン酸を含む飲食物（緑茶、紅茶、コーヒー、ワイン、柿等）を摂取すると、タンニン酸と反応して鉄の吸収が悪くなることがある。

下欄

	a	b	c	d			a	b	c	d
1	正	誤	正	正		4	誤	誤	正	誤
2	正	正	誤	誤		5	正	誤	誤	誤
3	誤	正	正	正						

【2020年 四国（高知県、香川県、愛媛県）】

眠気を促す薬及びその配合成分に関する記述の正誤について、正しい組み合わせを1つ選びなさい。

a 抗ヒスタミン成分を含有する睡眠改善薬は、目が覚めたあとも、注意力の低下や寝ぼけ様症状、判断力の低下等の一時的な意識障害、めまい、倦怠感を起こすことがあるので注意が必要である。

b ブロモバレリル尿素は、妊婦又は妊娠していると思われる女性に使用できる。

c 入眠障害、熟眠障害、中途覚醒、早朝覚醒等の症状が慢性的に続いている不眠は、抗ヒスタミン成分を含有する催眠鎮静薬により対処可能である。

d 15歳未満の小児では、抗ヒスタミン成分により眠気とは反対の中枢興奮などの副作用が起きやすいため、抗ヒスタミン成分を含有する睡眠改善薬の使用は避ける。

	a	b	c	d			a	b	c	d
1	誤	正	誤	誤		4	誤	誤	誤	正
2	正	誤	誤	正		5	正	誤	正	誤
3	正	正	正	正						

【2023年 奈良県】

解説

a　正　問題文の通り。

b　誤　ビタミンDは、腸管でのカルシウム吸収及び尿細管でのカルシウム再吸収を促して、骨の形成を助ける栄養素である。

c　正　問題文の通り。

d　正　問題文の通り。

解答　　1

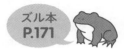

ズル本
P.171

解説

a　正　問題文の通り。

b　誤　ブロモバレリル尿素は、胎児に障害を引き起こす可能性があるため、妊婦又は妊娠していると思われる女性は使用を［避けるべきである］。

c　誤　入眠障害、熟眠障害、中途覚醒、早朝覚醒等の症状が慢性的に続いている不眠は、［医療機関を受診させる］などの対応が必要である。

d　正　問題文の通り。

解答　　2

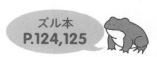

ズル本
P.124,125

眼科用薬に関する記述の正誤について、正しい組み合わせはどれか。

a 一般用医薬品の点眼薬は、その主たる配合成分から、人工涙液、一般点眼薬、抗菌性点眼薬、アレルギー用点眼薬、緑内障用点眼薬に大別される。

b 点眼薬の1滴の薬液の量は、結膜嚢の容積よりも少ないため、副作用を抑えて、より高い効果を得るには、薬液が結膜嚢内に行き渡るよう一度に数滴点眼することが効果的とされる。

c 洗眼薬は、目の洗浄や眼病予防に用いられるものであり、抗炎症成分や抗ヒスタミン成分が配合されているものはない。

d 1回使い切りタイプとして防腐剤を含まない点眼薬では、ソフトコンタクトレンズ装着時にも使用できるものがある。

```
    a b c d
1   正 正 誤 誤
2   誤 正 正 誤
3   誤 誤 正 正
4   誤 誤 誤 正
5   正 誤 誤 誤
```

【2023年　東海・北陸（富山県、石川県、岐阜県、静岡県、愛知県、三重県）】

化膿性皮膚疾患の治療に関する記述について、（　　　）の中に入れるべき字句の正しい組み合わせはどれか。

にきびは、最も一般的に生じる化膿性皮膚疾患である。その発生要因の一つとしては、老廃物がつまった毛穴の中で皮膚常在菌である（ a ）が繁殖することが挙げられる。また、バシトラシンは、細菌の（ b ）を阻害することにより抗菌作用を示すことで、化膿性皮膚疾患の治療に使用される。

```
      a              b
1   アクネ菌        タンパク質合成
2   アクネ菌        細胞壁合成
3   黄色ブドウ球菌   DNA合成
4   黄色ブドウ球菌   細胞壁合成
5   白癬菌          タンパク質合成
```

【2019年　福井県】

解説

a　誤　一般用医薬品の点眼薬は、その主たる配合成分から、人工涙液、一般点眼薬、抗菌性点眼薬、アレルギー用点眼薬に大別される。なお、一般用医薬品の点眼薬には、緑内障の症状を改善できるものはない。

b　誤　点眼薬の1滴の薬液の量は、結膜嚢の容積よりも多いため、一度に何滴も点眼しても効果が増すわけではなく、むしろ薬液が鼻腔内へ流れ込み、鼻粘膜や喉から吸収されて、副作用を起こしやすくなる。

c　誤　洗眼薬は、目の洗浄、眼病予防（水泳のあと、埃や汗が目に入ったとき等）に用いられるもので、主な配合成分として涙液成分のほか、抗炎症成分、抗ヒスタミン成分等が用いられる。

d　正　問題文の通り。

解答　　4

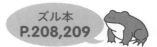

ズル本
P.208,209

解説

にきびは、最も一般的に生じる化膿性皮膚疾患である。その発生要因の一つとしては、老廃物がつまった毛穴の中で皮膚常在菌であるアクネ菌が繁殖することが挙げられる。また、バシトラシンは、細菌の細胞壁合成を阻害することにより抗菌作用を示すことで、化膿性皮膚疾患の治療に使用される。

■その他の要点

・黄色ブドウ球菌は、皮膚常在菌であるアクネ菌でなく、皮脂腺、汗腺で増殖して生じる吹き出物の原因となる化膿菌である。

・白癬菌は、みずむし、たむし等の原因となる皮膚糸状菌という真菌類の一種である。

解答　　2

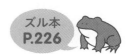

ズル本
P.226

次の表は、あるかぜ薬に含まれている成分の一覧である。

9 錠中	
アセトアミノフェン	900mg
クレマスチンフマル酸塩	1.34mg
ジヒドロコデインリン酸塩	24mg
ノスカピン	48mg
dl−メチルエフェドリン塩酸塩	60mg
グアヤコールスルホン酸カリウム	240mg
無水カフェイン	75mg
ベンフォチアミン	24mg

この一般用医薬品に関する以下の記述の正誤について、正しい組み合わせはどれか。

a クレマスチンフマル酸塩は、抗アドレナリン作用によって鼻汁分泌やくしゃみを抑えることを目的として配合されている。

b ノスカピンは、鎮咳作用を目的として配合されている。

c グアヤコールスルホン酸カリウムは、去痰作用を目的として配合されている。

d ベンフォチアミンには疲労回復の作用がある。

	a b c d			a b c d
1	正 誤 正 正		4	誤 正 誤 正
2	正 誤 誤 誤		5	誤 正 正 正
3	正 正 正 誤			

【2022年　北海道・東北（青森県、岩手県、宮城県、秋田県、山形県、福島県）】

歯や口中に用いる薬に関する記述のうち、誤っているものはどれか。

1 歯痛薬には、冷感刺激を与えて知覚神経を麻痺させることによる鎮痛・鎮痒効果を期待して、メントール、カンフル、ハッカ油、ユーカリ油等の冷感刺激成分が配合されている場合がある。

2 歯槽膿漏薬（外用）では、炎症を起こした歯周組織からの出血を抑える作用を期待して、カルバゾクロムが配合されている場合がある。

3 歯槽膿漏薬（内用）では、歯周組織の炎症を和らげることを目的として、セチルピリジニウム塩化物が用いられる。

4 歯槽膿漏薬（外用）は、口腔内を清浄にしてから使用することが重要であり、また、口腔咽喉薬、含嗽薬などを使用する場合には、十分な間隔を置くべきである。

【2020年　中国（鳥取県、島根県、岡山県、広島県、山口県）】

a 誤 クレマスチンフマル酸塩は、［抗ヒスタミン成分］であり、くしゃみや鼻汁を抑える目的として配合されている。

b 正 問題文の通り。

c 正 問題文の通り。

d 正 問題文の通り。疲労回復の作用があるビタミンB$_1$（ベンフォチアミンなど）は、かぜの時に消耗しやすいビタミンを補給することを目的として配合される。

解答 5

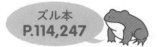
ズル本
P.114,247

1 正 問題文の通り。メントール、カンフル、ハッカ油、ユーカリ油等の冷感刺激成分は、外用痔疾用薬にも配合されている。

2 正 問題文の通り。

3 誤 歯槽膿漏薬（内用、外用）では、歯周組織の炎症を和らげることを目的として、グリチルリチン酸二カリウムなどが用いられる。

4 正 問題文の通り。

解答 3

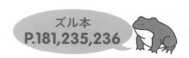
ズル本
P.181,235,236

第1欄の記述は、衛生害虫の防除を目的とする殺虫剤の成分に関するものである。第1欄の作用機序を示す成分は第2欄のどれか。

第1欄

殺虫作用は、アセチルコリンを分解する酵素（アセチルコリンエステラーゼ）と不可逆的に結合してその働きを阻害することによる。この殺虫成分は、ほ乳類や鳥類では速やかに分解されて排泄されるため毒性は比較的低い。ただし、高濃度又は多量に曝露した場合（特に、誤って飲み込んでしまった場合）には、神経の異常な興奮が起こり、縮瞳、呼吸困難、筋肉麻痺等の症状が現れるおそれがある。

第2欄

1　フタルスリン

2　フェニトロチオン

3　プロポクスル

4　ディート

5　オルトジクロロベンゼン

【2020年　東海・北陸（富山県、石川県、岐阜県、静岡県、愛知県、三重県）】

解熱鎮痛成分に関する記述のうち、正しいものの組み合わせはどれか。【改変】

a　アスピリンは、ピリン系の解熱鎮痛成分で、ライ症候群の発生が示唆されており、15歳未満の小児に対しては一般用医薬品として使用してはならない。

b　アセトアミノフェンは、中枢作用によって解熱・鎮痛をもたらすほか、末梢における抗炎症作用が期待でき、内服薬のほか、専ら小児の解熱に用いる坐薬もある。

c　イブプロフェンは、胃・十二指腸潰瘍、潰瘍性大腸炎又はクローン病の既往歴がある人では、それら疾患の再発を招くおそれがある。

d　「アスピリン喘息」は、アスピリン特有の副作用ではなく、他の解熱鎮痛成分でも生じる可能性がある。

1（a、b）　2（a、c）　3（b、c）　4（b、d）　5（c、d）

【2019年　中国（鳥取県、島根県、岡山県、広島県、山口県）】

フェニトロチオンは、有機リン系殺虫成分であり、アセチルコリンを分解する酵素（アセチルコリンエステラーゼ）と不可逆的に結合してその働きを阻害する。

解答　2

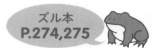

ズル本
P.274,275

a　誤　アスピリンやサザピリンは、成分名が「〜ピリン」であるがピリン系の解熱鎮痛成分ではない。現在では、イソプロピルアンチピリンが一般用医薬品で唯一のピリン系解熱鎮痛成分となっている。また、アスピリン及びサザピリンは、ライ症候群の発生が示唆されており、15歳未満の小児に対しては一般用医薬品として使用してはならない。

b　誤　アセトアミノフェンは、主として中枢作用によって解熱・鎮痛をもたらすため、末梢における抗炎症作用は期待できない。その分、他の解熱鎮痛成分のような胃腸障害は少なく、空腹時に服用できる製品もあるが、食後の服用が推奨されている。また、内服薬のほか、専ら小児の解熱に用いる坐薬もある。

c　正　問題文の通り。

d　正　問題文の通り。

解答　5

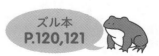

ズル本
P.120,121

解熱鎮痛成分に関する記述の正誤について、正しい組み合わせはどれか。

a　アスピリンは、血液を凝固しにくくさせる作用があるため、胎児や出産時の母体への影響を考慮して、出産予定日12週間以内の使用を避ける。

b　アセトアミノフェンは、主に中枢作用によって解熱・鎮痛をもたらすため、末梢における抗炎症作用は期待できない。

c　エテンザミドは、痛みが神経を伝わっていくのを抑える働きが強く、他の解熱鎮痛成分と組み合わせて配合されることが多い。

d　イソプロピルアンチピリンは、一般用医薬品では唯一のピリン系解熱鎮痛成分である。

```
　　　 a b c d
1　　 正 誤 誤 正
2　　 誤 正 誤 誤
3　　 誤 誤 誤 正
4　　 正 正 正 正
5　　 正 誤 正 誤
```

【2021年　中国（鳥取県、島根県、岡山県、広島県、山口県）・四国（香川県、愛媛県、高知県）】

殺菌消毒成分及びその取扱い上の注意等に関する次の記述の正誤について、正しい組合せはどれか。

a　クレゾール石ケン液は、結核菌を含む一般細菌類、真菌類に対して比較的広い殺菌消毒作用を示すが、大部分のウイルスに対する殺菌消毒作用はない。

b　イソプロパノールのウイルスに対する不活性効果はエタノールよりも高い。

c　次亜塩素酸ナトリウムやサラシ粉などの塩素系殺菌消毒成分は、強い酸化力により一般細菌類、真菌類、ウイルス全般に対する殺菌消毒作用を示すが、皮膚刺激性が強いため、通常人体の消毒には用いられない。

d　ジクロロイソシアヌル酸ナトリウムは、塩素臭や刺激性、金属腐食性が比較的抑えられており、プール等の大型設備の殺菌・消毒に用いられることが多い。

```
　　　 a b c d 　　　　 a b c d
1　　 正 誤 正 誤　 4　 誤 正 正 正
2　　 正 正 誤 正　 5　 正 誤 正 正
3　　 誤 正 誤 誤
```

【2022年　関東・甲信越（茨城県、栃木県、群馬県、新潟県、山梨県、長野県）】

解説

a　正　問題文の通り。

b　正　問題文の通り。

c　正　問題文の通り。

d　正　問題文の通り。

●代表的な解熱鎮痛薬の「使用上の注意」のまとめ

・してはいけないこと

「次の人は使用（服用）しないこと」	代表的な配合成分
「15歳未満の小児」	アスピリン、イブプロフェン
「出産予定日12週以内の妊婦」	
「本剤又は他のかぜ薬、解熱鎮痛薬を使用してぜんそくを起こしたことがある人」	アスピリン、イブプロフェン、アセトアミノフェン、イソプロピルアンチピリン

・相談すること

「相談すること」	代表的な配合成分
「水痘（水ぼうそう）もしくはインフルエンザにかかっている又はその疑いのある乳・幼・小児（15歳未満）」	サリチルアミド、エテンザミド
「次の診断を受けた人」として「胃・十二指腸潰瘍」	アスピリン、アセトアミノフェン、イソプロピルアンチピリン、エテンザミド、サリチルアミド
「次の病気にかかったことのある人」として「胃・十二指腸潰瘍、潰瘍性大腸炎、クローン病」	イブプロフェン

解答　4

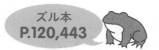
ズル本 P.120,443

解説

a　正　問題文の通り。

b　誤　イソプロパノールのウイルスに対する不活性効果はエタノールよりも［低い］。

c　正　問題文の通り。

d　正　問題文の通り。

解答　5

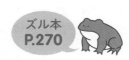
ズル本 P.270

かぜ薬の配合成分とその配合目的との関係の正誤について、正しい組み合わせはどれか。

	（配合成分）		（配合目的）
a	イソプロピルアンチピリン	－	発熱を鎮め、痛みを和らげる
b	デキストロメトルファン臭化水素酸塩	－	咳を抑える
c	クレマスチンフマル酸塩	－	痰の切れを良くする
d	グアイフェネシン	－	くしゃみや鼻汁を抑える

```
    a b c d
1  誤 誤 正 正
2  正 誤 誤 正
3  正 正 誤 誤
4  正 正 正 誤
5  誤 正 正 正
```

【2019年　東海・北陸（富山県、石川県、岐阜県、静岡県、愛知県、三重県）】

外用痔疾用薬に含まれている成分に関する次の記述の正誤について、正しい組み合わせはどれか。

a 粘膜の保護・止血を目的として、硫酸アルミニウムカリウムが配合されている場合がある。

b 肛門周囲の末梢血管の血行を改善する作用を期待してビタミンA油、傷の治りを促す作用を期待してビタミンE（トコフェロール酢酸エステル）が配合されている場合がある。

c 痔による肛門部の創傷の治癒を促す効果を期待して、アルミニウムクロルヒドロキシアラントイネートが配合されている場合がある。

d 局所への穏やかな刺激によって痒みを抑える効果を期待して、熱感刺激を生じさせるカンフル、冷感刺激を生じさせるクロタミトンが配合されている場合がある。

```
    a b c d
1  正 正 誤 誤
2  正 正 正 正
3  誤 正 誤 誤
4  誤 誤 正 正
5  正 誤 正 誤
```

【2019年　関東・甲信越（茨城県、栃木県、群馬県、新潟県、山梨県、長野県）】

a　正　問題文の通り。

b　正　問題文の通り。

c　誤　クレマスチンフマル酸塩は、くしゃみや鼻水を抑える目的で配合される抗ヒスタミン成分である。なお、抗ヒスタミン成分には、クロルフェニラミン、カルビノキサミン、クレマスチン、ジフェンヒドラミン、メキタジン、アゼラスチン、ケトチフェン、ジメンヒドリナート、メクリジンなどがある。

d　誤　グアイフェネシンは、痰の切れを良くする成分（去痰成分）である。

解答　　3

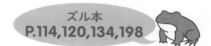

ズル本
P.114,120,134,198

a　正　問題文の通り。粘膜の保護・止血を目的として収斂保護止血成分（タンニン酸、酸化亜鉛、硫酸アルミニウムカリウム等）が配合される。

b　誤　肛門周囲の末梢血管の血行を改善する作用を期待してビタミンE（トコフェロール酢酸エステル）、傷の治りを促す作用を期待してビタミンA油が配合されている場合がある。ビタミンA油は、皮膚に用いる薬の配合成分としても用いられる。

c　正　問題文の通り。

d　誤　局所への穏やかな刺激によって痒みを抑える効果を期待して、熱感刺激を生じさせる成分にはクロタミトンがあり、冷感刺激を生じさせる成分にはカンフル、ハッカ油、メントールなどがある。

解答　　5

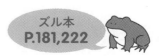

ズル本
P.181,222

一般用医薬品のかぜ薬（総合感冒薬）の配合成分に関する記述の正誤について、正しい組み合わせはどれか。

a チペピジンヒベンズ酸塩は、気管・気管支を拡げる成分である。

b エテンザミドは、インフルエンザにかかっている15歳未満の小児には使用を避ける必要がある。

c プソイドエフェドリン塩酸塩は、依存性に留意する必要がある。

d 去痰成分として、グアイフェネシンがある。

	a b c d		a b c d
1	正 誤 正 誤	4	誤 正 誤 正
2	正 誤 誤 正	5	誤 誤 正 正
3	誤 正 正 正		

【2021年　関西広域連合（滋賀県、京都府、大阪府、兵庫県、和歌山県、徳島県）・福井県】

鎮暈薬に関する次の記述について、正しいものを1つ選びなさい。

1 スコポラミン臭化水素酸塩水和物は、他の抗コリン成分と比べて脳内に移行しやすいとされるが、腎臓で速やかに代謝されるため、抗ヒスタミン成分等と比べて作用の持続時間は短い。

2 乗物酔いの発現には、不安や緊張などの心理的な要因による影響も大きく、それらを和らげることを目的として、アミノ安息香酸エチルが配合されている場合がある。

3 ジフェニドール塩酸塩は、内耳にある前庭と脳を結ぶ神経（前庭神経）の調節作用のほか、内耳への血流を改善する作用を示す。

4 メクリジン塩酸塩は、他の抗ヒスタミン成分と比べて作用が現れるのが早く持続時間が長い。

【2019年　四国（高知県、香川県、愛媛県）】

解説

a　誤　チペピジンヒベンズ酸塩は、咳を抑える成分（鎮咳成分）である。

b　正　問題文の通り。

c　正　問題文の通り。

d　正　問題文の通り。

解答　3

ズル本
P.114,120,199

解説

1　誤　スコポラミン臭化水素酸塩水和物は、他の抗コリン成分と比べて脳内に移行しやすいとされるが、腎臓ではなく、肝臓で速やかに代謝されてしまうため、抗ヒスタミン成分等と比べて作用の持続時間は短い。

2　誤　胃粘膜への麻酔作用によって嘔吐刺激を和らげ、乗物酔いに伴う吐きけを抑えることを目的として、アミノ安息香酸エチルのような局所麻酔成分が配合されている場合がある。

3　正　問題文の通り。

4　誤　メクリジン塩酸塩は、他の抗ヒスタミン成分と比べて作用が現れるのが遅く持続時間が長い。

●代表的な鎮暈薬の配合成分のまとめ

分　類	代表的な配合成分	特　徴
抗めまい	ジフェニドール	・内耳にある前庭と脳を結ぶ神経（前庭神経）の調節作用のほか、内耳への血流を改善 ・副作用：頭痛、排尿困難、散瞳など
抗ヒスタミン	ジメンヒドリナート	延髄にある嘔吐中枢への刺激や内耳の前庭における自律神経反射を抑える
	メクリジン	他の抗ヒスタミン成分と比べて、作用が現れるのが遅く持続時間が長い
抗コリン	スコポラミン	・中枢に作用して自律神経系の混乱を軽減 ・消化管からよく吸収され、肝臓で速やかに代謝される ・抗ヒスタミン成分等と比べて作用持続時間が短い ・副作用：眠気、散瞳➡乗り物の運転操作は控える
キサンチン系	カフェイン ジプロフィリン	脳に軽い興奮を起こさせて平衡感覚の混乱によるめまいを軽減

解答　3

ズル本
P.130

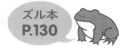

外皮用薬及びその配合成分に関する記述の正誤について、正しい組合せを一つ選べ。

a 貼付剤は、同じ部位に連続して貼付すると、かぶれ等を生じやすくなる。

b スプレー剤やエアゾール剤は、できるだけ吸入しないよう、口や鼻から遠ざけ、患部の至近距離から噴霧することが望ましい。

c 一般的に、じゅくじゅくと湿潤している患部には、有効成分の浸透性が高い液剤が適している。

d 温感刺激成分が配合された外皮用薬は、貼付部位をコタツ等の保温器具で温めると強い痛みを生じやすくなるほか、いわゆる低温やけどを引き起こすおそれがある。

```
   a b c d
1  正 正 誤 誤
2  正 誤 正 誤
3  誤 正 正 正
4  正 誤 誤 正
5  誤 正 誤 正
```

【2022年　関西広域連合（滋賀県、京都府、大阪府、兵庫県、和歌山県、徳島県）・福井県】

胃腸に作用する薬の配合成分に関する次の記述の正誤について、正しい組み合わせはどれか。

a ソファルコンは、胃粘膜の保護・修復作用を期待して配合されている場合がある。

b ピレンゼピン塩酸塩は、消化管の運動にはほとんど影響を与えずに胃液の分泌を抑える作用を示すとされる。

c メチルメチオニンスルホニウムクロライドは、消化管内容物中に発生した気泡の分離を促すことを目的として配合されている。

d トリメブチンマレイン酸塩は、消化管（胃及び腸）の平滑筋に直接作用して、消化管の運動を調整する作用があるとされている。

```
   a b c d
1  誤 誤 誤 正
2  正 誤 正 誤
3  正 誤 正 正
4  正 正 誤 正
5  誤 正 誤 誤
```

【2021年　首都圏（埼玉県、千葉県、東京都、神奈川県）】

a　正　問題文の通り。

b　誤　スプレー剤やエアゾール剤は、至近距離から噴霧したり、同じ部位に連続して噴霧すると、凍傷を起こすことがある。使用上の注意に従い、患部から十分離して噴霧し、また、連続して噴霧する時間は3秒以内とすることが望ましい。吸入によりめまいや吐きけ等を生じることがあるので、できるだけ吸入しないよう、また、周囲の人にも十分注意して使用する必要がある。

c　誤　一般的に、じゅくじゅくと湿潤している患部には、［軟膏］が適すとされる。液剤は有効成分の浸透性が高いが、患部に対する刺激が強い。皮膚が厚く角質化している部分には、液剤が適している。

d　正　問題文の通り。

解答　　4

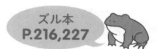

ズル本
P.216,227

a　正　問題文の通り。

b　正　問題文の通り。

c　誤　メチルメチオニンスルホニウムクロライドは、胃粘液の分泌を促す、胃粘膜を覆って胃液による消化から保護する、荒れた胃粘膜の修復を促す等の作用を期待して配合されている。

d　正　問題文の通り。

解答　　4

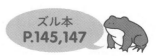

ズル本
P.145,147

第3章　主な医薬品とその作用（漢方を除く）

滋養強壮保健薬の配合成分に関する記述のうち、正しいものの組み合わせはどれか。

a　トコフェロールは、腸管でのカルシウム吸収及び尿細管でのカルシウム再吸収を促して、骨の形成を助ける作用がある。

b　ニンジン、ジオウ、トウキ、センキュウが既定値以上配合されている生薬主薬保健薬については、虚弱体質、食欲不振、冷え症等における滋養強壮の効能が認められている。

c　システインは、肝臓においてアルコールを分解する酵素の働きを助け、アセトアルデヒドの代謝を促す働きがあるとされる。

d　ガンマ-オリザノールは、肝臓の働きを助け、肝血流を促進する働きがあり、全身倦怠感や疲労時の栄養補給を目的として配合されている。

1（a、b）　2（a、c）　3（b、c）　4（b、d）　5（c、d）

【2023年　中国（鳥取県、島根県、岡山県、広島県、山口県）・四国（香川県、愛媛県、高知県）】

眼科用薬の配合成分とその配合目的との関係の正誤について、正しい組み合わせはどれか。

	（配合成分）		（配合目的）
a	テトラヒドロゾリン塩酸塩	―	目の充血を除去する。
b	ネオスチグミンメチル硫酸塩	―	目の調節機能を改善する。
c	ケトチフェンフマル酸塩	―	目の痒みを和らげる。
d	プラノプロフェン	―	眼粘膜の組織修復を促す。

	a	b	c	d
1	誤	誤	正	正
2	正	誤	誤	正
3	正	正	誤	誤
4	正	正	正	誤
5	誤	正	正	正

【2022年　東海・北陸（富山県、石川県、岐阜県、静岡県、愛知県、三重県）】

解説

a　誤　トコフェロール（ビタミンE）は、体内の脂質を酸化から守り、細胞の活動を助ける栄養素であり、血流を改善させる作用がある。設問は、ビタミンDの記述である。

b　正　問題文の通り。

c　正　問題文の通り。

d　誤　ガンマ-オリザノールは、米油及び米胚芽油から見出された抗酸化作用を示す成分である。設問は、グルクロノラクトンの記述である。

解答　　3

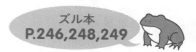
ズル本
P.246,248,249

解説

a　正　問題文の通り。

b　正　問題文の通り。

c　正　問題文の通り。

d　誤　プラノプロフェンは、非ステロイド性抗炎症成分であり、炎症の原因となる物質の生成を抑える作用を示し、目の炎症を改善する効果を期待して用いられる。設問は、アズレンスルホン酸ナトリウムやアラントイン等の記述である。

解答　　4

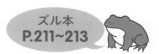
ズル本
P.211~213

消毒薬、殺菌消毒成分及びその取扱い上の注意に関する記述の正誤について、正しい組合せを一つ選べ。

a 酸性やアルカリ性の消毒薬が目に入った場合は、中和剤を使って早期に十分な時間（15分間以上）洗眼するのがよい。

b サラシ粉などの塩素系殺菌消毒成分は、強い酸化力により、一般細菌類、真菌類に対し殺菌消毒作用を示すが、大部分のウイルスに対する作用はない。

c エタノールは、微生物のタンパク質の変性作用を有し、結核菌を含む一般細菌類のみならず、真菌類に対しても殺菌消毒作用を示す。

d クレゾール石ケン液の原液は、結核菌を含む一般細菌類、真菌類、大部分のウイルスに対して殺菌消毒作用を示す。

```
    a  b  c  d
1  正 誤 正 誤
2  正 誤 誤 正
3  誤 誤 正 誤
4  正 正 誤 誤
5  誤 誤 誤 正
```

【2022年　関西広域連合（滋賀県、京都府、大阪府、兵庫県、和歌山県、徳島県）・福井県】

口腔咽喉薬、含嗽薬及びその配合成分に関する記述の正誤について、正しい組み合わせを1つ選びなさい。

a 駆風解毒湯は、体力に関わらず使用でき、喉が腫れて痛む扁桃炎、扁桃周囲炎に適すとされる。

b トラネキサム酸は、声がれ、喉の荒れ、喉の不快感、喉の痛み又は喉の腫れの症状を鎮めることを目的として配合されている。

c デカリニウム塩化物は、炎症を生じた粘膜組織の修復を促すことを目的として配合されている。

d バセドウ病や橋本病などの甲状腺疾患の診断を受けた人では、ヨウ素系殺菌消毒成分が配合された含嗽薬を使用する前に、その使用の適否について、治療を行っている医師等に相談するなどの対応が必要である。

```
    a  b  c  d          a  b  c  d
1  誤 正 正 誤     4  誤 誤 誤 正
2  正 誤 誤 正     5  正 正 誤 正
3  正 正 正 誤
```

【2022年　奈良県】

解説

a 誤 酸やアルカリが目に入った場合は、早期に十分な水洗がされることが重要であり、特にアルカリ性物質の場合には念入りに水洗する。なお、酸をアルカリで中和したり、アルカリを酸で中和するといった処置は、熱を発生して刺激をかえって強め、状態が悪化するおそれがあるため適切ではない。

b 誤 次亜塩素酸ナトリウムやサラシ粉などの塩素系殺菌消毒成分は、強い酸化力により一般細菌類、真菌類、ウイルス全般に対する殺菌消毒作用を［示す］。

c 正 問題文の通り。

d 誤 クレゾール石ケン液は、結核菌を含む一般細菌類、真菌類に対して比較的広い殺菌消毒作用を示すが、大部分のウイルスに対する殺菌消毒作用は［ない］。

解答 3

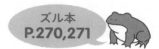
ズル本
P.270,271

解説

a 正 問題文の通り。

b 正 問題文の通り。

c 誤 デカリニウム塩化物は口腔内や喉に付着した細菌等の微生物を死滅させたり、その増殖を抑えることを目的としている。設問は、アズレンスルホン酸ナトリウムの記述である。

d 正 問題文の通り。

解答 5

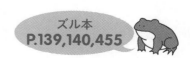
ズル本
P.139,140,455

整腸薬又は止瀉薬の配合成分に関する記述の正誤について、正しい組合せを一つ選べ。

a　タンニン酸ベルベリンは、タンニン酸の抗菌作用とベルベリンの収斂作用による止瀉を期待して用いられる。

b　トリメブチンマレイン酸塩は、腸内細菌のバランスを整える作用による整腸を期待して用いられる。

c　ロペラミド塩酸塩は、水あたりや食あたりによる下痢の症状に用いることを目的として配合される。

d　次没食子酸ビスマスは、腸粘膜のタンパク質と結合して不溶性の膜を形成し、腸粘膜を引きしめることにより、腸粘膜を保護する。

	a b c d			a b c d
1	正 誤 正 正		4	誤 誤 誤 正
2	正 誤 正 誤		5	正 正 誤 正
3	誤 正 正 誤			

【2022年　関西広域連合（滋賀県、京都府、大阪府、兵庫県、和歌山県、徳島県）・福井県】

内服アレルギー用薬（鼻炎用内服薬を含む。）及びその配合成分に関する次の記述のうち、正しいものの組合せはどれか。

a　鼻炎用内服薬では、鼻粘膜の炎症を和らげることを目的として、トラネキサム酸が配合されている場合がある。

b　皮膚感染症（たむし、疥癬等）により、湿疹やかぶれ等に似た症状が現れた場合、皮膚感染症そのものに対する対処よりも、アレルギー用薬を使用して一時的に痒み等の緩和を図ることを優先する必要がある。

c　鼻炎用内服薬では、鼻腔内の粘液分泌腺からの粘液の分泌を抑えるとともに、鼻腔内の刺激を伝達する副交感神経系の働きを抑えることによって、鼻汁分泌やくしゃみを抑えることを目的として抗コリン成分が配合されている場合がある。

d　一般用医薬品には、アトピー性皮膚炎による慢性湿疹等の治療に用いることを目的とするものがある。

1（a、b）　2（a、c）　3（b、c）　4（b、d）　5（c、d）

【2023年　首都圏（東京都、埼玉県、千葉県、神奈川県）】

解説

a 誤 タンニン酸ベルベリンは、タンニン酸［（収斂作用）］とベルベリン［（抗菌作用）］の化合物であり、消化管内ではタンニン酸とベルベリンに分かれて、それぞれ止瀉に働くことを期待して用いられる。

b 誤 トリメブチンマレイン酸塩は、消化管（胃及び腸）の平滑筋に直接作用して、消化管の運動を調整する作用（消化管運動が低下しているときは亢進的に、運動が亢進しているときは抑制的に働く）があるとされる。設問は、ビフィズス菌、乳酸菌等の生菌成分の記述である。

c 誤 ロペラミド塩酸塩が配合された止瀉薬は、［食べすぎ・飲みすぎ］による下痢、［寝冷え］による下痢の症状に用いられることを目的としており、食あたりや水あたりによる下痢については適用対象でない。

d 正 問題文の通り。

解答	4

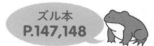
ズル本
P.147,148

解説

a 正 問題文の通り。

b 誤 皮膚感染症（たむし、疥癬等）により、湿疹やかぶれ等に似た症状が現れた場合、アレルギー用薬によって一時的に痒み等の緩和を図ることは適当でなく、［皮膚感染症そのものに対する対処を優先する］必要がある。

c 正 問題文の通り。

d 誤 一般用医薬品には、アトピー性皮膚炎による慢性湿疹等の治療に用いることを目的とするものは［ない］。

解答	2

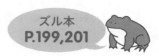
ズル本
P.199,201

次の瀉下薬の配合成分に関する記述のうち、誤っているものを1つ選びなさい。

1 センノシドは、大腸に生息する腸内細菌によって分解され、分解生成物が大腸を刺激することで瀉下作用をもたらすと考えられている。

2 酸化マグネシウム等の無機塩類は、腸内容物の浸透圧を高めることで糞便中の水分量を増し、また、大腸を刺激して排便を促す。

3 ヒマシ油は、比較的作用が穏やかなため、主に3歳未満の乳幼児の便秘に用いられる。

4 カルメロースナトリウムは、腸管内で水分を吸収して腸内容物に浸透し、糞便のかさを増やすとともに糞便を柔らかくする。

5 マルツエキスは、主成分である麦芽糖が腸内細菌によって分解発酵して生じるガスによって便通を促すとされている。

【2023年　奈良県】

貧血症状及び貧血用薬（鉄製剤）に関する記述のうち、正しいものの組み合わせはどれか。

a 鉄分の摂取不足を生じると、初期段階からヘモグロビン量が減少するため、ただちに動悸、息切れ等の貧血の症状が現れる。

b 鉄欠乏性貧血を予防するため、貧血の症状がみられる以前から継続的に鉄製剤を使用することが適当である。

c 鉄製剤を服用すると便が黒くなることがある。これは使用の中止を要する副作用等の異常ではないが、服用前から便が黒い場合は貧血の原因として消化管内で出血している場合もあるため、服用前の便の状況との対比が必要である。

d 鉄製剤の主な副作用として、悪心（吐きけ）、嘔吐、食欲不振、胃部不快感、腹痛、便秘、下痢等の胃腸障害が知られている。

1 （a、b）　2 （a、c）　3 （b、d）　4 （c、d）

【2020年　東海・北陸（富山県、石川県、岐阜県、静岡県、愛知県、三重県）】

1　正　問題文の通り。

2　正　問題文の通り。

3　誤　ヒマシ油は、急激で強い瀉下作用（峻下作用）を示すため、激しい腹痛又は悪心・嘔吐の症状がある人、妊婦又は妊娠していると思われる女性、3歳未満の乳幼児では［使用を避ける］こととされている。

4　正　問題文の通り。

5　正　問題文の通り。

● 代表的な瀉下成分のまとめ

分　類	配合成分	特　徴
小腸刺激性瀉下成分	ヒマシ油	小腸でリパーゼの働きによって生じる分解物が、小腸を刺激
大腸刺激性瀉下成分	センナ、センノシド、ダイオウ	大腸に生息する腸内細菌によって分解され、分解生成物が大腸を刺激
	ビサコジル	大腸のうち特に結腸や直腸の粘膜を刺激
	ピコスルファート	胃や小腸では分解されないが、大腸に生息する腸内細菌によって分解されて、大腸を刺激
無機塩類	酸化マグネシウム、硫酸マグネシウム	腸内容物の浸透圧を高めることで糞便中の水分量を増し、大腸を刺激 腎臓病の診断を受けた人では、高マグネシウム血症を生じるおそれあり
膨潤性瀉下成分	カルメロースナトリウム、カルメロースカルシウム	腸管内で水分を吸収して腸内容物に浸透し、糞便のかさを増やすとともに糞便を柔らかくする
浸潤性下剤	ジオクチルソジウムスルホサクシネート（DSS）	腸内容物に水分が浸透しやすくする作用があり、糞便中の水分量を増して柔らかくする
乳幼児用便秘薬	マルツエキス	主成分である麦芽糖※が腸内細菌によって分解（発酵）して生じるガスによって便通を促す 比較的作用が穏やか→主に乳幼児の便秘に用いられる

※麦芽糖とは、ブドウ糖が2つ結合したもの

解答　3

ズル本
P.149

a　誤　鉄分の摂取不足を生じても、初期には貯蔵鉄（肝臓などに蓄えられている鉄）や血清鉄が減少するのみでヘモグロビン量自体は変化せず、ただちに貧血の症状は現れない。

b　誤　貧血の症状がみられる以前から予防的に鉄製剤を使用することは適当でない。

c　正　問題文の通り。

d　正　問題文の通り。

解答　4

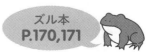

ズル本
P.170,171

一般用検査薬に関する記述のうち、正しいものの組み合わせはどれか。

a 専ら疾病の診断に使用されることが目的とされる医薬品のうち、人体に直接使用されることのないものを体外診断用医薬品という。

b 検体中に対象物質が存在しているにもかかわらず、その濃度が検出感度以下のため検査結果が陰性となった場合を偽陽性という。

c 一般用検査薬は、尿糖・尿タンパク検査、妊娠検査、悪性腫瘍や遺伝性疾患の検査に使用されるものがある。

d 一般用検査薬の検査に用いる検体は尿、糞便、鼻汁、唾液、涙液など採取に際して侵襲（採血や穿刺等）のないもののみである。

1 （a、b） 2 （a、c） 3 （a、d） 4 （b、c） 5 （c、d）

【2022年 中国（鳥取県、島根県、岡山県、広島県、山口県）・四国（香川県、愛媛県、高知県）】

胃腸鎮痛鎮痙薬の配合成分に関する記述のうち、正しいものの組み合わせはどれか。

a メチルベナクチジウム臭化物は、抗コリン作用により、胃痛、腹痛、さしこみ（疝痛、癪）を鎮めること（鎮痛鎮痙）のほか、胃酸過多や胸やけに対する効果も期待して用いられる。

b パパベリン塩酸塩は、消化管の平滑筋に直接働いて胃腸の痙攣を鎮める作用と、胃液分泌を抑える作用を示す。

c オキセサゼインは、消化管の粘膜及び平滑筋に対する麻酔作用による鎮痛鎮痙の効果を期待して配合されている場合がある。

d ロートエキスは、吸収された成分の一部が母乳中に移行して乳児の脈が遅くなるおそれがある。

1 （a、b） 2 （a、c） 3 （b、d） 4 （c、d）

【2023年 東海・北陸（富山県、石川県、岐阜県、静岡県、愛知県、三重県）】

解説

a　正　問題文の通り。

b　誤　検体中に存在しているにもかかわらず、その濃度が検出感度以下のため検査結果が陰性となった場合を偽［陰］性という。

c　誤　悪性腫瘍、心筋梗塞や遺伝性疾患など重大な疾患の診断に関係するものは、一般用検査薬の対象外である。

d　正　問題文の通り。

解答　3

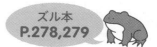

ズル本
P.278,279

解説

a　正　問題文の通り。

b　誤　パパベリン塩酸塩は、消化管の平滑筋に直接働いて胃腸の痙攣を鎮める作用を示すとされ、抗コリン成分と異なり、胃液分泌を抑える作用は［見出されない］。

c　正　問題文の通り。

d　誤　ロートエキスは、吸収された成分の一部が母乳中に移行して乳児の脈が［速くなる（頻脈）］おそれがあるため、母乳を与える女性では使用を避けるか、又は使用期間中の授乳を避ける必要がある。

解答　2

ズル本
P.151,152,447

妊娠及び妊娠検査薬に関する記述の正誤について、正しい組み合わせはどれか。

a　妊娠の初期に比べると、妊娠の後期は、胎児の脳や内臓などの諸器官が形づくられる重要な時期であり、母体が摂取した物質等の影響を受けやすい時期でもある。

b　妊娠検査薬は、尿中のヒト絨毛性性腺刺激ホルモン（hCG）の有無を調べるものであり、通常、実際に妊娠が成立してから1週目前後の尿中hCG濃度を検出感度としている。

c　妊娠検査薬の検体は、尿中hCGが検出されやすい早朝尿（起床直後の尿）が向いているが、尿が濃すぎると、かえって正確な結果が得られないこともある。

d　閉経期に入っている人では、妊娠検査薬の検査結果が陽性となることがある。

```
    a b c d
1   誤 誤 正 正
2   正 誤 誤 正
3   正 正 誤 誤
4   正 正 正 誤
5   誤 正 正 正
```

【2023年　東海・北陸（富山県、石川県、岐阜県、静岡県、愛知県、三重県）】

口内炎及び口内炎用薬に関する以下の記述の正誤について、正しい組み合わせはどれか。

a　一般用医薬品の副作用として口内炎が現れることがある。

b　口内炎は、通常であれば1 〜 2週間で自然寛解する。

c　フィトナジオンは、患部からの細菌感染防止を目的として配合されている場合がある。

d　シコンは、組織修復促進や抗菌などの作用を期待して配合される。

```
    a b c d
1   正 正 誤 正
2   正 誤 正 誤
3   正 正 正 誤
4   誤 誤 正 正
5   誤 正 誤 誤
```

【2022年　北海道・東北（青森県、岩手県、宮城県、秋田県、山形県、福島県）】

解説

a 誤 妊娠の初期（妊娠12週まで）は、胎児の脳や内臓などの諸器官が形づくられる重要な時期であり、母体が摂取した物質等の影響を受けやすい時期でもある。

b 誤 妊娠検査薬は、尿中のhCGの有無を調べるものであり、通常、実際に妊娠が成立してから［4］週目前後の尿中hCG濃度を検出感度としている。

c 正 問題文の通り。

d 正 問題文の通り。

解答　　1

ズル本
P.283

解説

a 正 問題文の通り。

b 正 問題文の通り。

c 誤 フィトナジオンは、炎症を起こした歯周組織からの出血を抑える作用を期待して、歯槽膿漏薬として用いられる。設問は、セチルピリジニウム塩化物、クロルヘキシジン塩酸塩、アクリノール、ポビドンヨード等の記述である。

d 正 問題文の通り。

解答　　1

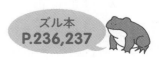

ズル本
P.236,237

浣腸薬とその成分に関する次の記述のうち、正しいものはどれか。

1 グリセリンが配合された浣腸薬は、直腸の粘膜に損傷があり出血しているときに使用すると、腎不全を起こすおそれがある。

2 浣腸薬は、繰り返し使用することで直腸の感受性が高まり、効果が強くなる。

3 ビサコジルは、直腸内で徐々に分解して炭酸ガスの微細な気泡を発生することで直腸を刺激する作用を期待して用いられる。

4 坐剤を挿入した後は、すぐに排便を試みる必要がある。

【2019年 関東・甲信越（茨城県、栃木県、群馬県、新潟県、山梨県、長野県）】

止瀉薬に関する記述の正誤について、正しい組み合わせはどれか。

a 収斂成分を主体とする止瀉薬は、腸の運動を鎮める作用があり、細菌性の下痢や食中毒のときの下痢症状を鎮めるのに適している。

b タンニン酸アルブミン配合の止瀉薬は、牛乳にアレルギーがある人では使用を避ける必要がある。

c ロペラミド塩酸塩配合の止瀉薬は、2～3日間使用しても症状の改善がみられない場合には、医師の診療を受けるなどの対応が必要である。

d 抗菌作用を持つベルベリン配合の止瀉薬は、細菌感染による下痢の症状を鎮めることを目的に用いられる場合がある。

	a	b	c	d
1	正	誤	正	誤
2	正	誤	正	正
3	正	正	誤	誤
4	誤	正	正	正
5	誤	正	誤	正

【2021年 関西広域連合（滋賀県、京都府、大阪府、兵庫県、和歌山県、徳島県）・福井県】

1 　正　問題文の通り。

2 　誤　浣腸薬は、繰り返し使用すると直腸の感受性の低下（いわゆる慣れ）が生じて効果が弱くなり、医薬品の使用に頼りがちになるため、連用しないこととされている。

3 　誤　ビサコジルは、大腸のうち特に結腸や直腸の粘膜を刺激して、排便を促すと考えられている。直腸内で徐々に分解して炭酸ガスの微細な気泡を発生することで直腸を刺激する作用を期待して用いられるのは、炭酸水素ナトリウムである。

4 　誤　坐剤を挿入した後すぐに排便を試みると、坐剤が排出されて効果が十分得られないことから、便意が強まるまでしばらく我慢する。

解答　　1

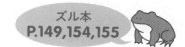
ズル本
P.149,154,155

a 　誤　収斂成分を主体とする止瀉薬については、細菌性の下痢や食中毒のときに使用して腸の運動を鎮めると、かえって状態を悪化させるおそれがある。

b 　正　問題文の通り。

c 　正　問題文の通り。

d 　正　問題文の通り。

解答　　4

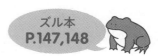
ズル本
P.147,148

衛生害虫及び殺虫剤・忌避剤に関する次の記述の正誤について、正しい組合せはどれか。

a　ノミは、元来、ペスト等の病原細菌を媒介する衛生害虫である。

b　シラミは、散髪や洗髪、入浴による除去、衣服の熱湯処理などの物理的方法では防除できないため、医薬品による防除が必要である。

c　蒸散剤は、容器中の医薬品を煙状又は霧状にして一度に全量放出させるものである。

d　ディートを含有する忌避剤（医薬品及び医薬部外品）は、生後6ヶ月未満の乳児について、顔面への使用を避け、1日の使用限度（1日1回）を守って使用する必要がある。

　　　 a b c d
1　正 誤 誤 誤
2　誤 正 正 誤
3　正 誤 正 誤
4　誤 正 誤 正
5　正 正 誤 正

【2022年　首都圏（東京都、埼玉県、千葉県、神奈川県）】

腸の薬に関する次の記述の正誤について、正しい組み合わせを下欄から選びなさい。

a　ヒマシ油は、小腸でリパーゼの働きによって生じる分解物が、大腸を刺激することで瀉下作用をもたらす。

b　ピコスルファートナトリウムは、胃では分解されないが、小腸に生息する腸内細菌によって分解されて、小腸への刺激作用を示す。

c　酸化マグネシウムは、腸内容物の浸透圧を高めることで糞便中の水分量を増し、また、大腸を刺激して排便を促す。

d　マルツエキスは、瀉下薬の中でも強力な作用があるため、乳幼児には使用できない。

下欄

　　　 a b c d　　　　　　 a b c d
1　正 正 誤 正　　4　誤 誤 誤 正
2　正 誤 正 誤　　5　誤 正 正 正
3　誤 誤 正 誤

【2019年　四国（高知県、香川県、愛媛県）】

解説

a　正　問題文の通り。

b　誤　シラミの防除は、医薬品による方法以外に物理的方法もある。物理的方法としては、散髪や洗髪、入浴による除去、衣服の熱湯処理などがある。

c　誤　蒸散剤（じょうさんざい）は、殺虫成分を基剤に混ぜて整形し、加熱したとき又は常温で徐々に揮散するようにしたものである。医薬部外品となっている製品を除き、通常、一般の家庭で使用されることは少ない。設問は燻蒸剤の記述である。

d　誤　ディートを含有する忌避剤（医薬品及び医薬部外品）は、生後6ヶ月未満の乳児への使用を［避ける］こととされている。また、生後6ヶ月から12歳未満までの小児については、顔面への使用を避け、1日の使用限度（6ヶ月以上2歳未満：1日1回、2歳以上12歳未満：1日1〜3回）を守って使用する必要がある。

解答　　1

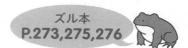
ズル本
P.273,275,276

解説

a　誤　ヒマシ油は、小腸でリパーゼの働きによって生じる分解物が、小腸を刺激することで瀉下作用をもたらすと考えられている。

b　誤　ピコスルファートナトリウムは、胃や小腸では分解されないが、大腸に生息する腸内細菌によって分解されて、大腸への刺激作用を示す大腸刺激性瀉下成分である。

c　正　問題文の通り。

d　誤　マルツエキスは、主成分である麦芽糖が腸内細菌によって分解（発酵）して生じるガスによって便通を促すとされている。瀉下薬としては比較的作用が穏やかなため、主に乳幼児の便秘に用いられる。

解答　　3

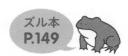
ズル本
P.149

アレルギーに関する記述について、（　　　）の中に入れるべき字句の正しい組み合わせはどれか。
なお、2箇所の（ c ）内は、いずれも同じ字句が入る。

アレルゲンが皮膚や粘膜から体内に入り込むと、その物質を特異的に認識した（ a ）によって（ b ）が刺激され、細胞間の刺激の伝達を担う生理活性物質である（ c ）やプロスタグランジン等の物質が遊離する。遊離した（ c ）は、血管拡張、血管透過性亢進等の作用を示す。

	a	b	c
1	免疫グロブリン	肥満細胞	ヒスタミン
2	免疫グロブリン	肥満細胞	アドレナリン
3	免疫グロブリン	交感神経	ヒスタミン
4	肥満細胞	交感神経	アドレナリン
5	肥満細胞	副交感神経	アドレナリン

【2019年　福井県】

次のうち、循環器用薬に含まれる成分とその主な作用として、正しいものの組み合わせはどれか。

	成分		主な作用
a	ヘプロニカート	―	高血圧等における毛細血管の補強、強化
b	ルチン	―	遊離したニコチン酸による、末梢の血液循環の改善
c	コウカ	―	末梢の血行を促してうっ血を除く
d	ユビデカレノン	―	心筋の酸素利用効率を高めて、収縮力を高める

1（a、b）　2（a、d）　3（b、c）　4（c、d）

【2022年　北海道・東北（青森県、岩手県、宮城県、秋田県、山形県、福島県）】

解説

アレルゲンが皮膚や粘膜から体内に入り込むと、その物質を特異的に認識した免疫グロブリンによって肥満細胞が刺激され、細胞間の刺激の伝達を担う生理活性物質であるヒスタミンやプロスタグランジン等の物質が遊離する。遊離したヒスタミンは、血管拡張、血管透過性亢進等の作用を示す。

解答　　1

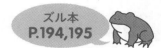

ズル本
P.194,195

解説

a　誤　ヘプロニカートは、ニコチン酸が遊離し、そのニコチン酸の働きによって末梢の血液循環を改善する作用を示すとされる。設問は、ルチンの記述である。

b　誤　ルチンは、高血圧等における毛細血管の補強、強化の効果を期待して用いられる。設問は、ヘプロニカート、イノシトールヘキサニコチネートの記述である。

c　正　問題文の通り。

d　正　問題文の通り。

解答　　4

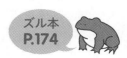

ズル本
P.174

口腔咽喉薬・うがい薬（含嗽薬）及びその配合成分に関する次の記述の正誤について、正しい組合せはどれか。

a 噴射式の液剤では、軽く息を吐きながら噴射することが望ましい。

b 桔梗湯は、体力に関わらず使用でき、喉が腫れて痛み、ときに咳がでるものの扁桃炎、扁桃周囲炎に適すとされる。

c デカリニウム塩化物は、炎症を生じた粘膜組織の修復を促す作用を期待して用いられる。

d 含嗽薬の使用後すぐに食事を摂ることで、殺菌消毒効果が増強される。

```
   a b c d
1  正 正 正 正
2  正 誤 正 誤
3  誤 正 正 正
4  正 正 誤 誤
5  誤 誤 誤 正
```

【2022年　首都圏（東京都、埼玉県、千葉県、神奈川県）】

痔及び痔の薬の配合成分に関する記述の正誤について、正しい組み合わせを1つ選びなさい。

a 痔核は、肛門内部に存在する肛門腺窩と呼ばれる小さなくぼみに糞便の滓が溜まって炎症・化膿が生じた状態をいう。

b セイヨウトチノミは、止血効果を目的として、配合されている。

c 硫酸アルミニウムカリウムは、粘膜の保護・止血を目的として、配合されている。

d アルミニウムクロルヒドロキシアラントイネート（別名アルクロキサ）は、痔による肛門部の創傷の治癒を促す効果を目的として、配合されている。

```
   a b c d
1  誤 誤 正 正
2  正 正 誤 誤
3  誤 正 正 誤
4  正 誤 誤 正
5  正 誤 正 正
```

【2021年　奈良県】

解説

a 正 問題文の通り。

b 正 問題文の通り。

c 誤 デカリニウム塩化物は、口腔内や喉に付着した細菌等の微生物を死滅させたり、その増殖を抑えることを目的として用いられる。設問は、アズレンスルホン酸ナトリウム（水溶性アズレン）の記述である。

d 誤 含嗽薬の使用後すぐに食事を摂ると、殺菌消毒効果が［薄れやすい］。

解答 　4

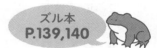
ズル本
P.139,140

解説

a 誤 痔核は、肛門に存在する細かい血管群が部分的に拡張し、肛門内にいぼ状の腫れが生じたもので、一般に「いぼ痔」と呼ばれる。設問は、痔瘻の記述である。

b 誤 セイヨウトチノミは、血行促進、抗炎症等の作用を期待して用いられる。

c 正 問題文の通り。

d 正 問題文の通り。

解答 　1

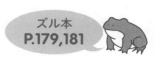
ズル本
P.179,181

女性の月経に関する以下の記述の正誤について、正しい組み合わせはどれか。

a 血の道症とは、臓器・組織の形態的異常があり、抑うつや寝つきが悪くなる、神経質、集中力の低下等の精神神経症状が現れる病態のことをいう。

b 月経は、子宮の内壁を覆っている膜（子宮内膜）が剥がれ落ち、血液（経血）と共に排出される生理現象である。

c 月経不順とは、加齢とともに卵巣からの女性ホルモンの分泌が減少していき、やがて月経が停止して、妊娠可能な期間が終了することをいう。

d 月経周期には、扁桃体で産生されるホルモンと、卵巣で産生される女性ホルモンが関与する。

	a	b	c	d
1	誤	正	誤	正
2	正	誤	誤	正
3	正	正	正	誤
4	誤	正	誤	誤
5	正	誤	正	正

【2023年　北海道・東北（青森県、岩手県、宮城県、秋田県、山形県、福島県）】

脂質異常症に関する次の記述について、（　　　）に入れるべき字句の正しい組み合わせを下欄から選びなさい。

脂質異常症は、医療機関で測定する検査値として、血液中の（　a　）が150mg/dL以上、（　b　）が140mg/dL以上、（　c　）が40mg/dL未満のいずれかである状態をいう。

下欄

	a	b	c
1	中性脂肪	HDL	LDL
2	中性脂肪	LDL	HDL
3	HDL	中性脂肪	LDL
4	LDL	HDL	中性脂肪
5	LDL	中性脂肪	HDL

【2019年　四国（高知県、香川県、愛媛県）】

解説

a 誤 血の道症とは、臓器・組織の形態的異常が［なく］、抑うつや寝つきが悪くなる、神経質、集中力の低下等の精神神経症状が現れる病態のことをいう。

b 正 問題文の通り。

c 誤 ［閉経］とは、加齢とともに卵巣からの女性ホルモンの分泌が減少していき、やがて月経が停止して、妊娠可能な期間が終了することをいう。

d 誤 月経周期には、［視床下部や下垂体］で産生されるホルモンと、卵巣で産生される女性ホルモンが関与する。

解答 　4

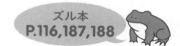

ズル本
P.116,187,188

解説

脂質異常症は、医療機関で測定する検査値として、血液中の中性脂肪が150mg/dL以上、LDLが140mg/dL以上、HDLが40mg/dL未満のいずれかである状態をいう。

解答 　2

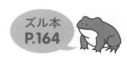

ズル本
P.164

みずむし・たむし用薬の配合成分に関する次の記述の正誤について、正しい組合せはどれか。

a ミコナゾール硝酸塩は、皮膚糸状菌の細胞膜を構成する成分の産生を妨げたり、細胞膜の透過性を変化させることにより、その増殖を抑える。

b ブテナフィン塩酸塩は、患部を酸性にすることで、皮膚糸状菌の発育を抑える。

c シクロピロクスオラミンは、皮膚糸状菌の細胞膜に作用して、その増殖・生存に必要な物質の輸送機能を妨げ、その増殖を抑える。

d モクキンピ（アオイ科のムクゲの幹皮を基原とする生薬）のエキスは、皮膚糸状菌の増殖を抑える作用を期待して用いられる。

　　a b c d
1　正 正 正 正
2　正 誤 正 正
3　誤 正 誤 正
4　正 誤 誤 誤
5　誤 正 正 誤

【2022年　首都圏（東京都、埼玉県、千葉県、神奈川県）】

点鼻薬及びその配合成分に関する記述のうち、正しいものの組み合わせはどれか。

a スプレー式鼻炎用点鼻薬は、容器をなるべく鼻に密着させて使用し、使用後には鼻に接した部分を清潔なティッシュペーパー等で拭いて清潔に保っておく必要がある。

b アドレナリン作動成分が配合された点鼻薬は、過度に使用されると鼻粘膜の血管が反応しなくなり、逆に血管が拡張して、鼻づまり（鼻閉）がひどくなりやすい。

c グリチルリチン酸二カリウムは、鼻粘膜の炎症を和らげることを目的として配合されている。

d クロモグリク酸ナトリウムは、アレルギー性でない鼻炎や副鼻腔炎の諸症状のうち、鼻づまり、鼻水等の緩和を目的として配合される。

1（a、b）2（a、c）3（a、d）4（b、c）5（b、d）

【2023年　中国（鳥取県、島根県、岡山県、広島県、山口県）・四国（香川県、愛媛県、高知県）】

解説

a　正　問題文の通り。

b　誤　ブテナフィン塩酸塩は、皮膚糸状菌の細胞膜を構成する成分の産生を妨げることにより、その増殖を抑える。設問は、ウンデシレン酸、ウンデシレン酸亜鉛の記述である。

c　正　問題文の通り。

d　正　問題文の通り。

解答　2

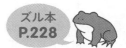

ズル本
P.228

解説

a　誤　スプレー式鼻炎用点鼻薬は、汚染を防ぐために容器はなるべく直接鼻に触れないように使用し、使用後には鼻に接した部分を清潔なティッシュペーパー等で拭き、必ずキャップを閉めた状態で保管し清潔に保っておく必要がある。

b　正　問題文の通り。

c　正　問題文の通り。

d　誤　クロモグリク酸ナトリウムは、アレルギー性でない鼻炎や副鼻腔炎に対しては無効である。鼻アレルギー症状の緩和を目的として、通常、抗ヒスタミン成分と組み合わせて配合される。

解答　4

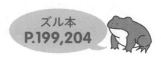

ズル本
P.199,204

歯痛・歯槽膿漏薬の配合成分とその配合目的としての作用に関する記述の正誤について、正しい組合せを一つ選べ。

	＜配合成分＞		＜配合目的としての作用＞
a	ジブカイン塩酸塩	―	齲蝕（むし歯）で露出した歯髄の知覚神経の伝達を遮断して痛みを鎮める。
b	カルバゾクロム	―	歯肉炎、歯周炎（歯槽膿漏）の症状である口臭を抑える。
c	オイゲノール	―	齲蝕（むし歯）部分での細菌の繁殖を抑える。
d	銅クロロフィリンナトリウム	―	炎症を起こした歯周組織の修復を促す。

	a	b	c	d
1	誤	正	正	誤
2	正	誤	正	正
3	正	正	正	正
4	正	誤	正	誤
5	誤	正	誤	正

【2023年　関西広域連合（滋賀県、京都府、大阪府、兵庫県、和歌山県、徳島県）・福井県】

乗物酔い防止薬の配合成分に関する記述の正誤について、正しい組合せを一つ選べ。

a ジプロフィリンは、不安や緊張などの心理的な要因を和らげることにより乗物酔いの発現を抑える。

b メクリジン塩酸塩は、胃粘膜への麻酔作用によって嘔吐刺激を和らげる。

c スコポラミン臭化水素酸塩水和物は、肝臓で速やかに代謝されるため、抗ヒスタミン成分と比べて作用の持続時間は短い。

d ジフェニドール塩酸塩は、内耳にある前庭と脳を結ぶ神経（前庭神経）の調節作用のほか、内耳への血流を改善する作用を示す。

	a	b	c	d
1	正	正	誤	誤
2	誤	正	正	誤
3	誤	誤	正	正
4	誤	誤	誤	正
5	正	誤	誤	誤

【2023年　関西広域連合（滋賀県、京都府、大阪府、兵庫県、和歌山県、徳島県）・福井県】

解説

a 正 問題文の通り。

b 誤 カルバゾクロムは、炎症を起こした歯周組織からの出血を抑える作用を期待して用いられる。設問は、銅クロロフィリンナトリウムの記述である。

c 正 問題文の通り。

d 正 問題文の通り。銅クロロフィリンナトリウムは、炎症を起こした歯周組織の修復を促す作用のほか、歯肉炎に伴う口臭を抑える効果も期待して、配合されている。

解答 　2

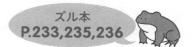

ズル本
P.233,235,236

解説

a 誤 ジプロフィリンは、脳に軽い興奮を起こさせて平衡感覚の混乱によるめまいを軽減させる。設問は、ブロモバレリル尿素、アリルイソプロピルアセチル尿素の記述である。

b 誤 メクリジン塩酸塩は、抗ヒスタミン成分であり、延髄にある嘔吐中枢への刺激や内耳の前庭における自律神経反射を抑える作用を示す。また、抗ヒスタミン成分は抗コリン作用を示すものが多いが、抗コリン作用も乗物酔いによるめまい、吐きけ等の防止・緩和に寄与すると考えられている。設問は、アミノ安息香酸エチル等の局所麻酔成分の記述である。

c 正 問題文の通り。

d 正 問題文の通り。

解答 　3

ズル本
P.125,130,151

次の記述は、登録販売者と禁煙補助剤（咀嚼剤）の購入者との会話である。
購入者からの相談に対する登録販売者の説明について、適切なものの組合せを一つ選べ。

<購入者>　　　　　　　　　　　　<登録販売者>

a　ニコチン離脱症状とは
　　どのような症状ですか。
　　　― 血中のニコチン濃度の低下によって、イラ
　　　　イラしたり、集中できなくなったり、落ち
　　　　着かない等の症状がでます。

b　ニコチン置換療法とは
　　どのようなものですか。
　　　― 喫煙を継続しながら徐々に本剤に変更して
　　　　いく方法です。離脱症状の軽減を図りなが
　　　　ら徐々に摂取量を減らし、最終的にニコチ
　　　　ン摂取をゼロにします。

c　本剤を使用する場合、
　　食べ物や飲み物で気を
　　つけることはありますか。
　　　― 口の中が酸性になるとニコチンの吸収が増
　　　　加するので、口腔内を酸性にするコーヒー
　　　　や炭酸飲料などを飲んだ後はしばらく使用
　　　　を避ける必要があります。

d　高血圧の薬を飲んで
　　いるのですが、本剤を
　　使用しても大丈夫ですか。
　　　― 使用している治療薬の効果に影響を生じた
　　　　り、症状を悪化させる可能性があるため、
　　　　使用の適否については主治医と相談してく
　　　　ださい。

1（a、b）　**2**（a、d）　**3**（b、c）　**4**（b、d）　**5**（c、d）

【2023年　関西広域連合（滋賀県、京都府、大阪府、兵庫県、和歌山県、徳島県）・福井県】

尿糖・尿タンパク検査薬に関する記述の正誤について、正しい組合せを一つ選べ。

a　通常、尿は弱アルカリ性であるが、食事その他の影響で中性〜弱酸性に傾く
　　と、正確な検査結果が得られなくなることがある。

b　尿タンパク検査の場合、中間尿ではなく出始めの尿を採取して検査すること
　　が望ましい。

c　尿タンパク検査の場合、原則として早朝尿（起床直後の尿）を検体とし、激
　　しい運動の直後は避ける必要がある。

d　尿糖検査の結果に異常がある場合、その要因は、腎炎やネフローゼ、尿路感
　　染症、尿路結石等がある。

	a	b	c	d			a	b	c	d
1	正	誤	正	誤		**4**	正	正	誤	誤
2	正	誤	誤	正		**5**	誤	誤	誤	正
3	誤	誤	正	誤						

【2023年　関西広域連合（滋賀県、京都府、大阪府、兵庫県、和歌山県、徳島県）・福井県】

解説

a　正　適切な登録販売者の説明である。

b　誤　ニコチン置換療法は、ニコチンの摂取方法を［喫煙以外に換えて］離脱症状の軽減を図りながら徐々に摂取量を減らし、最終的にニコチン摂取をゼロにする方法である。

c　誤　口腔内が酸性になるとニコチンの吸収が［低下］するため、コーヒーや炭酸飲料など口腔内を酸性にする食品を摂取した後しばらくは使用を避けることとされている。

d　正　適切な登録販売者の説明である。

解答　2

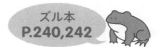

ズル本
P.240,242

解説

a　誤　通常、尿は［弱酸性］であるが、食事その他の影響で［中性～弱アルカリ性］に傾くと、正確な検査結果が得られなくなることがある。

b　誤　採尿の仕方について、検査内容を問わず、出始めの尿では、尿道や外陰部等に付着した細菌や分泌物が混入することがあるため、［中間尿を採取］して検査することが望ましい。

c　正　問題文の通り。

d　誤　尿糖検査の結果に異常がある場合、その要因は、一般に高血糖と結びつけて捉えられることが多い。設問は、尿蛋白検査の結果に異常がある場合の記述である。

解答　3

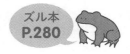

ズル本
P.280

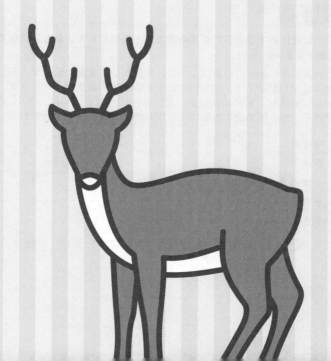

咳止めや痰を出しやすくする目的で用いられる漢方処方製剤及び生薬成分に関する記述の正誤について、正しい組合せを一つ選べ。

a 麻杏甘石湯は、体力中等度以上で、咳が出て、ときにのどが渇くものの咳、小児喘息、気管支喘息、気管支炎、感冒、痔の痛みに適すとされる。

b 半夏厚朴湯は、構成生薬としてカンゾウを含むため、摂取されるグリチルリチン酸の総量が継続して多くならないよう注意を促すことが重要である。

c キョウニンは、体内で分解されて生じた代謝物の一部が延髄の呼吸中枢、咳嗽中枢を興奮させる作用を示すとされる。

d 麦門冬湯は、体力中等度で、気分がふさいで、咽喉、食道部に異物感があり、かぜをひきやすく、ときに動悸、めまい、嘔気などを伴うものの小児喘息、気管支喘息、気管支炎、咳、不安神経症、虚弱体質に適すとされる。

　　a b c d
1　正 正 誤 誤
2　正 正 誤 正
3　正 誤 誤 誤
4　誤 誤 正 正
5　誤 誤 正 誤

【2022年　関西広域連合（滋賀県、京都府、大阪府、兵庫県、和歌山県、徳島県）・福井県】

以下の記述にあてはまるかぜ薬の漢方処方製剤として、最も適切なものを下から1つ選びなさい。

体力充実して、かぜのひきはじめで、寒気がして発熱、頭痛があり、咳が出て身体のふしぶしが痛く汗が出ていないものの感冒、鼻かぜ、気管支炎、鼻づまりに適すとされるが、胃腸の弱い人、発汗傾向の著しい人では、悪心、胃部不快感、発汗過多、全身脱力感等の副作用が現れやすい等、不向きとされる。

1　桂枝湯

2　麻黄湯

3　小柴胡湯

4　小青竜湯

5　半夏厚朴湯

【2021年　九州・沖縄（福岡県、佐賀県、大分県、長崎県、熊本県、宮崎県、鹿児島県、沖縄県）・三重県】

a　正　問題文の通り。

b　誤　半夏厚朴湯は、カンゾウは含まない。カンゾウは、グリチルリチン酸を含む生薬成分であり大量に摂取するとグリチルリチン酸の大量摂取につながり、偽アルドステロン症を起こすおそれがある。摂取されるグリチルリチン酸の総量が継続して多くならないよう注意されるべきである。

c　誤　キョウニンは、体内で分解されて生じた代謝物の一部が延髄の呼吸中枢、咳嗽中枢を［鎮静させる］作用を示すとされる。

d　誤　麦門冬湯は、体力中等度以下で、痰が切れにくく、ときに強く咳こみ、又は咽頭の乾燥感があるもののから咳、気管支炎、気管支喘息、咽頭炎、しわがれ声に適すとされる。設問は、柴朴湯の記述である。

解答　　3

ズル本
P.116,135,136,255,262

解説

麻黄湯の記述である。

●かぜ薬の漢方処方製剤のまとめ

漢方名	特徴（キーワード）
葛根湯	・感冒の初期 ・汗をかいていないもの
麻黄湯	身体のふしぶしが痛い
小柴胡湯	舌に白苔
柴胡桂枝湯	かぜの中期以降
小青竜湯	アレルギー性鼻炎＋うすい水様の痰

漢方名	特徴（キーワード）
桂枝湯	汗が出るもの
香蘇散	かぜ＋血の道症
半夏厚朴湯	のどのつかえ感
麦門冬湯	咽頭の乾燥感

解答　　2

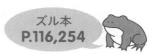

ズル本
P.116,254

出る順 第3位

次の記述にあてはまる漢方処方製剤として、最も適切なものはどれか。

体力に関わらず使用でき、排尿異常があり、ときに口が渇くものの排尿困難、排尿痛、残尿感、頻尿、むくみに適すとされる。

1　五積散

2　四物湯

3　黄連解毒湯

4　清上防風湯

5　猪苓湯

【2022年　関東・甲信越（茨城県、栃木県、群馬県、新潟県、山梨県、長野県）】

出る順 第4位

次の記述にあてはまる漢方処方製剤として、最も適切なものはどれか。【改変】

体力中等度以下で、ときに便が硬く塊状なものの便秘、便秘に伴う頭重、のぼせ、湿疹・皮膚炎、ふきでもの（にきび）、食欲不振（食欲減退）、腹部膨満、腸内異常醱酵、痔などの症状の緩和に適すとされるが、胃腸が弱く下痢しやすい人では、激しい腹痛を伴う下痢等の副作用が現れやすい等、不向きとされる。また、本剤を使用している間は、他の瀉下薬の使用を避ける必要がある。

1　苓桂朮甘湯

2　六君子湯

3　桔梗湯

4　麻子仁丸

【2021年　関東・甲信越（茨城県、栃木県、群馬県、新潟県、山梨県、長野県）】

猪苓湯は、体力に関わらず使用でき、排尿異常があり、ときに口が渇くものの排尿困難、排尿痛、残尿感、頻尿、むくみに適すとされる。

●泌尿器用薬の漢方処方製剤のまとめ

漢方名	特徴（キーワード）
牛車腎気丸 （ごしゃじんきがん）	四肢が冷えやすく尿量減少
八味地黄丸 （はちみじおうがん）	四肢が冷えやすく、尿量減少または多尿
六味丸 （ろくみがん）	手足のほてり
猪苓湯 （ちょれいとう）	排尿痛
竜胆瀉肝湯 （りゅうたんしゃかんとう）	尿の濁り＋こしけ（おりもの） 下痢に不向き

解答　　5

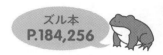

ズル本
P.184,256

漢方

麻子仁丸の記述である。

●腸の症状に用いる漢方処方製剤のまとめ

漢方名	特徴（キーワード）
桂枝加芍薬湯 （けいしかしゃくやくとう）	しぶり腹
大黄甘草湯 （だいおうかんぞうとう）	体力に関わらず＋便秘に伴う頭重
大黄牡丹皮湯 （だいおうぼたんぴとう）	便秘しがちなものの月経不順
麻子仁丸 （ましにんがん）	塊状なものの便秘＋便秘に伴う頭重

解答　　4

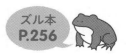

ズル本
P.256

生薬及び漢方処方製剤の副作用に関する記述の正誤について、正しい組み合わせはどれか。

a 加味逍遥散又は黄連解毒湯の長期服用で、まれに副作用として腸間膜静脈硬化症が起こることが知られている。

b かぜ薬の葛根湯、麻黄湯、小青竜湯には、構成生薬としてマオウが含まれており、その副作用によって心臓病、高血圧や甲状腺機能障害の診断を受けた人では、症状を悪化させるおそれがある。

c カンゾウは多くの漢方処方製剤に配合されており、また甘味料として一般食品等にも広く用いられるため、摂取されるグリチルリチン酸の総量が継続して多くならないよう注意が必要である。

d 小柴胡湯は、インターフェロン製剤で治療を受けている人では、間質性肺炎の副作用が現れるおそれが高まるため、使用を避ける必要がある。

```
     a b c d
1   誤 正 正 誤
2   正 誤 正 正
3   正 正 正 正
4   正 誤 正 誤
5   誤 正 誤 正
```

【2020年　関西広域連合（滋賀県、京都府、大阪府、兵庫県、和歌山県、徳島県）・福井県】

眠気を促す薬に関する次の記述の正誤について、正しい組み合わせはどれか。

a 抗ヒスタミン成分を主薬とする催眠鎮静薬は、睡眠改善薬として一時的な睡眠障害の緩和に用いられるものである。

b 小児及び若年者では、抗ヒスタミン成分により眠気とは反対の神経過敏や中枢興奮などが現れることがある。

c ブロモバレリル尿素は、脳の興奮を抑え、痛覚を鈍くする作用がある。

d 神経の興奮・緊張緩和を期待してホップが配合されている製品がある。

```
     a b c d
1   誤 正 誤 誤
2   正 正 正 誤
3   正 正 正 正
4   正 誤 誤 正
5   誤 誤 正 誤
```

【2019年　関東・甲信越（茨城県、栃木県、群馬県、新潟県、山梨県、長野県）】

解説

a　正　問題文の通り。腸管膜静脈硬化症は、生薬成分のサンシシを含む加味逍遥散、黄連解毒湯、辛夷清肺湯などで起こることが知られている。

b　正　問題文の通り。かぜ薬の葛根湯、麻黄湯、小青竜湯には、カンゾウとマオウが含まれる。

c　正　問題文の通り。

d　正　問題文の通り。インターフェロン製剤を使用している患者や慢性肝炎患者が小柴胡湯を使用することによる間質性肺炎の発症が報告されている。

●カンゾウ、マオウを含む漢方処方製剤

葛根湯 (かっこんとう)	葛根湯加川芎辛夷 (かっこんとうかせんきゅうしんい)	麻杏甘石湯 (まきょうかんせきとう)	
麻黄湯 (まおうとう)	小青竜湯 (しょうせいりゅうとう)	麻杏薏甘湯 (まきょうよくかんとう)	
神秘湯 (しんぴとう)	五積散 (ごしゃくさん)	薏苡仁湯 (よくいにんとう)	五虎湯 (ごことう)

解答　　3

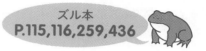

ズル本
P.115,116,259,436

解説

a　正　問題文の通り。

b　正　問題文の通り。

c　正　問題文の通り。

d　正　問題文の通り。神経の興奮・緊張緩和を期待して用いる生薬成分には、チョウトウコウ（釣藤鈎）、サンソウニン（酸棗仁）、カノコソウ、チャボトケイソウ、ホップがある。

生薬成分	科名	使用部位
チョウトウコウ	アカネ科	とげ
サンソウニン	クロウメモドキ科	種子
カノコソウ	オミナエシ科	根茎及び根 (こんけい)
チャボトケイソウ	トケイソウ科	茎及び葉
ホップ	アサ科	果穂 (かすい)

解答　　3

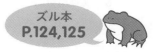

ズル本
P.124,125

かぜの症状緩和に用いられる漢方処方製剤に関する記述の正誤について、正しい組み合わせはどれか。

a 葛根湯は、体力中等度以上のものの感冒の初期（汗をかいていないもの）、鼻かぜ、肩こり、筋肉痛等に適すとされる。

b 麻黄湯は、胃腸の弱い人や発汗傾向の著しい人の鼻かぜ、気管支炎に適すとされる。

c 柴胡桂枝湯は、体力中等度又はやや虚弱で、多くは腹痛を伴い、ときに微熱・寒気・頭痛・吐きけなどのあるものの胃腸炎に適すとされ、副作用として膀胱炎様症状が現れることがある。

d 小青竜湯は、体力が充実して、粘性のある痰を伴う咳や鼻水が出るものの気管支喘息、鼻炎等に適すとされる。

```
     a b c d
```
1　正 誤 誤 正
2　正 正 誤 誤
3　誤 誤 誤 正
4　誤 正 正 正
5　正 誤 正 誤

【2022年　中国（鳥取県、島根県、岡山県、広島県、山口県）・四国（香川県、愛媛県、高知県）】

第1欄の記述は、カンゾウ、マオウ及びダイオウを含む漢方処方製剤に関するものである。該当する漢方処方製剤は第2欄のどれか。【改変】

第 1 欄
体力が充実して、腹部に皮下脂肪が多く、便秘がちなものの高血圧や肥満に伴う動悸・肩こり・のぼせ・むくみ・便秘、蓄膿症（副鼻腔炎）、湿疹・皮膚炎、ふきでもの（にきび）、肥満症に適すとされるが、体の虚弱な人（体力の衰えている人、体の弱い人）、胃腸が弱く下痢しやすい人、発汗傾向の著しい人では、激しい腹痛に伴う下痢等の副作用が現れやすい等、不向きとされる。

第 2 欄
1　十全大補湯
2　防風通聖散
3　大柴胡湯
4　清上防風湯
5　黄連解毒湯

【2021年　東海・北陸（富山県、石川県、岐阜県、静岡県、愛知県）】

a 正 問題文の通り。

b 誤 麻黄湯は、胃腸の弱い人、発汗傾向の著しい人では、悪心、胃部不快感、発汗過多、全身脱力感等の副作用が現れやすい等、不向きとされる。

c 正 問題文の通り。

d 誤 小青竜湯は、〔体力中等度又はやや虚弱〕で、〔うすい水様の痰〕を伴う咳や鼻水が出るものの気管支炎、気管支喘息、鼻炎、アレルギー性鼻炎、むくみ、感冒、花粉症に適すとされる。

解答　5

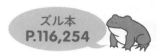
ズル本
P.116,254

防風通聖散の記述である。

●肥満その他の症状に用いる漢方処方製剤のまとめ

分類	漢方名	特徴（キーワード）
肥満	防已黄耆湯	水ぶとり
	防風通聖散	腹部に皮下脂肪
	大柴胡湯	常習便秘
他	黄連解毒湯	二日酔い、鼻出血
	清上防風湯	赤鼻（酒さ）、にきび

解答　2

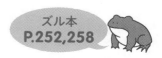
ズル本
P.252,258

次の記述にあてはまる漢方処方製剤として、最も適切なものはどれか。

体力中等度又はやや虚弱で冷えがあるものの胃腸炎、腰痛、神経痛、関節痛、月経痛、頭痛、更年期障害、感冒に適すとされるが、体の虚弱な人（体力の衰えている人、体の弱い人）、胃腸の弱い人、発汗傾向の著しい人では、不向きとされる。構成生薬としてマオウを含む。

1　加味逍遙散

2　柴胡桂枝乾姜湯

3　四物湯

4　五積散

5　当帰芍薬散

【2021年　首都圏（東京都、埼玉県、千葉県、神奈川県）】

咳止めや痰を出しやすくする目的で用いられる漢方処方製剤に関する記述のうち、正しいものの組み合わせはどれか。

a　半夏厚朴湯は、構成生薬としてカンゾウを含み、小児喘息、気管支喘息、気管支炎、咳、不安神経症に適すとされる。

b　麦門冬湯は、水様痰の多い人には不向きとされる。

c　柴朴湯は、まれに重篤な副作用として間質性肺炎、肝機能障害を生じることが知られている。

d　五虎湯は、構成生薬としてマオウを含まないため、心臓病、高血圧、糖尿病又は甲状腺機能障害の診断を受けた人の症状を悪化させるおそれはない。

1（a、c）　2（b、c）　3（b、d）　4（a、d）

【2020年　東海・北陸（富山県、石川県、岐阜県、静岡県、愛知県、三重県）】

五積散の記述である。

●婦人薬として月経、更年期障害などに用いる漢方処方製剤のまとめ

漢方名	特徴（キーワード）
温経湯 うんけいとう	月経困難＋こしけ（おりもの）
温清飲 うんせいいん	皮膚はかさかさ
加味逍遙散 かみしょうようさん	いらだち
桂枝茯苓丸 けいしぶくりょうがん	足冷え、打ち身
五積散 ごしゃくさん	胃腸炎＋感冒
柴胡桂枝乾姜湯 さいこけいしかんきょうとう	更年期障害＋かぜの後期
四物湯 しもつとう	産後あるいは流産後の疲労回復
桃核承気湯 とうかくじょうきとう	のぼせて便秘しがちなものの月経不順
当帰芍薬散 とうきしゃくやくさん	産前産後

解答　4

ズル本
P.191,257

a　誤　半夏厚朴湯は、構成生薬としてカンゾウを含まない。気分がふさいで、咽喉・食道部に異物感があり、ときに動悸、めまい、嘔気などを伴う不安神経症、神経性胃炎、つわり、咳、しわがれ声、のどのつかえ感に適すとされる。

b　正　問題文の通り。

c　正　問題文の通り。

d　誤　五虎湯は、構成生薬としてマオウを含むため、心臓病、高血圧、糖尿病又は甲状腺機能障害の診断を受けた人の症状を悪化させるおそれがある。そのため、使用上の注意では「相談すること」とされている。

解答　2

ズル本
P.136,254,255,259,445

次の記述にあてはまる漢方処方製剤として、**最も適切なものはどれか。【改変】**

体力中等度以下で、疲れやすくて、四肢が冷えやすく、尿量減少又は多尿でときに口渇があるものの下肢痛、腰痛、しびれ、高齢者のかすみ目、痒み、排尿困難、残尿感、夜間尿、頻尿、むくみ、高血圧に伴う随伴症状の改善（肩こり、頭重、耳鳴り）、軽い尿漏れに適すとされるが、胃腸の弱い人、下痢しやすい人では、食欲不振、胃部不快感、腹痛、下痢の副作用が現れるおそれがあるため使用を避ける必要があり、また、のぼせが強く赤ら顔で体力の充実している人では、のぼせ、動悸等の副作用が現れやすい等、不向きとされる。

1　牛車腎気丸　　　4　猪苓湯

2　八味地黄丸　　　5　竜胆瀉肝湯

3　六味丸

【2019年　首都圏（埼玉県、千葉県、東京都、神奈川県）】

次の記述は、婦人薬として用いられる漢方処方製剤に関するものである。**正しいものの組み合わせはどれか。**

a　加味逍遙散は、まれに重篤な副作用として、肝機能障害、腸間膜静脈硬化症を生じることが知られている。

b　桃核承気湯は、体力中等度以下で、冷え症、貧血気味、神経過敏で、動悸、息切れ、ときにねあせ、頭部の発汗、口の渇きがあるものの更年期障害、血の道症、不眠症、神経症、動悸、息切れ、かぜの後期の症状、気管支炎に適すとされる。

c　五積散は、体の虚弱な人（体力の衰えている人、体の弱い人）、胃腸の弱い人、発汗傾向の著しい人では、不向きとされる。

d　当帰芍薬散は、比較的体力があり、ときに下腹部痛、肩こり、頭重、めまい、のぼせて足冷えなどを訴えるものの、月経不順、月経異常、月経痛、更年期障害、血の道症、肩こり、めまい、頭重、打ち身（打撲症）、しもやけ、しみ、湿疹・皮膚炎、にきびに適すとされる。

1（a、b）　2（a、c）　3（b、d）　4（c、d）

【2023年　北海道・東北（青森県、岩手県、宮城県、秋田県、山形県、福島県）】

解説

八味地黄丸の記述である。

解答　　　2

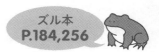
ズル本
P.184,256

解説

a　正　問題文の通り。

b　誤　桃核承気湯は、体力中等度以上で、のぼせて便秘しがちなものの月経不順、月経困難症、月経痛、月経時や産後の精神不安、腰痛、便秘、高血圧の随伴症状（頭痛、めまい、肩こり）、痔疾、打撲症に適すとされる。設問は、柴胡桂枝乾姜湯の記述である。

c　正　問題文の通り。

d　誤　当帰芍薬散は、体力虚弱で、冷え症で貧血の傾向があり疲労しやすく、ときに下腹部痛、頭重、めまい、肩こり、耳鳴り、動悸などを訴えるものの月経不順、月経異常、月経痛、更年期障害、産前産後あるいは流産による障害（貧血、疲労倦怠、めまい、むくみ）、めまい・立ちくらみ、頭重、肩こり、腰痛、足腰の冷え症、しもやけ、むくみ、しみ、耳鳴りに適すとされる。設問は、桂枝茯苓丸の記述である。

解答　　　2

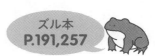
ズル本
P.191,257

生薬成分に関する記述の正誤について、正しい組み合わせはどれか。【改変】

a サンザシは、バラ科のサンザシ又はオオミサンザシの偽果をそのまま、又は縦切若しくは横切りしたものを基原とする生薬で、健胃、消化促進等の作用を期待して用いられる。

b カッコンは、マメ科のクズの周皮を除いた根を基原とする生薬で、解熱、鎮痙等の作用を期待して用いられる。

c ショウマは、セリ科の*Saposhnikovia divaricata* Schischkinの根及び根茎を基原とする生薬で、発汗、解熱、鎮痛、鎮痙等の作用を期待して用いられる。

d サイコは、セリ科のミシマサイコの根を基原とする生薬で、抗炎症、鎮痛等の作用を期待して用いられる。

```
   a b c d          a b c d
1  誤 正 正 誤     4  誤 正 誤 正
2  正 正 誤 正     5  正 誤 正 正
3  正 誤 正 誤
```

【2021年　東海・北陸（富山県、石川県、岐阜県、静岡県、愛知県）】

生薬成分に関する次の記述の正誤について、正しい組合せはどれか。

a アセンヤクは、アカネ科の*Uncaria gambir* Roxburghの葉及び若枝から得た水製乾燥エキスを基原とする生薬で、整腸作用を期待して配合されている場合がある。

b サンザシは、バラ科のヤマザクラ又はカスミザクラの樹皮を基原とする生薬で、鎮痛、抗菌等の作用を期待して用いられる。

c ソウハクヒは、クワ科のマグワの根皮を基原とする生薬で、尿路の殺菌消毒効果を期待して配合されている場合がある。

d ヨクイニンは、イネ科のハトムギの種皮を除いた種子を基原とする生薬で、肌荒れやいぼに用いられる。

```
   a b c d          a b c d
1  正 誤 正 誤     4  誤 正 正 誤
2  誤 誤 誤 正     5  正 誤 誤 正
3  正 正 誤 誤
```

【2022年　首都圏（東京都、埼玉県、千葉県、神奈川県）】

a 正 問題文の通り。

b 正 問題文の通り。

c 誤 ショウマは、キンポウゲ科の*Cimicifuga dahurica* Maximowicz、*Cimicifuga hera cleifolia* Komarov、*Cimicifuga foetida* Linné 又はサラシナショウマの根茎を基原とする生薬で、発汗、解熱、解毒、消炎等の作用を期待して用いられる。設問は、ボウフウの記述である。

d 正 問題文の通り。

● 代表的な生薬成分（カッコン・サイコ・ショウマ・サンザシ）のまとめ

生薬成分	科名	基原	特徴
カッコン（葛根）	マメ科	クズの周皮を除いた根	解熱、鎮痙等の作用を期待して用いられる
サイコ（柴胡）	セリ科	ミシマサイコの根	抗炎症、鎮痛等の作用を期待して用いられる
ショウマ（升麻）	キンポウゲ科	サラシナショウマ等の根茎	発汗、解熱、解毒、消炎等の作用を期待して用いられる
サンザシ（山査子）	バラ科	サンザシ又はオオミサンザシの偽果	健胃、消化促進等の作用を期待して用いられる

解答 2

ズル本
P.260,261,267

a 正 問題文の通り。

b 誤 サンザシはバラ科のサンザシ又はオオミサンザシの偽果をそのまま、又は縦切若しくは横切したものを基原とする生薬で、健胃、消化促進等の作用を期待して用いられる。オウヒはバラ科ヤマザクラ又はカスミザクラの樹皮を基原とする生薬で、去痰作用を期待して用いられる。

c 誤 ソウハクヒは、クワ科のマグワの根皮を基原とする生薬で［利尿作用］を期待して用いられる。ウワウルシは、尿路の殺菌消毒効果を期待して用いられる。

d 正 問題文の通り。

解答 5

ズル本
P.184,261,265,266,267

婦人薬として用いられる漢方処方製剤に関する記述のうち、正しいものの組み合わせはどれか。

a 加味逍遙散は、まれに重篤な副作用として、肝機能障害、腸間膜静脈硬化症を生じることがあり、構成生薬としてカンゾウを含む。

b 五積散は、発汗傾向の著しい人には不向きとされ、構成生薬としてマオウを含む。

c 桃核承気湯は、妊婦又は妊娠していると思われる女性、授乳婦における使用に関して留意する必要があり、構成生薬としてマオウを含む。

d 当帰芍薬散は、胃腸の弱い人には不向きとされ、構成生薬としてカンゾウを含む。

1（a、b） 2（a、c） 3（a、d） 4（b、c） 5（b、d）

【2019年 中国（鳥取県、島根県、岡山県、広島県、山口県）】

鎮咳去痰薬に配合される生薬成分及び漢方処方製剤に関する次の記述のうち、正しいものの組み合わせはどれか。

a セキサンは、ヒガンバナ科のヒガンバナ鱗茎を基原とする生薬で、去痰作用を期待して用いられる。

b キョウニンは、キキョウ科のキキョウの根を基原とする生薬で、痰又は痰を伴う咳に用いられる。

c 麦門冬湯は、体力中等度以下で、痰が切れにくく、ときに強く咳こみ、又は咽頭の乾燥感があるもののから咳、気管支炎、気管支喘息、咽頭炎、しわがれ声に適すとされるが、水様痰の多い人には不向きとされる。

d 半夏厚朴湯は、構成生薬としてカンゾウを含む。

1（a、b） 2（a、c） 3（a、d） 4（b、c） 5（c、d）

【2021年 首都圏（埼玉県、千葉県、東京都、神奈川県）】

a　正　問題文の通り。

b　正　問題文の通り。

c　誤　桃核承気湯は、妊婦又は妊娠していると思われる女性、授乳婦における使用に関して留意する必要があるが、構成生薬としてカンゾウ、ダイオウは含むものの、マオウは含まない。

d　誤　当帰芍薬散は、胃腸の弱い人には不向きとされるが、構成生薬としてカンゾウ、マオウ、ダイオウを含まない。

解答　　1

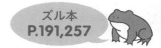
ズル本
P.191,257

漢方

a　正　問題文の通り。

b　誤　キョウニンは、バラ科のホンアンズ、アンズ等の種子を基原とする生薬で、体内で分解されて生じた代謝物の一部が延髄の呼吸中枢、咳嗽中枢を鎮静させる作用を示すとされる。設問は、キキョウの記述である。

c　正　問題文の通り。

d　誤　半夏厚朴湯は、構成生薬としてカンゾウを含まない。

●痰の切れを良くする生薬成分のまとめ

生薬成分	科名	基原	特徴
シャゼンソウ（車前草）	オオバコ科	オオバコの花期の全草	
オウヒ（桜皮）	バラ科	ヤマザクラ又はカスミザクラの樹皮	
キキョウ（桔梗）	キキョウ科	キキョウの根	痰又は痰を伴う咳に用いられる
セネガ	ヒメハギ科	セネガ又はヒロハセネガの根	糖尿病の検査値に影響を生じることがある
オンジ（遠志）	ヒメハギ科	イトヒメハギの根及び根皮	
セキサン（石蒜）	ヒガンバナ科	ヒガンバナ鱗茎	
バクモンドウ（麦門冬）	ユリ科	ジャノヒゲの根の膨大部	鎮咳、去痰、滋養強壮等の作用を期待して用いられる

解答　　2

ズル本
P.135,136,262,263

泌尿器用薬に関する次の記述の正誤について、正しい組み合わせを下欄から選びなさい。

a 日本薬局方収載のカゴソウは、煎薬として残尿感、排尿に際して不快感のあるものに用いられる。

b 牛車腎気丸は、胃腸が弱く下痢しやすい人、のぼせが強く赤ら顔で体力の充実している人では、胃部不快感、腹痛等の副作用が現れやすい等、不向きとされる。

c 竜胆瀉肝湯は、体力中等度以上で、下腹部に熱感や痛みがあるものの排尿痛、残尿感、尿の濁り等に適すとされ、胃腸が弱く下痢しやすい人に対しても使用できる。

d ウワウルシは、利尿作用はなく、経口的に摂取した後、尿中に排出される分解代謝物が抗菌作用を示し、尿路の殺菌消毒効果を期待して用いられる。

下欄

	a	b	c	d
1	正	誤	正	正
2	正	正	誤	誤
3	誤	正	正	正
4	誤	誤	正	誤
5	誤	正	誤	誤

【2019年　四国（高知県、香川県、愛媛県）】

泌尿器用薬及びその配合成分に関する以下の記述の正誤について、正しい組み合わせはどれか。

a 日本薬局方収載のカゴソウは、煎薬として残尿感、排尿に際して不快感のあるものに用いられる。

b サンキライは、アケビ科のアケビ又はミツバアケビの蔓性の茎を、通例、横切りしたものを基原とする生薬である。

c 竜胆瀉肝湯は、体力中等度以上で、下腹部に熱感や痛みがあるものの排尿痛、残尿感、尿の濁り、こしけ（おりもの）、頻尿に適すとされる。

d 猪苓湯は、体力に関わらず使用でき、排尿異常があり、ときに口が渇くものの排尿困難、排尿痛、残尿感、頻尿、むくみに適すとされる。

	a	b	c	d			a	b	c	d
1	誤	正	正	誤		4	誤	誤	誤	正
2	正	正	誤	正		5	正	誤	正	正
3	正	誤	正	誤						

【2023年　北海道・東北（青森県、岩手県、宮城県、秋田県、山形県、福島県）】

a 正 問題文の通り。

b 正 問題文の通り。

c 誤 竜胆瀉肝湯は、体力中等度以上で、下腹部に熱感や痛みがあるものの排尿痛、残尿感、尿の濁り等に適すとされるが、胃腸が弱く下痢しやすい人に対しては不向きとされる。

d 誤 ウワウルシは、利尿作用のほかに、経口的に摂取した後、尿中に排出される分解代謝物が抗菌作用を示し、尿路の殺菌消毒効果を期待して用いられる。

●利尿作用のある主な生薬成分のまとめ

分類		生薬成分	科名	基原	特徴
毒成分	尿路消	ウワウルシ	ツツジ科	クマコケモモの葉	利尿作用のほかに、尿路の殺菌消毒効果を期待して用いられる
利尿成分（尿量増加）		カゴソウ（夏枯草）	シソ科	ウツボグサの花穂	残尿感、排尿に際して不快感のあるものに用いられる
		サンキライ（山帰来）	ユリ科	*Smilax glabra* Roxburghの塊茎	
		ソウハクヒ（桑白皮）	クワ科	マグワの根皮	
		モクツウ（木通）	アケビ科	アケビ又はミツバアケビの蔓性の茎	
		ブクリョウ（茯苓）	サルノコシカケ科	マツホドの菌核	

解答　2

ズル本
P.184,256,265

a 正 問題文の通り。

b 誤 サンキライは、ユリ科の*Smilax glabra* Roxburghの塊茎を基原とする生薬である。設問は、モクツウの記述である。

c 正 問題文の通り。

d 正 問題文の通り。

解答　5

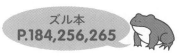

ズル本
P.184,256,265

漢方

強心薬及びその配合成分等に関する次の記述の正誤について、正しい組合せはどれか。

a センソ及びロクジョウは、心筋に直接刺激を与え、その収縮力を高める作用（強心作用）を期待して用いられる。

b ゴオウは、ウシ科のウシの胆嚢中に生じた結石を基原とする生薬で、強心作用のほか、末梢血管の拡張による血圧降下、興奮を静める等の作用があるとされる。

c シンジュは、ウグイスガイ科のアコヤガイ等の外套膜組成中に病的に形成された顆粒状物質を基原とする生薬で、鎮静作用等を期待して用いられる。

d 苓桂朮甘湯は、強心作用と尿量増加（利尿）作用が期待される生薬が含まれており、水毒（漢方の考え方で、体の水分が停滞したり偏在して、その循環が悪いことを意味する。）の排出を促す。

	a b c d			a b c d
1	正 正 正 正		4	誤 正 誤 正
2	正 正 正 誤		5	正 誤 誤 誤
3	誤 誤 正 正			

【2023年 首都圏（東京都、埼玉県、千葉県、神奈川県）】

生薬成分に関する以下の記述の正誤について、正しい組み合わせはどれか。

a サンザシは、鎮痛、抗菌の作用を期待して用いられる。

b ブクリョウは、解熱、鎮痙の作用を期待して用いられる。

c ブシは、心筋の収縮力を高めて血液循環を改善する作用を期待して用いられる。

d サイコは、抗炎症、鎮痛の作用を期待して用いられる。

	a b c d
1	正 正 誤 正
2	正 誤 正 誤
3	誤 正 正 誤
4	誤 誤 正 正
5	誤 正 誤 誤

【2022年 北海道・東北（青森県、岩手県、宮城県、秋田県、山形県、福島県）】

a　正　問題文の通り。

b　正　問題文の通り。

c　正　問題文の通り。

d　誤　苓桂朮甘湯は、強心作用が期待される生薬は含まれず、主に利尿作用により、
　　　　水毒（漢方の考え方で、体の水分が停滞したり偏在して、その循環が悪いこと
　　　　を意味する。）の排出を促す。

●強心作用のある主な生薬成分

生薬名	科名	主な用途・効能効果	その他の特徴
ロクジョウ（鹿茸）	シカ科	強心、強壮、血行促進	
センソ	ヒキ ガエル科	強心	・噛まずに服用 ・1日5mgを超えて含有する医薬品は劇薬に指定
ゴオウ（牛黄）	ウシ科	強心、血圧降下 興奮を鎮める	

解答　　2

ズル本
P.159,160,264,265

漢
方

解説

a　誤　サンザシは、［健胃、消化促進等］の作用を期待して用いられる。設問は、レ
　　　　ンギョウの記述である。

b　誤　ブクリョウは、［利尿、健胃、鎮静等］の作用を期待して用いられる。設問は、
　　　　カッコンの記述である。

c　正　問題文の通り。

d　正　問題文の通り。

●代表的な生薬成分（ブシ・カッコン・ブクリョウ・レンギョウ）のまとめ

生薬成分	科名	基原	特徴
ブシ（附子）	キンポウゲ科	ハナトリカブト又はオクトリカブトの塊根を減毒加工して製したもの	心筋の収縮力を高めて血液循環を改善する →利尿作用、鎮痛作用を示す
カッコン（葛根）	マメ科	クズの周皮を除いた根	解熱、鎮痙等の作用を期待して用いられる
ブクリョウ（茯苓）	サルノコシカケ科	マツホドの菌核	利尿、健胃、鎮静等の作用を期待して用いられる
レンギョウ（連翹）	モクセイ科	レンギョウの果実	鎮痛、抗菌等の作用を期待して用いられる

解答　　4

ズル本
P.260,261,267

胃腸の不調を改善する目的で用いられる漢方処方製剤に関する記述の正誤について、正しい組み合わせはどれか。【改変】

a 六君子湯は、体力中等度以下で、胃腸が弱く、食欲がなく、みぞおちがつかえ、疲れやすく、貧血性で手足が冷えやすいものの食欲不振、胃痛などに適している。

b 人参湯は、体力中等度以上で、胃がもたれて消化が悪く、ときに吐きけ、食後に腹が鳴って下痢の傾向のある人における食べすぎによる胃のもたれ、消化不良に適している。

c 桂枝加芍薬湯は、体力中等度以下で腹部膨満感のあるもののしぶり腹、下痢、便秘に適している。

d 麻子仁丸は体力中等度以下で、ときに便が硬く塊状なものの便秘に適している。

	a	b	c	d
1	誤	正	正	誤
2	正	誤	正	正
3	誤	正	誤	正
4	正	誤	正	誤
5	正	正	誤	正

【2019年　福井県】

次の記述にあてはまる漢方処方製剤として、最も適切なものを一つ選べ。

比較的体力があり、ときに下腹部痛、肩こり、頭重、めまい、のぼせて足冷えなどを訴えるものの、月経不順、月経異常、月経痛、更年期障害、血の道症、肩こり、めまい、頭重、打ち身、しもやけ、しみ、湿疹・皮膚炎、にきびに適すとされる。

1 桂枝茯苓丸

2 温清飲

3 桃核承気湯

4 当帰芍薬散

5 四物湯

【2023年　関西広域連合（滋賀県、京都府、大阪府、兵庫県、和歌山県、徳島県）・福井県】

a 正 問題文の通り。

b 誤 人参湯は、体力虚弱で、疲れやすくて手足などが冷えやすいものの胃腸虚弱、
下痢、嘔吐、胃痛、腹痛、急・慢性胃炎に適すとされる。

c 正 問題文の通り。

d 正 問題文の通り。

●胃腸の不調を改善する目的の漢方処方製剤のまとめ

分類	漢方名	特徴（キーワード）	体力
胃	平胃散	食べすぎによる胃のもたれ	体力中等度以上
	安中散	腹部は力がなくて	体力中等度以下
	六君子湯	みぞおちがつかえ	体力中等度以下
	人参湯	手足などが冷えやすいものの胃腸虚弱	体力虚弱
腸	大黄甘草湯	体力に関わらず+便秘に伴う頭重	体力に関わらず
	大黄牡丹皮湯	便秘しがちなものの月経不順	体力中等度以上
	桂枝加芍薬湯	しぶり腹	体力中等度以下
	麻子仁丸	塊状なものの便秘+便秘に伴う頭重	体力中等度以下

解答 2

ズル本
P.145,150,256

解説

桂枝茯苓丸は、比較的体力があり、ときに下腹部痛、肩こり、頭重、めまい、のぼせて
足冷えなどを訴えるものの、月経不順、月経異常、月経痛、更年期障害、血の道症、肩
こり、めまい、頭重、打ち身（打撲症）、しもやけ、しみ、湿疹・皮膚炎、にきびに適
すとされる。

解答 1

ズル本
P.191,257

咳止め・痰を出しやすくする目的で用いられる漢方処方製剤に関する記述の正誤について、正しい組み合わせはどれか。

a 甘草湯は、激しい咳、口内炎等に用いられるほか、外用として痔・脱肛の痛みにも用いられる。

b 五虎湯は、構成生薬にマオウを含まないため、心臓病、高血圧、糖尿病等の基礎疾患を有する者でも使用することができる。

c 半夏厚朴湯は、咽喉・食道部に異物感があり、ときに動悸、めまいなどを伴う不安神経症、神経性胃炎、咳等に適すとされる。

d 麦門冬湯は、体力中等度以下で、痰が切れにくく、ときに強く咳こみ、又は咽頭の乾燥感があるものの気管支炎、咽頭炎等に適すとされる。

```
     a b c d
1    誤 正 誤 正
2    正 正 誤 誤
3    正 誤 誤 正
4    正 誤 正 正
5    誤 誤 正 誤
```

【2022年　中国（鳥取県、島根県、岡山県、広島県、山口県）・四国（香川県、愛媛県、高知県）】

腸の不調を改善する目的で用いられる漢方処方製剤に関する次の記述について、正しいものの組み合わせを下欄から選びなさい。【改変】

a 桂枝加芍薬湯は、体力中等度以下で腹部膨満感のあるもののしぶり腹、腹痛、下痢、便秘に適する。

b 麻子仁丸は、体力中等度以上で、下腹部痛があって、便秘しがちなものの月経不順、月経困難、月経痛、便秘、痔疾に適する。

c 大黄牡丹皮湯は、体力中等度以下で、ときに便が硬く塊状なものの便秘、便秘に伴う頭重、のぼせ、湿疹・皮膚炎、ふきでもの（にきび）、食欲不振（食欲減退）、腹部膨満、腸内異常醗酵、痔などの症状の緩和に適する。

d 大黄甘草湯に含まれるダイオウは、吸収された成分の一部が乳汁中に移行することが知られているため、母乳を与える女性では使用を避けるか、又は使用期間中の授乳を避けることとされている。

下欄

1 （a、c）　2 （a、d）　3 （b、c）　4 （b、d）

【2019年　四国（高知県、香川県、愛媛県）】

解説

a　正　問題文の通り。

b　誤　五虎湯は構成生薬としてマオウを［含む］。マオウは、気管支に対する作用のほか、交感神経系への刺激作用によって、心臓血管系や、肝臓でのエネルギー代謝等にも影響が生じることが考えられる。心臓病、高血圧、糖尿病又は甲状腺機能亢進症の診断を受けた人では、症状を悪化させるおそれがあり、使用する前にその適否につき、治療を行っている医師又は処方薬の調剤を行った薬剤師に相談がなされるべきである。

c　正　問題文の通り。

d　正　問題文の通り。

● 咳止めや痰を出しやすくする目的の漢方処方製剤のまとめ

漢方名	特徴（キーワード）	漢方名	特徴（キーワード）
甘草湯 かんぞうとう	外用では痔・脱肛の痛み	五虎湯 ごことう	咳が強くでるものの咳
半夏厚朴湯 はんげこうぼくとう	のどのつかえ感	麻杏甘石湯 まきょうかんせきとう	のどが渇くものの咳
柴朴湯 さいぼくとう	咽喉・食道部の異物感＋のどのつかえの記載なし	神秘湯 しんぴとう	痰が少ないものの小児喘息
麦門冬湯 ばくもんどうとう	咽頭の乾燥感		

解答　4

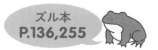

ズル本
P.136,255

解説

a　正　問題文の通り。

b　誤　麻子仁丸は、体力中等度以下で、ときに便が硬く塊状なものの便秘、便秘に伴う頭重、のぼせ、湿疹・皮膚炎、ふきでもの（にきび）、食欲不振（食欲減退）、腹部膨満、腸内異常醗酵、痔などの症状の緩和に適す。設問は、大黄牡丹皮湯の記述である。

c　誤　大黄牡丹皮湯は、体力中等度以上で、下腹部痛があって、便秘しがちなものの月経不順、月経困難、月経痛、便秘、痔疾に適す。

d　正　問題文の通り。

解答　2

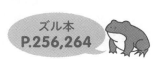

ズル本
P.256,264

内服アレルギー用薬の漢方処方製剤に関する記述のうち、正しいものの組み合わせはどれか。

a 茵蔯蒿湯や辛夷清肺湯は、いずれも構成生薬としてカンゾウを含む。

b 十味敗毒湯は化膿性皮膚疾患・急性皮膚疾患の初期に適すとされる。

c 葛根湯加川芎辛夷の構成生薬であるマオウは、中枢神経系に対する作用が比較的強いとされ、依存性がある成分である。

d 体力中等度以上の人に適応される処方として、皮膚の症状を主とする人には辛夷清肺湯が、鼻の症状を主とする人には消風散がある。

1 （a、c） 2 （a、d） 3 （b、c） 4 （b、d） 5 （c、d）

【2022年 中国（鳥取県、島根県、岡山県、広島県、山口県）・四国（香川県、愛媛県、高知県）】

第1欄の記述は、健胃薬に配合されることがある生薬成分に関するものである。該当する生薬成分は第2欄のどれか。【改変】

第1欄
クマ科のUrsus arctos Linné又はその他近縁動物の胆汁を乾燥したものを基原とする生薬で、苦味による健胃作用を期待して用いられるほか、消化補助成分として配合される場合もある。

第2欄

1 リュウタン 4 ゴオウ

2 ユウタン 5 ケイヒ

3 レイヨウカク

【2019年 東海・北陸（富山県、石川県、岐阜県、静岡県、愛知県、三重県）】

a 誤　茵蔯蒿湯や辛夷清肺湯は、いずれも構成生薬としてカンゾウを［含まない］。

b 正　問題文の通り。

c 正　問題文の通り。

d 誤　体力中等度以上の人に適応される処方として、皮膚の症状を主とする人には［消風散］が、鼻の症状を主とする人には［辛夷清肺湯］がある。

●アレルギーに用いられる漢方処方製剤のまとめ

分類	漢方名	特徴（キーワード）	体力
皮膚	茵蔯蒿湯 （いんちんこうとう）	便秘するものの蕁麻疹＋口内炎	体力中等度以上
	消風散 （しょうふうさん）	皮膚疾患＋分泌物が多く＋局所の熱感	体力中等度以上
	十味敗毒湯 （じゅうみはいどくとう）	化膿性皮膚疾患	体力中等度
	当帰飲子 （とうきいんし）	分泌物の少ない	体力中等度以下
鼻	葛根湯加川芎辛夷 （かっこんとうかせんきゅうしんい）	鼻づまり、蓄膿症（副鼻腔炎） 発汗傾向の著しい人に不向き	比較的体力あり
	荊芥連翹湯 （けいがいれんぎょうとう）	皮膚の色が浅黒く	体力中等度以上
	辛夷清肺湯 （しんいせいはいとう）	濃い鼻汁	体力中等度以上
	小青竜湯 （しょうせいりゅうとう）	アレルギー性鼻炎＋うすい水様の痰	中等度またはやや虚弱

解答　　3

ズル本
P.200,257

ユウタン（熊胆）は、クマ科のUrsus arctos Linné又はその他近縁動物の胆汁を乾燥したものを基原とする生薬である。

●健胃成分として用いられる主な生薬成分のまとめ

味覚や嗅覚を刺激して反射的な唾液や胃液の分泌を促すことにより、弱った胃の働きを高める

生薬成分	科名	生薬成分	科名
オウレン（黄連）	キンポウゲ科	リュウタン（竜胆）	リンドウ科
オウバク（黄柏）	ミカン科	ユウタン（熊胆）	クマ科
センブリ（千振）	リンドウ科	ケイヒ（桂皮）	クスノキ科
ゲンチアナ	リンドウ科		

解答　　2

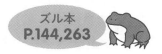
ズル本
P.144,263

強心薬及びその配合成分に関する次の記述の正誤について、正しい組合せはどれか。

a ロクジョウは、シカ科のジャコウジカの雄の麝香腺分泌物を基原とする生薬で、強心作用のほか、呼吸中枢を刺激して呼吸機能を高めたり、意識をはっきりさせる等の作用があるとされる。

b シンジュは、ウグイスガイ科のアコヤガイ、シンジュガイ又はクロチョウガイ等の外套膜組成中に病的に形成された顆粒状物質を基原とする生薬で、鎮静作用等を期待して用いられる。

c センソは、ヒキガエル科のアジアヒキガエル等の耳腺の分泌物を集めたものを基原とする生薬で、有効域が比較的狭く、一般用医薬品では1日用量が5mg以下となるよう用法・用量が定められており、それに従って適正に使用される必要がある。

d リュウノウは、中枢神経系の刺激作用による気つけの効果を期待して用いられる。

```
    a b c d
1   正 正 正 正
2   正 誤 正 誤
3   正 誤 誤 正
4   誤 正 誤 誤
5   誤 正 正 正
```

【2022年 首都圏（東京都、埼玉県、千葉県、神奈川県）】

滋養強壮保健薬の配合成分及び生薬成分に関する記述の正誤について、正しい組合せを一つ選べ。

a ヘスペリジンは、ビタミン様物質のひとつで、骨格筋に溜まった乳酸の分解を促す等の働きを期待して、滋養強壮保健薬に配合されている場合がある。

b ハンピは、強壮、血行促進、性機能の亢進等の作用を期待して用いられる。

c グルクロノラクトンは、肝臓の働きを助け、肝血流を促進する働きがあるとされる。

d アミノエチルスルホン酸（タウリン）は、筋肉にのみ存在し、細胞の機能が正常に働くために重要な物質である。

```
    a b c d          a b c d
1   正 誤 正 誤    4   正 正 誤 誤
2   誤 正 正 誤    5   正 誤 誤 正
3   誤 誤 正 正
```

【2022年 関西広域連合（滋賀県、京都府、大阪府、兵庫県、和歌山県、徳島県）・福井県】

a　誤　ロクジョウは、シカ科の*Cervus nippon* Temminck、*Cervus elaphus* Linné、
　　　Cervus canadensis Erxleben又はその他同属動物の雄鹿の角化していない幼角
　　　を基原とする生薬で、強心作用の他、強壮、血行促進等の作用があるとされる。
　　　設問は、ジャコウの記述である。

b　正　問題文の通り。

c　正　問題文の通り。

d　正　問題文の通り。

● 強心目的で用いられる生薬成分（センソ、ロクジョウ、リュウノウ、シンジュ）のまとめ

分類	生薬成分	科名	基原	特徴
強心薬（強心成分）	センソ（蟾酥）	ヒキガエル科	アジアヒキガエル等の耳腺の分泌物を集めたもの	・口中で噛み砕くと舌等が麻痺することがあるため、噛まずに服用することとされている ・有効域が比較的狭い →1日5mgを超えて含有する医薬品は劇薬に指定されている
	ロクジョウ（鹿茸）	シカ科	*Cervus nippon* Temminck、*Cervus elaphus* Linné、*Cervus canadensis* Erxleben又はその他同属動物の雄鹿の角化していない幼角	強心作用の他、強壮、血行促進等の作用があるとされる
強心薬以外の配合成分（強心成分）	リュウノウ（竜脳）	フタバガキ科	竜脳樹の樹脂を加工したもの	中枢神経系の刺激作用による気つけの効果を期待して用いられる
	シンジュ（真珠）	ウグイスガイ科	アコヤガイ、シンジュガイ又はクロチョウガイ等の外套膜組成中に病的に形成された顆粒状物質	鎮静作用等を期待して用いられる

解答　　5

ズル本
P.159,160,264,265

a　誤　ヘスペリジンはビタミン様物質のひとつで、ビタミンCの吸収を助ける等の作
　　　用があるとされ、滋養強壮保健薬のほか、かぜ薬等にも配合されている場合が
　　　ある。骨格筋に溜まった乳酸の分解を促す等の働きを期待して配合されている
　　　成分として、アスパラギン酸ナトリウムがある。

b　正　問題文の通り。

c　正　問題文の通り。

d　誤　アミノエチルスルホン酸（タウリン）は、筋肉や脳、心臓、目、神経等、［体
　　　のあらゆる部分］に存在し、細胞の機能が正常に働くために重要な物質である。

解答　　2

ズル本
P.248,249,266

痔の発症、痔疾用薬及びその配合成分に関する以下の記述のうち、正しいものの組み合わせを下から一つ選びなさい。

ア 直腸粘膜と皮膚の境目となる歯状線より上部の、直腸粘膜にできた痔核を内痔核と呼ぶ。直腸粘膜には知覚神経が通っていないため、自覚症状が少ないことが特徴である。

イ 局所麻酔成分は、皮膚や粘膜などの局所に適用されると、その周辺の知覚神経に作用して刺激の神経伝導を不可逆的に遮断する作用を示す。

ウ メチルエフェドリン塩酸塩が配合された坐剤及び注入軟膏は、交感神経系に対する刺激作用によって心臓血管系や肝臓でのエネルギー代謝等に影響を生じることが考えられ、心臓病、高血圧、糖尿病又は甲状腺機能障害の診断を受けた人では、症状を悪化させるおそれがある。

エ 芎帰膠艾湯は、体力中等度以下で冷え症で、出血傾向があり胃腸障害のないものの痔出血、貧血、月経異常・月経過多・不正出血、皮下出血に適すとされ、胃腸が弱く下痢しやすい人でも、胃部不快感、腹痛、下痢等の副作用が現れにくい。

1 （ア、イ）　2 （ア、ウ）　3 （イ、エ）　4 （ウ、エ）

【2023年　九州（福岡県、佐賀県、大分県、長崎県、熊本県、宮崎県、鹿児島県）・沖縄県】

口腔咽喉薬・うがい薬（含嗽薬）及びその配合成分に関する次の記述の正誤について、正しい組合せはどれか。

a ポビドンヨードが配合された含嗽薬では、まれにショック（アナフィラキシー）のような全身性の重篤な副作用を生じることがある。

b 駆風解毒散は体力に関わらず使用でき、喉が腫れて痛む扁桃炎、扁桃周囲炎に適すとされる。

c セチルピリジニウム塩化物は、喉の粘膜を刺激から保護する目的で配合される。

d アズレンスルホン酸ナトリウムは、炎症を生じた粘膜組織の修復を促す作用を期待して配合されている場合がある。

	a	b	c	d
1	正	正	正	正
2	誤	正	正	誤
3	正	正	誤	正
4	誤	誤	誤	正
5	正	誤	正	誤

【2023年　首都圏（東京都、埼玉県、千葉県、神奈川県）】

解説

ア 正　問題文の通り。

イ 誤　局所麻酔成分は、皮膚や粘膜などの局所に適用されると、その周辺の知覚神経に作用して刺激の神経伝導を［可逆的］に遮断する作用を示す。

ウ 正　問題文の通り。

エ 誤　芎帰膠艾湯は、体力中等度以下で冷え症で、出血傾向があり胃腸障害のないものの痔出血、貧血、月経異常・月経過多・不正出血、皮下出血に適すとされるが、胃腸が弱く下痢しやすい人では、胃部不快感、腹痛、下痢等の副作用が［現れやすい］等、不向きとされる。

解答　2

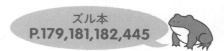
ズル本
P.179,181,182,445

解説

a 正　問題文の通り。

b 正　問題文の通り。

c 誤　セチルピリジニウム塩化物は、口腔内や喉に付着した細菌等の微生物を死滅させたり、その増殖を抑えることを目的として配合される。設問は、グリセリンの記述である。

d 正　問題文の通り。

●喉の痛みなどを鎮める目的の漢方処方製剤のまとめ

漢方名	特徴（キーワード）	体力
桔梗湯（ききょうとう）	ときに咳が出るものの扁桃炎	体力に関わらず
駆風解毒散、駆風解毒湯（くふうげどくさん、くふうげどくとう）	喉が腫れて痛む扁桃炎	体力に関わらず
白虎加人参湯（びゃっこかにんじんとう）	熱感と口渇が強いものの喉の渇き	体力中等度以上
響声破笛丸（きょうせいはてきがん）	しわがれ声	体力に関わらず

解答　3

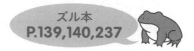
ズル本
P.139,140,237

第1欄の記述は、鎮痛の目的で用いられる漢方処方製剤に関するものである。該当する漢方処方製剤は第2欄のどれか。【改変】

第1欄
体力中等度で、痛みがあり、ときにしびれがあるものの関節痛、神経痛、腰痛、筋肉痛に適するとされるが、消化器系の副作用（食欲不振、胃部不快感等）が現れやすい等の理由で、胃腸が弱く下痢しやすい人には不向きとされる。

第2欄
1 香蘇散

2 柴胡加竜骨牡蛎湯

3 疎経活血湯

4 白虎加人参湯

5 麻杏甘石湯

【2021年 東海・北陸（富山県、石川県、岐阜県、静岡県、愛知県）】

心臓などの器官や血液に作用する薬及びその配合成分に関する記述の正誤について、正しい組み合わせはどれか。

a センソは、微量で強い強心作用（心筋に直接刺激を与え、その収縮力を高める作用）を示す生薬であり、通常用量において悪心（吐きけ）、嘔吐の副作用が現れることがある。

b 苓桂朮甘湯には、強心作用の期待されるカンゾウが含まれており、高血圧、心臓病、腎臓病の診断を受けた人でも安全に使用することができる。

c ゴオウは、強心作用のほか、呼吸中枢を刺激して呼吸機能を高めたり、意識をはっきりさせる等の作用があるとされる。

d リュウノウは、中枢神経系の刺激作用による気つけの効果を期待して、強心薬に配合されることがある。

	a	b	c	d			a	b	c	d
1	正	誤	誤	正		4	誤	正	誤	正
2	誤	正	誤	誤		5	誤	誤	正	誤
3	正	誤	正	誤						

【2022年 東海・北陸（富山県、石川県、岐阜県、静岡県、愛知県、三重県）】

解説

疎経活血湯は、体力中等度で、痛みがあり、ときにしびれがあるものの関節痛、神経痛、腰痛、筋肉痛に適すとされるが、消化器系の副作用（食欲不振、胃部不快感等）が現れやすい等の理由で、胃腸が弱く下痢しやすい人には不向きとされる。

● 鎮痛に用いられる漢方処方製剤のまとめ

漢方名	特徴（キーワード）
芍薬甘草湯	こむらがえり
桂枝加朮附湯、桂枝加苓朮附湯	手足が冷えてこわばり
薏苡仁湯	関節や筋肉のはれや痛み
麻杏薏甘湯	いぼ、手足のあれ
疎経活血湯	しびれがあるものの関節痛
当帰四逆加呉茱萸生姜湯	手足の冷えを感じ、下肢の冷え
釣藤散	慢性頭痛
呉茱萸湯	しゃっくり

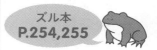

ズル本
P.254,255

解答　3

解説

a　正　問題文の通り。

b　誤　苓桂朮甘湯は、強心作用が期待される生薬は［含まれない］。構成生薬として
カンゾウを含み、高血圧、心臓病、腎臓病の診断を受けた人では、偽アルドス
テロン症を生じやすい。

c　誤　ゴオウは、強心作用のほか、［末梢血管の拡張による血圧降下、興奮を静める］
等の作用があるとされる。設問は、ジャコウの記述である。

d　正　問題文の通り。

● 苓桂朮甘湯における試験の頻出箇所には以下の3点がある。

①強心作用が期待される生薬は含まれない
②利尿作用が主眼
③構成生薬としてカンゾウを含む

解答　1

ズル本
P.159,160,264,265

内服アレルギー用薬に用いられる主な漢方処方製剤に関する以下の記述の正誤について、正しい組み合わせはどれか。【改変】

a　茵蔯蒿湯、十味敗毒湯、消風散、当帰飲子は皮膚の症状を主とする人に適すとされる。

b　葛根湯加川芎辛夷、小青竜湯、荊芥連翹湯、辛夷清肺湯は鼻の症状を主とする人に適すとされる。

c　荊芥連翹湯はまれに重篤な副作用として、肝機能障害、間質性肺炎が現れることが知られている。

d　葛根湯加川芎辛夷は、比較的体力があるものの鼻づまり、蓄膿症（副鼻腔炎）、慢性鼻炎に適すとされる。

```
     a b c d
1    正 正 正 誤
2    誤 誤 正 正
3    正 正 正 正
4    正 誤 誤 正
5    誤 正 誤 誤
```

【2019年　北海道・東北（北海道、青森県、岩手県、宮城県、秋田県、山形県、福島県）】

口内炎及び口内炎用薬に関する記述の正誤について、正しい組み合わせはどれか。

a　口内炎は、栄養摂取の偏りやストレスなどが要因となって生じる口腔粘膜の炎症であり、ウイルスによって生じることはない。

b　口内炎用薬は、口腔内を清浄にしてから使用することが重要であり、口腔咽喉薬や含嗽薬などを使用する場合には、十分な間隔を置くべきである。

c　アクリノールは、患部からの細菌感染を防止することを目的として用いられる。

d　茵蔯蒿湯は、体力中等度以上で口渇があり、尿量少なく、胃腸が弱く下痢しやすいものの蕁麻疹、口内炎、湿疹・皮膚炎、皮膚のかゆみに適すとされる。

```
     a b c d              a b c d
1    正 正 誤 正      4    誤 正 正 正
2    正 誤 誤 誤      5    誤 正 正 誤
3    誤 誤 誤 正
```

【2023年　中国（鳥取県、島根県、岡山県、広島県、山口県）・四国（香川県、愛媛県、高知県）】

a 正 問題文の通り。

b 正 問題文の通り。

c 正 問題文の通り。

d 正 問題文の通り。

●アレルギーに用いられる漢方処方製剤のまとめ

分類	漢方名	特徴（キーワード）	体力
皮膚	茵蔯蒿湯 （いんちんこうとう）	便秘するものの蕁麻疹＋口内炎	体力中等度以上
	消風散 （しょうふうさん）	皮膚疾患＋分泌物が多く＋局所の熱感	体力中等度以上
	十味敗毒湯 （じゅうみ はいどくとう）	化膿性皮膚疾患	体力中等度
	当帰飲子 （とう き いんし）	分泌物の少ない	体力中等度以下
鼻	葛根湯加川芎辛夷 （かっこんとうか せんきゅうしんい）	鼻づまり、蓄膿症（副鼻腔炎） 発汗傾向の著しい人に不向き	比較的体力あり
	荊芥連翹湯 （けいがいれんぎょうとう）	皮膚の色が浅黒く	体力中等度以上
	辛夷清肺湯 （しん い せいはいとう）	濃い鼻汁	体力中等度以上
	小青竜湯 （しょうせいりゅうとう）	アレルギー性鼻炎＋うすい水様の痰	中等度またはやや虚弱

解答　　3

ズル本
P.200,257

a 誤 口内炎は、栄養摂取の偏り、ストレスや睡眠不足、唾液分泌の低下、口腔内の不衛生などが要因となって生じることが多いが、疱疹ウイルスの口腔内感染による場合や、医薬品の副作用として口内炎を生じる場合もある。

b 正 問題文の通り。

c 正 問題文の通り。

d 誤 茵蔯蒿湯は、体力中等度以上で口渇があり、尿量少なく、[便秘] するものの蕁麻疹、口内炎、湿疹・皮膚炎、皮膚のかゆみに適すとされる。

解答　　5

ズル本
P.200,216,217,237,257,271

漢方

アレルギー（過敏反応）、内服アレルギー用薬（鼻炎用内服薬を含む。）及びその配合成分に関する次の記述のうち、正しいものの組み合わせはどれか。

a ジフェンヒドラミン塩酸塩は、吸収されたジフェンヒドラミンの一部が乳汁に移行して乳児に昏睡を生じるおそれがあるため、母乳を与える女性は使用を避けるか、使用する場合には授乳を避ける必要がある。

b アレルゲン（抗原）が皮膚や粘膜から体内に入り込むと、その物質を特異的に認識したヒスタミンによって脂肪細胞が刺激され、細胞間の刺激の伝達を担う生理活性物質である免疫グロブリン（抗体）が遊離する。

c 辛夷清肺湯は、体力中等度以上で、濃い鼻汁が出て、ときに熱感を伴うものの鼻づまり、慢性鼻炎、蓄膿症に適するとされている。

d ケイガイは、ハクモクレン等の蕾を基原とする生薬で、鎮静、鎮痛の作用を期待して用いられる。

1 （a、b）　2 （a、c）　3 （a、d）　4 （b、c）　5 （b、d）

【2019年　首都圏（埼玉県、千葉県、東京都、神奈川県）】

鎮咳去痰薬に配合される生薬成分に関する次の記述のうち、正しいものの組合せはどれか。

a ゴミシは、マツブサ科のチョウセンゴミシの果実を基原とする生薬で、鎮咳作用を期待して用いられる。

b キキョウは、ユリ科のジャノヒゲの根の膨大部を基原とする生薬で、鎮咳、去痰、滋養強壮等の作用を期待して用いられる。

c セキサンは、ヒガンバナ科のヒガンバナ鱗茎を基原とする生薬で、去痰作用を期待して用いられる。

d バクモンドウは、ヒメハギ科のイトヒメハギの根を基原とする生薬で、去痰作用を期待して用いられる。

1 （a、b）　2 （a、c）　3 （b、c）　4 （b、d）　5 （c、d）

【2023年　首都圏（東京都、埼玉県、千葉県、神奈川県）】

a　正　問題文の通り。

b　誤　アレルゲン（抗原）が皮膚や粘膜から体内に入り込むと、その物質を特異的に認識した免疫グロブリン（抗体）によって肥満細胞が刺激され、細胞間の刺激の伝達を担う生理活性物質であるヒスタミンが遊離する。

c　正　問題文の通り。

d　誤　ケイガイ（荊芥）は、シソ科のケイガイの花穂（かすい）を基原とする生薬で発汗、解熱、鎮痛等の作用を有するとされ、鼻閉への効果を期待して用いられる。ハクモクレン等の蕾を基原とする生薬で、鎮静、鎮痛の作用を期待して用いられるのはシンイ（辛夷）である。

●内服アレルギー用薬に配合される主な生薬成分のまとめ

生薬成分	科名	基原	特徴
シンイ（辛夷）	モクレン科	*Magnolia biondii* Pampanini、ハクモクレン、*Magnolia sprengeri* Pampanini、タムシバ又はコブシの蕾	鎮静、鎮痛の作用を期待して用いられる
サイシン（細辛）	ウマノスズクサ科	ウスバサイシン又はケイリンサイシンの根及び根茎	鎮痛、鎮咳、利尿等の作用を有するとされ、鼻閉への効果を期待して用いられる
ケイガイ（荊芥）	シソ科	ケイガイの花穂	発汗、解熱、鎮痛等の作用を有するとされ、鼻閉への効果を期待して用いられる

解答　　2

ズル本
P.195,198,200,257,265,447

a　正　問題文の通り。

b　誤　キキョウは、キキョウ科のキキョウの根を基原とする生薬で、痰又は痰を伴う咳に用いられる。設問は、バクモンドウの記述である。

c　正　問題文の通り。

d　誤　バクモンドウは、ユリ科のジャノヒゲの根の膨大部を基原とする生薬で、鎮咳、去痰、滋養強壮等の作用を期待して用いられる。設問は、オンジの記述である。

解答　　2

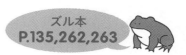

ズル本
P.135,262,263

次の記述にあてはまる漢方処方製剤として、最も適切なものはどれか。

体力中等度で、慢性に経過する頭痛、めまい、肩こりなどがあるものの慢性頭痛、神経症、高血圧の傾向のあるものに適すとされるが、消化器系の副作用（食欲不振、胃部不快感等）が現れやすい等の理由で、胃腸虚弱で冷え症の人には不向きとされる。

1　茵蔯蒿湯

2　麦門冬湯

3　当帰飲子

4　釣藤散

【2022年　関東・甲信越（茨城県、栃木県、群馬県、新潟県、山梨県、長野県）】

内服アレルギー用薬及びその配合成分に関する記述の正誤について、正しい組み合わせはどれか。

a　ジフェンヒドラミン塩酸塩は、母乳を与える女性は使用を避けるか、使用する場合には授乳を避ける必要がある。

b　メキタジンは、まれに重篤な副作用として血小板減少を生じることがある。

c　生薬成分であるサイシンは、鼻づまり（鼻閉）への効果を期待して用いられる。

d　プソイドエフェドリン塩酸塩は、高血圧の診断を受けた人では症状を悪化させるおそれがあるため、使用を避ける必要がある。

	a	b	c	d
1	正	正	正	誤
2	正	正	誤	正
3	正	誤	正	正
4	誤	正	正	正
5	正	正	正	正

【2023年　東海・北陸（富山県、石川県、岐阜県、静岡県、愛知県、三重県）】

解説

釣藤散は、体力中等度で、慢性に経過する頭痛、めまい、肩こりなどがあるものの慢性頭痛、神経症、高血圧の傾向のあるものに適すとされるが、消化器系の副作用（食欲不振、胃部不快感等）が現れやすい等の理由で、胃腸虚弱で冷え症の人には不向きとされる。

解答 4

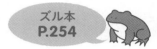
ズル本
P.254

解説

a　正　問題文の通り。

b　正　問題文の通り。

c　正　問題文の通り。

d　正　問題文の通り。

解答 5

ズル本
P.198,199,200,265,445,447

第1欄の記述は、循環器用薬の代表的な配合成分に関するものである。第1欄の記述に該当する配合成分として正しいものは第2欄のどれか。

第1欄
ビタミン様物質の一種で、高血圧等における毛細血管の補強、強化の効果を期待して用いられる。

第2欄
1 コウカ
2 ユビデカレノン
3 ヘプロニカート
4 イノシトールヘキサニコチネート
5 ルチン

【2019年　北海道・東北（北海道、青森県、岩手県、宮城県、秋田県、山形県、福島県）】

鎮咳去痰薬に配合される生薬成分に関する以下の記述の正誤について、正しい組み合わせはどれか。

a ナンテンジツは、知覚神経・末梢運動神経に作用して咳止めに効果があるとされる。

b セネガは、去痰作用を期待して用いられる。

c バクモンドウは、鎮咳、去痰、滋養強壮等の作用を期待して用いられる。

d オンジは、鎮咳作用を期待して用いられる。

　　a b c d
1 正 正 正 誤
2 誤 誤 正 正
3 誤 正 誤 正
4 正 誤 誤 正
5 誤 正 正 誤

【2022年　北海道・東北（青森県、岩手県、宮城県、秋田県、山形県、福島県）】

1 誤 コウカ（紅花）は、キク科のベニバナの管状花をそのまま又は黄色色素の大部分を除いたもので、ときに圧搾して板状としたものを基原とする生薬である。末梢の血行を促してうっ血を除く作用があるとされる。

2 誤 ユビデカレノンは、肝臓や心臓などの臓器に多く存在し、エネルギー代謝に関与する酵素の働きを助ける成分で、摂取された栄養素からエネルギーが産生される際にビタミンB群とともに働く。別名コエンザイムQ10とも呼ばれる。

3 誤 ヘプロニカートは、遊離したニコチン酸の働きによって末梢の血液循環を改善する作用を示すとされる。

4 誤 イノシトールヘキサニコチネートは、遊離したニコチン酸の働きによって末梢の血液循環を改善する作用を示すとされる。

5 正 問題文の通り。

解答　5

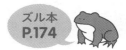
ズル本
P.174

a 正 問題文の通り。

b 正 問題文の通り。

c 正 問題文の通り。

d 誤 オンジは、［去痰］作用を期待して用いられる。

解答　1

ズル本
P.135,262,263

胃や腸の不調を改善する目的で用いられる漢方処方製剤に関する次の記述の正誤について、正しい組合せはどれか。

a　安中散は、体力中等度以下で、腹部は力がなくて、胃痛又は腹痛があって、ときに胸やけや、げっぷ、胃もたれ、食欲不振、吐きけ、嘔吐などを伴うものの神経性胃炎、慢性胃炎、胃腸虚弱に適するとされる。

b　大黄甘草湯は、体力に関わらず使用でき、便秘、便秘に伴う頭重、のぼせ、湿疹・皮膚炎、ふきでもの、食欲不振、腹部膨満、腸内異常発酵、痔などの症状の緩和に適すとされる。

c　構成生薬にダイオウを含む漢方処方製剤では、吸収された成分の一部が乳汁中に移行し、乳児に下痢を生じるおそれがあるため、母乳を与える女性では使用を避けるか、又は使用期間中の授乳を避ける必要がある。

d　六君子湯は、まれに重篤な副作用として、肝機能障害を生じることが知られている。

	a b c d		a b c d
1	正 正 正 正	4	正 正 正 誤
2	誤 誤 誤 正	5	正 誤 誤 誤
3	誤 誤 正 正		

【2023年　首都圏（東京都、埼玉県、千葉県、神奈川県）】

毛髪用薬の配合成分に関する記述の正誤について、正しい組み合わせはどれか。

a　カルプロニウム塩化物は、頭皮における抗菌、抗炎症作用を期待して用いられる。

b　エストラジオール安息香酸エステル配合の毛髪用薬は、局所的に作用するため、妊婦または妊娠していると思われる女性でも、医薬品の販売等に従事する専門家に相談することなく使用することができる。

c　カシュウは、頭皮における脂質代謝を高めて、余分な皮脂を取り除く作用を期待して用いられる。

d　チクセツニンジンは、頭皮の血行促進、抗炎症などの作用を期待して用いられる。

	a b c d		a b c d
1	正 正 誤 誤	4	誤 誤 誤 正
2	誤 正 正 誤	5	正 誤 誤 誤
3	誤 誤 正 正		

【2021年　関西広域連合（滋賀県、京都府、大阪府、兵庫県、和歌山県、徳島県）・福井県】

解説

a　正　問題文の通り。

b　正　問題文の通り。

c　正　問題文の通り。

d　正　問題文の通り。

解答　　1

ズル本
P.145,256,264,450

解説

a　誤　カルプロニウム塩化物は、頭皮の血管を拡張、毛根への血行を促すことによる発毛効果を期待して用いられる。

b　誤　エストラジオール安息香酸エステル配合の毛髪用薬は、頭皮における局所的な作用を目的とする医薬品であるが、女性ホルモン成分については、頭皮から吸収されて循環血流中に入る可能性を考慮し、妊婦又は妊娠していると思われる女性では使用を避けるべきである。

c　正　問題文の通り。

d　正　問題文の通り。

●毛髪用薬に配合される生薬成分のまとめ

成分	特　徴
カシュウ	・タデ科のツルドクダミの塊根を基原とする ・頭皮における脂質代謝を高めて、余分な皮脂を取り除く
チクセツニンジン	・ウコギ科のトチバニンジンの根茎を、通例、湯通ししたものを基原とする ・血行促進、抗炎症などの作用を期待して用いられる
ヒノキチオール	・ヒノキ科のタイワンヒノキ、ヒバ等から得られた精油成分である ・抗菌、抗炎症などの作用を期待して用いられる

解答　　3

ズル本
P.230,266

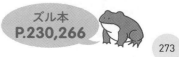

健胃薬の配合成分に関する記述のうち、正しいものの組み合わせを1つ選びなさい。【改変】

a　センブリは、キンポウゲ科のセンブリの開花期の全草を基原とする生薬で、苦味による健胃作用を期待して用いられる。

b　ケイヒは、クスノキ科の*Cinnamomum cassia* J. Preslの樹皮又は周皮の一部を除いた樹皮を基原とする生薬で、香りによる健胃作用を期待して用いられる。

c　リュウタンは、クマ科の*Ursus arctos* Linné又はその他近縁動物の胆汁を乾燥したものを基原とする生薬で、苦味による健胃作用を期待して用いられる。

d　乾燥酵母やカルニチン塩化物は、味覚や嗅覚に対する刺激以外の作用による健胃成分として配合されている場合がある。

1（a、b）　**2**（a、c）　**3**（b、d）　**4**（c、d）

【2020年　奈良県】

泌尿器用薬及びその配合成分に関する記述の正誤について、正しい組み合わせを1つ選びなさい。

a　ブクリョウは、ツツジ科のクマコケモモの葉を基原とする生薬で、煎薬として残尿感、排尿に際しての不快感のあるものに用いられる。

b　ソウハクヒは、クワ科のマグワの根皮を基原とする生薬で、煎薬として尿量減少に用いられる。

c　牛車腎気丸は、胃腸が弱く下痢しやすい人、のぼせが強く赤ら顔で体力の充実している人では、胃部不快感、腹痛等の副作用が現れやすい等、不向きとされる。

d　ウワウルシは、利尿作用のほかに、経口的に摂取した後、尿中に排出される分解代謝物が抗菌作用を示し、尿路の殺菌消毒効果を期待して用いられる。

	a	b	c	d
1	誤	正	正	誤
2	正	正	誤	誤
3	正	誤	正	正
4	誤	正	正	正
5	正	誤	誤	正

【2023年　奈良県】

a 誤 センブリは、リンドウ科のセンブリの開花期の全草を基原とする生薬で、苦味による健胃作用を期待して用いられる。

b 正 問題文の通り。

c 誤 リュウタンは、リンドウ科のトウリンドウ等の根及び根茎を基原とする生薬で、苦味による健胃作用を期待して用いられる。設問は、ユウタンの記述である。

d 正 問題文の通り。

解答 3

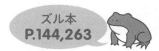

ズル本
P.144,263

a 誤 ブクリョウは、サルノコシカケ科のマツホドの菌核で、通例、外層をほとんど除いたものを基原とする生薬で、利尿、健胃、鎮静等の作用を期待して用いられる。設問は、ウワウルシの記述である。

b 正 問題文の通り。

c 正 問題文の通り。

d 正 問題文の通り。

解答 4

ズル本
P.184,256,261,265,267

解熱鎮痛薬の配合成分に関する以下の記述の正誤について、正しい組み合わせはどれか。

a　アセトアミノフェンは、主として中枢作用によって解熱・鎮痛をもたらすため、末梢における抗炎症作用は期待できない。

b　エテンザミドは、作用の仕組みの違いによる相乗効果を期待して、他の解熱鎮痛成分と組み合わせて配合されることが多い。

c　シャクヤクは、発汗を促して解熱を助ける作用を期待して配合される。

d　ブロモバレリル尿素は、解熱鎮痛成分の鎮痛作用を助ける目的で配合されている場合がある。

	a	b	c	d
1	正	正	正	正
2	正	正	正	誤
3	正	正	誤	正
4	正	誤	正	正
5	誤	正	正	正

【2022年　北海道・東北（青森県、岩手県、宮城県、秋田県、山形県、福島県）】

生薬成分に関する次の記述のうち、誤っているものはどれか。

1　サンシュユは、ヤマノイモ科のヤマノイモ又はナガイモの周皮を除いた根茎（担根体）を基原とする生薬で、主に強壮作用を期待して用いられる。

2　ヨクイニンは、イネ科のハトムギの種皮を除いた種子を基原とする生薬で、肌荒れやいぼに用いられる。

3　モクツウは、アケビ科のアケビ又はミツバアケビの蔓性の茎を、通例、横切りしたものを基原とする生薬で、尿量増加（利尿）作用を期待して用いられる。

4　カッコンは、マメ科のクズの周皮を除いた根を基原とする生薬で、解熱、鎮痙等の作用を期待して用いられる。

5　ブクリョウは、サルノコシカケ科のマツホドの菌核で、通例、外層をほとんど除いたものを基原とする生薬で、利尿、健胃、鎮静等の作用を期待して用いられる。

【2019年　首都圏（埼玉県、千葉県、東京都、神奈川県）】

解説

a 正 問題文の通り。

b 正 問題文の通り。

c 誤 シャクヤクは、[鎮痛鎮痙作用、鎮静作用]を示し、内臓の痛みにも用いられる。
設問は、ショウキョウ、ケイヒ等の記述である。

d 正 問題文の通り。

解答 3

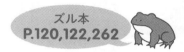

ズル本
P.120,122,262

解説

1 誤 サンシュユは、ミズキ科のサンシュユの偽果の果肉を基原とする生薬で、主に
強壮作用を期待して用いられる。設問は、サンヤクの記述である。

2 正 問題文の通り。

3 正 問題文の通り。

4 正 問題文の通り。

5 正 問題文の通り。

解答 1

ズル本
P.184,189,260,261,265,266,267

胃の不調を改善する目的で用いられる漢方処方製剤に関する記述の正誤について、正しい組合せを一つ選べ。

a 安中散は、体力虚弱で、疲れやすくて手足などが冷えやすいものの胃腸虚弱、下痢、嘔吐、胃痛、腹痛、急・慢性胃炎に適すとされる。

b 六君子湯は、体力中等度以下で、胃腸が弱く、食欲がなく、みぞおちがつかえ、疲れやすく、貧血性で手足が冷えやすいものの胃炎、胃腸虚弱、胃下垂、消化不良、食欲不振、胃痛、嘔吐に適すとされる。

c 平胃散は、体力中等度以上で、胃がもたれて消化が悪く、ときに吐きけ、食後に腹が鳴って下痢の傾向のあるものの食べすぎによる胃のもたれ、急・慢性胃炎、消化不良、食欲不振に適すとされる。

d 人参湯は、体力中等度以下で腹部は力がなくて、胃痛又は腹痛があって、ときに胸やけや、げっぷ、胃もたれ、食欲不振、吐きけ、嘔吐などを伴うものの神経性胃炎、慢性胃炎、胃腸虚弱に適すとされる。

	a b c d		a b c d
1	正 誤 正 誤	4	正 正 誤 誤
2	誤 正 正 誤	5	正 誤 誤 正
3	誤 誤 正 正		

【2022年　関西広域連合（滋賀県、京都府、大阪府、兵庫県、和歌山県、徳島県）・福井県】

神経質、精神不安、不眠等の症状の改善を目的とした漢方処方製剤に関する記述の正誤について、正しい組み合わせはどれか。

a 加味帰脾湯は、体力中等度以下で、心身が疲れ、血色が悪く、ときに熱感を伴うものの精神不安や神経症、不眠症に適している。

b 柴胡加竜骨牡蛎湯は、体力中等度以下で、心身が疲れ、精神不安、不眠などがあるものの不眠症に適している。

c 酸棗仁湯は、体力中等度以上で、精神不安があって、動悸、不眠、便秘などを伴う高血圧の随伴症状、神経症に適している。

d 抑肝散は、神経がたかぶり、怒りやすい、イライラなどがあるものの不眠症などに用いられ、また小児夜なきにも適している。

	a b c d		a b c d
1	正 正 誤 誤	4	正 誤 誤 正
2	正 誤 正 誤	5	誤 正 誤 正
3	誤 正 正 正		

【2019年　福井県】

解説

a 誤　安中散は、体力中等度以下で、腹部は力がなくて、胃痛又は腹痛があって、ときに胸やけや、げっぷ、胃もたれ、食欲不振、吐きけ、嘔吐などを伴うものの神経性胃炎、慢性胃炎、胃腸虚弱に適するとされる。設問は、人参湯の記述である。

b 正　問題文の通り。

c 正　問題文の通り。

d 誤　人参湯は、体力虚弱で、疲れやすくて手足などが冷えやすいものの胃腸虚弱、下痢、嘔吐、胃痛、腹痛、急・慢性胃炎に適すとされる。設問は、安中散の記述である。

解答　　2

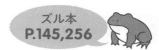
ズル本
P.145,256

解説

a 正　問題文の通り。

b 誤　柴胡加竜骨牡蛎湯は、体力中等度以上で、精神不安があって、動悸、不眠、便秘などを伴う高血圧の随伴症状、神経症に適している。設問は、酸棗仁湯の記述である。

c 誤　酸棗仁湯は、体力中等度以下で、心身が疲れ、精神不安、不眠などがあるものの不眠症に適している。設問は、柴胡加竜骨牡蛎湯の記述である。

d 正　問題文の通り。

●神経質や小児の疳（かん）などに用いられる漢方処方製剤のまとめ

分類	漢方名	特徴（キーワード）
神経質など	酸棗仁湯 さんそうにんとう	心身が疲れ、精神不安、不眠などがあるものの不眠症
	加味帰脾湯 かみきひとう	ときに熱感を伴うものの貧血
	抑肝散、抑肝散加陳皮半夏 よくかんさん　よくかんさんかちんぴはんげ	イライラ
	柴胡加竜骨牡蛎湯 さいこかりゅうこつぼれいとう	高血圧の随伴症状
	桂枝加竜骨牡蛎湯 けいしかりゅうこつぼれいとう	眼精疲労
疳	小建中湯 しょうけんちゅうとう	小児虚弱体質

解答　　4

ズル本
P.126,255

次の記述に当てはまる漢方処方製剤として、最も適切なものを1つ選びなさい。
【改変】

体力に関わらず使用でき、筋肉の急激な痙攣を伴う痛みのあるもののこむらがえり、筋肉の痙攣、腹痛、腰痛に適すとされる。ただし、症状があるときのみの服用にとどめ、連用は避ける。まれに重篤な副作用として、肝機能障害のほか、間質性肺炎、うっ血性心不全や心室頻拍を生じることが知られており、心臓病の診断を受けた人では使用を避ける必要がある。

1 芍薬甘草湯

2 桂枝加朮附湯

3 薏苡仁湯

4 疎経活血湯

5 釣藤散

【2019年 奈良県】

かぜの症状緩和に用いられる漢方処方製剤に関する記述について、正しいものの組み合わせはどれか。

a 葛根湯は、体力中等度以上のものの感冒の初期（汗をかいていないもの）、鼻かぜ、鼻炎、頭痛、肩こり、筋肉痛、手や肩の痛みに適すとされる。

b 麻黄湯は、胃腸の弱い人、発汗傾向の著しい人では、悪心、胃部不快感、発汗過多、全身脱力感等の副作用が現れやすい等、不向きとされる。

c 小柴胡湯は、体力中等度またはやや虚弱で、うすい水様の痰を伴う咳や鼻水が出るものの気管支炎、気管支喘息、鼻炎、感冒、花粉症に適すとされる。

d 桂枝湯は、マオウを含有するため、体の虚弱な人（体力の衰えている人、体の弱い人）は使用を避ける必要がある。

1（a、b） 2（a、c） 3（b、d） 4（c、d）

【2021年 関西広域連合（滋賀県、京都府、大阪府、兵庫県、和歌山県、徳島県）・福井県】

解説

1　正　問題文の通り。

2　誤　桂枝加朮附湯は、体力虚弱で、汗が出、手足が冷えてこわばり、ときに尿量が少ないものの関節痛、神経痛に適すとされる。

3　誤　薏苡仁湯は、体力中等度で、関節や筋肉のはれや痛みがあるものの関節痛、筋肉痛、神経痛に適すとされる。

4　誤　疎経活血湯は、体力中等度で痛みがあり、ときにしびれがあるものの関節痛、神経痛、腰痛、筋肉痛に適すとされる。

5　誤　釣藤散は、体力中等度で、慢性に経過する頭痛、めまい、肩こりなどがあるものの慢性頭痛、神経症、高血圧の傾向のあるものに適すとされる。

解答　1

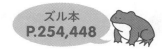

ズル本
P.254,448

解説

a　正　問題文の通り。

b　正　問題文の通り。

c　誤　小柴胡湯は、体力中等度で、ときに脇腹（腹）からみぞおちあたりにかけて苦しく、食欲不振や口の苦味があり、舌に白苔がつくものの食欲不振、吐きけ、胃炎、胃痛、胃腸虚弱、疲労感、かぜの後期の諸症状に適すとされる。設問は、小青竜湯の記述である。

d　誤　桂枝湯は、体力虚弱で、汗が出るもののかぜの初期に適すとされる。設問は、麻黄湯などの記述である。

解答　1

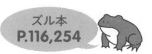

ズル本
P.116,254

次の記述にあてはまる婦人薬として用いられる漢方処方製剤として、正しいものはどれか。【改変】

体力中等度で、皮膚はかさかさして色つやが悪く、のぼせるものの月経不順、月経困難、血の道症、更年期障害、神経症、湿疹・皮膚炎に適すとされるが、胃腸が弱く下痢しやすい人では胃部不快感、下痢等の副作用が現れやすい等、不向きとされる。まれに重篤な副作用として、肝機能障害を生じることが知られている。

1 五虎湯

2 温清飲

3 補中益気湯

4 小青竜湯

5 当帰芍薬散

【2019年 関東・甲信越（茨城県、栃木県、群馬県、新潟県、山梨県、長野県）】

肥満症に用いられる漢方処方製剤に関する記述の正誤について、正しい組み合わせはどれか。

a 肥満症向けの漢方処方製剤は非常に効果があるため、服用中は糖質や脂質を多く含む食品を過剰に摂取しても差し支えない。

b 大柴胡湯は、体力が充実して、脇腹からみぞおちあたりにかけて苦しく、この傾向があるものの胃炎、神経症、肥満症に用いられる。

c 防風通聖散は、小児に対する適用はない。

d 防已黄耆湯は、防風通聖散と同じく体力が充実している人の肥満症に用いられる。

```
     a b c d
1   正 正 誤 正
2   正 正 誤 誤
3   誤 正 正 誤
4   誤 正 誤 正
5   誤 誤 正 誤
```

【2019年 関西広域連合（滋賀県、京都府、大阪府、兵庫県、和歌山県、徳島県）】

解説

1 誤 五虎湯は、鎮咳に用いられる漢方処方製剤である。

2 正 問題文の通り。

3 誤 補中益気湯は、滋養強壮に用いられる漢方処方製剤である。

4 誤 小青竜湯は、アレルギー性鼻炎などに用いられる漢方処方製剤である。

5 誤 当帰芍薬散は、婦人科で用いられる漢方処方製剤である。

● 滋養強壮に用いられる主な漢方処方製剤

漢方名	特徴（キーワード）	体力
十全大補湯 (じゅうぜんたいほとう)	体力虚弱なものの病後・術後の体力低下	体力虚弱
補中益気湯 (ほちゅうえっきとう)	体力虚弱で元気がなく、胃腸の働きが衰えて	体力虚弱

解答　　2

ズル本
P.116,136,191,257

解説

a 誤 基本的に肥満症には、糖質や脂質を多く含む食品の過度の摂取を控える、日常生活に適度な運動を取り入れる等、生活習慣の改善が図られることが重要である。

b 正 問題文の通り。

c 正 問題文の通り。

d 誤 防已黄耆湯は、体力中等度以下で、疲れやすく、汗のかきやすい傾向があるものの肥満に伴う関節の腫れや痛み、むくみ、多汗症、肥満症（筋肉にしまりのない、いわゆる水ぶとり）に適すとされる。

解答　　3

ズル本
P.252,258

小児の疳及び小児の疳を適応症とする生薬製剤・漢方処方製剤（小児鎮静薬）に関する以下の記述の正誤について、正しい組み合わせを下から一つ選びなさい。

ア　乳児は食道と胃を隔てている括約筋が未発達で、胃の内容物をしっかり保っておくことができず、胃食道逆流に起因するむずがり、夜泣き、乳吐きなどを起こすことがある。

イ　小児の疳は、乾という意味もあると言われ、痩せて血が少ないことから生じると考えられており、小児の疳を適応症とする生薬製剤には、鎮静作用のほか、血液の循環を促す作用があるとされる生薬成分を中心に配合されている。

ウ　カンゾウは、小児の疳を適応症とする生薬製剤では主として健胃作用を期待して用いられ、配合量は比較的少ないことが多いが、他の医薬品等から摂取されるグリチルリチン酸も含め、その総量が継続して多くならないよう注意する必要がある。

エ　柴胡加竜骨牡蛎湯を小児の夜泣きに用いる場合、1ヶ月位継続して服用する必要があり、症状の改善がみられないときには、いったん服用を中止して、専門家に相談する等、その漢方処方製剤の使用が適しているかどうか見直すなどの対応が必要である。

	ア イ ウ エ			ア イ ウ エ
1	正 正 正 正		4	誤 正 誤 誤
2	正 正 正 誤		5	誤 誤 正 誤
3	正 誤 誤 正			

【2023年　九州（福岡県、佐賀県、大分県、長崎県、熊本県、宮崎県、鹿児島県）・沖縄県】

漢方処方製剤に関する次の記述の正誤について、正しい組合せはどれか。

a　現代中国で利用されている中医学に基づく薬剤は、中薬と呼ばれ、漢方薬と同じものである。

b　漢方処方製剤は、生薬成分を組み合わせて配合された医薬品で、個々の有効成分（生薬成分）の薬理作用を主に考えて、それらが相加的に配合されたものである。

c　漢方処方製剤を利用する場合、患者の「証」に合わないものが選択された場合には、効果が得られないばかりでなく、副作用を生じやすくなる。

d　一般用医薬品に用いることが出来る漢方処方は、現在50処方程度である。

	a b c d			a b c d
1	誤 誤 正 誤		4	正 誤 正 正
2	正 正 正 誤		5	誤 誤 誤 正
3	誤 正 誤 正			

【2023年　首都圏（東京都、埼玉県、千葉県、神奈川県）】

解説

ア　正　問題文の通り。

イ　正　問題文の通り。

ウ　正　問題文の通り。

エ　誤　柴胡加竜骨牡蛎湯を小児の夜泣きに用いる場合、［1週間］位服用しても症状の改善がみられないときには、いったん服用を中止して、専門家に相談する等、その漢方処方製剤の使用が適しているかどうか見直すなどの対応が必要である。

解答　　2

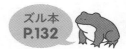
ズル本
P.132

解説

a　誤　現代中国で利用されている中医学に基づく薬剤は、漢方薬ではなく、中薬と呼ばれ、［漢方薬とは明らかに別物］である。

b　誤　漢方処方製剤は、処方全体としての適用性等、その性質からみて処方自体が一つの有効成分として独立したものという見方をすべきものである。

c　正　問題文の通り。

d　誤　一般用に用いることが出来る漢方処方は、現在［300］処方程度である。

解答　　1

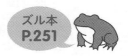
ズル本
P.251

歯痛・歯槽膿漏薬の配合成分に関する記述の正誤について、正しい組み合わせを1つ選びなさい。

a カルバゾクロムは、炎症を起こした歯周組織からの出血を抑える作用を期待して配合されている場合がある。

b ミルラは、歯周組織の血行を促す効果を期待して配合されている場合がある。

c チモールは、炎症を起こした歯周組織からの出血を抑える作用を期待して配合されている場合がある。

d カミツレは、抗炎症、抗菌の作用を期待して配合されている場合がある。

```
   a b c d
1  誤 正 正 誤
2  正 正 誤 誤
3  正 誤 正 正
4  誤 正 正 正
5  正 誤 誤 正
```

【2023年　奈良県】

小児の疳を適応症とする生薬製剤・漢方処方製剤（小児鎮静薬）に関する記述の正誤について、正しい組合せを一つ選べ。

a ゴオウ、ジャコウは、鎮静、健胃、強壮などの作用を期待して、小児の疳を適応症とする生薬製剤に用いられる。

b 身体的な問題がなく生じる夜泣き、ひきつけ、疳の虫等の症状については、症状が治まるまでは保護者側の安眠等を図ることを優先して小児鎮静薬を使用することは適すとされている。

c 小児の疳を適応症とする漢方処方製剤のうち、用法用量において適用年齢の下限が設けられていない場合は、生後1か月の乳児にも使用できる。

d 小建中湯を乳幼児に使用する場合は、体格の個人差から体重当たりのグリチルリチン酸の摂取量が多くなることがあるので、特に留意する必要がある。

```
   a b c d
1  正 誤 正 誤
2  正 誤 誤 正
3  誤 誤 正 誤
4  正 正 誤 誤
5  誤 誤 誤 正
```

【2023年　関西広域連合（滋賀県、京都府、大阪府、兵庫県、和歌山県、徳島県）・福井県】

解説

a　正　問題文の通り。

b　誤　ミルラは、［収斂作用、抗菌作用］を期待して用いられる。設問は、ビタミンEの記述である。

c　誤　チモールは、［歯肉溝での細菌の繁殖を抑えること］を目的として配合されている場合がある。設問は、カルバゾクロムの記述である。

d　正　問題文の通り。

解答　　5

ズル本
P.235,236,263,266

解説

a　誤　ゴオウ、ジャコウは、緊張や興奮を鎮め、また、血液の循環を促す作用等を期待して用いられる。設問は、ジンコウの記述である。

b　誤　身体的な問題がなく生じる夜泣き、ひきつけ、疳の虫等の症状については、成長に伴って自然に治まるのが通常である。発達段階の一時的な症状と保護者が達観することも重要であり、小児鎮静薬を保護者側の安眠等を図ることを優先して使用することは［適当でない］。

c　誤　漢方処方製剤は、用法用量において適用年齢の下限が設けられていない場合にあっても、生後3ヶ月未満の乳児には使用しないこととなっている。

d　正　問題文の通り。

解答　　5

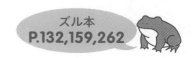

ズル本
P.132,159,262

第4章
薬事関係法規・制度

日本薬局方

以下の事項のうち、一般用医薬品又は要指導医薬品の直接の容器又は被包に記載されていなければならないものとして、誤っているものを一つ選びなさい。

1 製造業者の氏名又は名称及び住所

2 製造番号又は製造記号

3 要指導医薬品にあっては、「要指導医薬品」の文字

4 一般用医薬品のリスク区分を示す字句

5 指定第二類医薬品にあっては、枠の中に「2」の数字

【2023年　九州（福岡県、佐賀県、大分県、長崎県、熊本県、宮崎県、鹿児島県）・沖縄県】

次のうち、医薬品医療機器等法第50条の規定により、一般用医薬品の直接の容器又は被包に記載されていなければならない事項として、正しいものを1つ選びなさい。

1 指定第二類医薬品にあっては、枠の中に「2」の数字

2 効能又は効果

3 配置販売品目にあっては、「配置専用」の文字

4 製造業者の氏名又は名称及び住所

【2019年　奈良県】

製造業者の氏名又は名称及び住所は、記載しなければならない事項ではない。代表的な法定表示事項と法定表示事項でないものを下記にまとめた。

代表的な法定表示事項	法定表示事項でない
・製造販売業者等の氏名又は名称及び住所 ・製造番号又は製造記号 ・重量、容量又は個数等の内容量 ・日局に収載されている医薬品については「日本薬局方」の文字等 ・「要指導医薬品」の文字 ・一般用医薬品のリスク区分を示す字句 ・配置販売品目以外の一般用医薬品にあっては、「店舗専用」の文字 ・指定第二類医薬品にあっては、枠の中に「2」の数字	・製造業者の氏名又は名称及び住所 ・製造年月日 ・効能又は効果 ・用法用量 ・一般用医薬品である旨を示す識別表示 ・配置販売品目にあっては、「配置専用」の文字

解答　　1

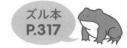
ズル本
P.317

医薬品医療機器等法第50条の規定に基づき医薬品の直接の容器又は被包に記載されていなければならない法定表示事項として、効能又は効果、配置販売品目にあっては、「配置専用」の文字、製造業者の氏名又は名称及び住所などは該当しない。

解答　　1

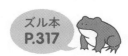
ズル本
P.317

第4章

薬事関係法規・制度

以下のうち、店舗販売業者が要指導医薬品又は第一類医薬品を販売し、又は授与した場合に、医薬品医療機器等法施行規則第146条第3項の規定により書面に記載しなければならないものとして、誤っているものを1つ選びなさい。

1 品名

2 数量

3 販売、又は授与した医薬品の使用期限

4 情報提供を行った薬剤師の氏名

5 医薬品の購入者等が情報提供の内容を理解したことの確認の結果

【2019年 九州・沖縄（福岡県、佐賀県、大分県、長崎県、熊本県、宮崎県、鹿児島県、沖縄県）】

以下のうち、毒薬又は劇薬を、一般の生活者に対して販売又は譲渡する際に、医薬品医療機器等法第46条第1項の規定により、当該医薬品を譲り受ける者から交付を受ける文書に記載されていなければならないものとして誤っているものを1つ選びなさい。

1 使用の目的

2 譲渡の年月日

3 譲受人の氏名及び住所

4 譲受人の生年月日

5 譲受人の職業

【2019年 九州・沖縄（福岡県、佐賀県、大分県、長崎県、熊本県、宮崎県、鹿児島県、沖縄県）】

薬局開設者又は店舗販売業者が要指導医薬品又は第一類医薬品を販売し、又は授与した場合に次に掲げる事項を書面に記載し、2年間保存しなければならない。

（a）品名

（b）数量

（c）販売、授与、配置した日時

（d）販売、授与、配置した薬剤師の氏名、情報提供を行った薬剤師の氏名

（e）医薬品の購入者等が情報提供の内容を理解したことの確認の結果

●医薬品を販売した時の記録の保存

	薬局医薬品※ 要指導医薬品 第一類医薬品	第二類 医薬品	第三類 医薬品
(a) 品名	義務	努力義務	努力義務
(b) 数量			
(c) 販売、授与、配置した日時			
(d) 販売、授与、配置した薬剤師の氏名、情報提供を行った薬剤師の氏名			
(e) 医薬品の購入者等が情報提供の内容を理解したことの確認の結果			

※薬局医薬品＝医療用医薬品と薬局製造販売医薬品（薬局製剤）

解答　3

ズル本
P.359

毒薬又は劇薬を、一般の生活者に対して販売又は譲渡する際には、当該医薬品を譲り受ける者から、品名、数量、使用目的、譲渡年月日、譲受人の氏名、住所及び職業が記入され、署名又は記名押印された文書の交付を受けなければならない。

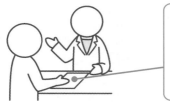

譲渡文書の記載事項
・品名
・数量
・使用目的
・譲渡年月日
・譲受人の氏名、住所、職業
・譲受人の署名又は記名押印

譲渡文書の保存期間は、譲渡した日から2年間保管

解答　4

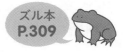
ズル本
P.309

法第50条の規定により、要指導医薬品および一般用医薬品の直接の容器または被包に記載されていなければならない事項に関する記述について、正しいものの組み合わせはどれか。

a 製造業者の氏名または名称および住所

b 製造番号または製造記号

c 製造年月日

d 指定第二類医薬品にあっては、枠の中に「2」の文字

1（a、b） 2（a、c） 3（b、c） 4（b、d）

【2019年　福井県】

要指導医薬品に関する次の記述の正誤について、正しい組み合わせはどれか。

a 医師等の診療によらなければ一般に治癒が期待できない疾患（例えば、がん、心臓病等）に対する効能効果が認められている。

b 医師等の管理・指導の下で患者が自己注射を行う医薬品は、要指導医薬品として製造販売されている。

c あらかじめ定められた用量に基づき、適正使用することによって効果を期待するものである。

d 要指導医薬品は、厚生労働大臣が薬事・食品衛生審議会の意見を聴いて指定する。

　　 a b c d
1 誤 誤 正 誤
2 正 正 正 誤
3 誤 誤 正 正
4 正 誤 誤 正
5 誤 正 誤 正

【2019年　首都圏（埼玉県、千葉県、東京都、神奈川県）】

医薬品医療機器等法第50条の規定に基づき医薬品の直接の容器又は被包に記載されていなければならない代表的な法定表示事項と法定表示事項でないものを下記にまとめた。

代表的な法定表示事項	法定表示事項でない
・製造販売業者等の氏名又は名称及び住所 ・製造番号又は製造記号 ・重量、容量又は個数等の内容量 ・日局に収載されている医薬品については「日本薬局方」の文字等 ・「要指導医薬品」の文字 ・一般用医薬品のリスク区分を示す字句 ・配置販売品目以外の一般用医薬品にあっては、「店舗専用」の文字 ・指定第二類医薬品にあっては、枠の中に「2」の数字	・製造業者の氏名又は名称及び住所 ・製造年月日 ・効能又は効果 ・用法用量 ・一般用医薬品である旨を示す識別表示 ・配置販売品目にあっては、「配置専用」の文字

解答　4

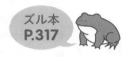
ズル本 P.317

解説

a　誤　一般用医薬品及び要指導医薬品は、通常、医療機関を受診するほどではない体調の不調や疾病の初期段階において使用されるものであり、医師等の診療によらなければ一般に治癒が期待できない疾患（例えば、がん、心臓病等）に対する効能効果は認められていない。

b　誤　一般用医薬品又は要指導医薬品では、注射等の侵襲性の高い使用方法は用いられておらず、人体に直接使用されない検査薬においても、検体の採取に身体への直接のリスクを伴うもの（例えば、血液を検体とするもの）は、一般用医薬品又は要指導医薬品としては認められていない。また、医師等の管理・指導の下で患者が自己注射や自己採血等を行う医薬品は、医療用医薬品として製造販売等されている。

c　正　問題文の通り。一方、医療用医薬品は、医師又は歯科医師が診察をして患者の容態に合わせて処方量を決めて交付するものである。

d　正　問題文の通り。

解答　3

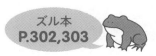
ズル本 P.302,303

医薬品医療機器等法第1条の記載に関する以下の記述について、（　　　）の中に入れるべき字句の正しい組み合わせを下から一つ選びなさい。なお、同じ記号の（　　　）内には同じ字句が入ります。

この法律は、医薬品、医薬部外品、化粧品、医療機器及び再生医療等製品の品質、有効性及び安全性の確保並びにこれらの（　ア　）による（　イ　）上の危害の発生及び拡大の防止のために必要な規制を行うとともに、（　ウ　）の規制に関する措置を講ずるほか、医療上特にその必要性が高い医薬品、医療機器及び再生医療等製品の研究開発の促進のために必要な措置を講ずることにより、（　イ　）の向上を図ることを目的とする。

	ア	イ	ウ
1	使用	保健衛生	麻薬及び向精神薬
2	使用	保健衛生	指定薬物
3	使用	公衆衛生	指定薬物
4	販売	公衆衛生	指定薬物
5	販売	公衆衛生	麻薬及び向精神薬

【2023年　九州（福岡県、佐賀県、大分県、長崎県、熊本県、宮崎県、鹿児島県）・沖縄県】

以下の事項のうち、薬局開設者が、医薬品医療機器等法の規定により、薬局の見やすい位置に掲示しなければならない事項として、**誤っているもの**を一つ選びなさい。

1　要指導医薬品、第一類医薬品、第二類医薬品及び第三類医薬品の定義並びにこれらに関する解説

2　医薬品による健康被害の救済制度に関する解説

3　取り扱う薬局製造販売医薬品又は一般用医薬品の使用期限

4　薬局の管理者の氏名

5　相談時及び緊急時の電話番号その他連絡先

【2022年　九州（福岡県、佐賀県、大分県、長崎県、熊本県、宮崎県、鹿児島県）・沖縄】

この法律は、医薬品、医薬部外品、化粧品、医療機器及び再生医療等製品の品質、有効性及び安全性の確保並びにこれらの［使用］による［保健衛生］上の危害の発生及び拡大の防止のために必要な規制を行うとともに、［指定薬物］の規制に関する措置を講ずるほか、医療上特にその必要性が高い医薬品、医療機器及び再生医療等製品の研究開発の促進のために必要な措置を講ずることにより、［保健衛生］の向上を図ることを目的とする。

解答　　2

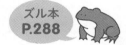

ズル本
P.288

解説

1　正　掲示しなければならない事項である。

2　正　掲示しなければならない事項である。

3　誤　掲示しなければならない事項ではない。

4　正　掲示しなければならない事項である。

5　正　掲示しなければならない事項である。

解答　　3

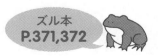

ズル本
P.371,372

薬局開設者が一般用医薬品の特定販売を行うことについて、インターネットを利用して広告する場合、ホームページに見やすく表示しなければならない情報として、正しいものの組み合わせはどれか。

a 薬局の主要な外観の写真

b 情報提供場所の写真

c 特定販売を行う一般用医薬品の使用期限

d 特定販売を行う一般用医薬品の製造番号

1 （a、c） 2 （b、c） 3 （b、d） 4 （a、d）

【2022年 東海・北陸（富山県、石川県、岐阜県、静岡県、愛知県、三重県）】

次の記述は、一般の生活者に対する医薬品の販売の際に店舗販売業者が必ず行わなければならない事項に関するものである。正しいものの組み合わせはどれか。【改変】

a 購入しようとする者から相談があった場合には、第二類医薬品又は第三類医薬品を販売する前に、薬剤師又は登録販売者に情報の提供を行わせなければならない。

b 第二類医薬品又は第三類医薬品を販売した薬剤師又は登録販売者の氏名、当該店舗の名称及び店舗の電話番号その他連絡先を、当該医薬品を購入しようとする者に薬剤師又は登録販売者に伝えさせなければならない。

c 第二類医薬品又は第三類医薬品を販売した日時を書面に記載し、保存しなければならない。

d 第二類医薬品又は第三類医薬品の購入者の連絡先を書面に記載し、保存しなければならない。

1 （a、b） 2 （a、c） 3 （b、d） 4 （c、d）

【2020年 東北（青森県、岩手県、宮城県、秋田県、山形県、福島県）】

a　正　表示事項である。

b　誤　表示する必要はない。なお、薬局製造販売医薬品又は一般用医薬品の陳列の状況を示す写真は表示事項である。

c　正　表示事項である。

d　誤　表示する必要はない。

●特定販売における広告について

特定販売を行うことについて広告をするときは、インターネットを利用する場合はホームページに、その他の広告方法を用いる場合は当該広告に、次に掲げる情報を、見やすく表示すること

＜特定販売に伴う事項＞
①薬局又は店舗の主要な外観の写真
②一般用医薬品の陳列の状況を示す写真
③現在勤務している薬剤師又は登録販売者の別及びその氏名
④開店時間と特定販売を行う時間が異なる場合にあっては、その開店時間及び特定販売を行う時間
⑤特定販売を行う薬局製造販売医薬品又は一般用医薬品の使用期限

オンラインショップの
HP を見ると…

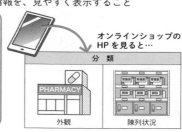

ズル本 P.375

解答　　1

a　正　問題文の通り。

b　正　問題文の通り。店舗販売業者は、医薬品を販売した者の氏名、店舗の名称及び電話番号等を、医薬品を購入しようとする者に伝えさせなければならない。cとdの記述は、書面の保存に関する内容であり、bの購入者へ伝えるべき事項の記述とは区別をする必要がある。

c　誤　店舗販売業者は第二類医薬品又は第三類医薬品を販売し、授与し、又は配置したときは、（a）〜（e）の事項を書面に記載し、保存するよう努めなければならないとされている。

　（a）品名

　（b）数量

　（c）販売、授与、配置した日時

　（d）販売、授与、配置した薬剤師の氏名、情報提供を行った薬剤師の氏名

　（e）医薬品の購入者等が情報提供の内容を理解したことの確認の結果

d　誤　店舗販売業者は医薬品を販売し、授与し、又は配置したときは、当該医薬品を購入し、又は譲り受けた者の連絡先を書面に記載し、保存するよう努めなければならないとされている。

解答　　1

ズル本 P.359,365

第4章 薬事関係法規・制度

濫用等のおそれがあるものとして厚生労働大臣が指定する医薬品は、平成26年厚生労働省告示第252号に掲げるもの（その水和物及びそれらの塩類を含む。）を有効成分として含有する製剤とされているが、その成分として誤っているものはどれか。【改変】

1 ジヒドロコデイン

2 アリルイソプロピルアセチル尿素

3 エフェドリン

4 プソイドエフェドリン

5 メチルエフェドリン

【2019年 東海・北陸（富山県、石川県、岐阜県、静岡県、愛知県、三重県）】

以下の栄養成分のうち、栄養機能表示と併せて「本品は、胎児の正常な発育に寄与する栄養素ですが、多量摂取により胎児の発育が良くなるものではありません。」という注意喚起表示がされることがあるものとして、正しいものを一つ選びなさい。

1 葉酸

2 カルシウム

3 ビタミンA

4 マグネシウム

5 亜鉛

【2022年 九州（福岡県、佐賀県、大分県、長崎県、熊本県、宮崎県、鹿児島県）・沖縄】

解説

濫用等のおそれのあるものとして厚生労働大臣が指定する医薬品は、次に掲げるもの、その水和物及びそれらの塩類を有効成分として含有する製剤とされており、対象の医薬品を販売する際には確認を行ったうえで適正に使用されるよう販売する必要がある。

ⅰ）エフェドリン

ⅱ）コデイン

ⅲ）ジヒドロコデイン

ⅳ）ブロモバレリル尿素

ⅴ）プソイドエフェドリン

ⅵ）メチルエフェドリン

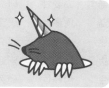

（覚え方）デコデコ ドリル

コデイン
ジヒドロコデイン

エフェドリン
プソイドエフェドリン
メチルエフェドリン
ブロモバレリル尿素

※アリルイソプロピルアセチル尿素は含まない

解答 2

ズル本
P.382,383

解説

1　正　問題文の通り。

2　誤　カルシウムは、「本品は、多量摂取により疾病が治癒したり、より健康が増進するものではありません。」などと記載される。

3　誤　ビタミンAは、「本品は、多量摂取により疾病が治癒したり、より健康が増進するものではありません。」「妊娠3ヶ月以内又は妊娠を希望する女性は過剰摂取にならないよう注意してください。」などと記載される。

4　誤　マグネシウムは、「多量に摂取すると軟便（下痢）になることがあります。1日の摂取目安量を守ってください。」などと記載される。

5　誤　亜鉛は、「亜鉛の摂りすぎは、銅の吸収を阻害するおそれがありますので、過剰摂取にならないよう注意してください。」などと記載される。

解答 1

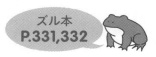

ズル本
P.331,332

以下の医薬品医療機器等法第1条の条文について、（　）の中に入れるべき字句の正しい組み合わせはどれか。なお、2箇所の（　a　）内は、いずれも同じ字句が入る。

この法律は、医薬品、医薬部外品、化粧品、医療機器及び再生医療等製品の品質、有効性及び安全性の確保並びにこれらの使用による（　a　）上の危害の発生及び拡大の防止のために必要な規制を行うとともに、指定薬物の規制に関する措置を講ずるほか、医療上特にその（　b　）が高い医薬品、医療機器及び再生医療等製品の（　c　）の促進のために必要な措置を講ずることにより、（　a　）の向上を図ることを目的とする。

	a	b	c
1	国民生活	必要性	研究開発
2	国民生活	信頼性	安全使用
3	保健衛生	必要性	研究開発
4	保健衛生	信頼性	安全使用
5	保健衛生	信頼性	研究開発

【2023年　北海道・東北（青森県、岩手県、宮城県、秋田県、山形県、福島県）】

次の記述は、毒薬又は劇薬に関するものである。正しいものの組み合わせはどれか。

a 業務上劇薬を取り扱う者は、劇薬を他の物と区別し、かぎを施して貯蔵、陳列しなければならない。

b 毒薬は、それを収める直接の容器又は被包に、黒地に白枠、白字をもって、当該医薬品の品名及び「毒」の文字が記載されていなければならない。

c 毒性、劇性が強いものだけでなく、薬効が期待される摂取量と中毒のおそれがある摂取量が接近し安全域が狭いものも指定される。

d 毒薬又は劇薬を、18歳未満の者その他安全な取扱いに不安のある者に交付することは禁止されている。

1 （a、b）　2 （a、d）　3 （b、c）　4 （c、d）

【2020年　東北（青森県、岩手県、宮城県、秋田県、山形県、福島県）】

解説

この法律は、医薬品、医薬部外品、化粧品、医療機器及び再生医療等製品の品質、有効性及び安全性の確保並びにこれらの使用による［保健衛生］上の危害の発生及び拡大の防止のために必要な規制を行うとともに、指定薬物の規制に関する措置を講ずるほか、医療上特にその［必要性］が高い医薬品、医療機器及び再生医療等製品の［研究開発］の促進のために必要な措置を講ずることにより、［保健衛生］の向上を図ることを目的とする。

解答　3

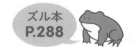
ズル本
P.288

解説

a　誤　業務上毒薬又は劇薬を取り扱う者は、それらを他の物と区別して貯蔵、陳列しなければならず、特に毒薬を貯蔵、陳列する場所については、かぎを施さなければならないとされている。

b　正　問題文の通り。また、劇薬は、白地に赤枠、赤字をもって、当該医薬品の品名及び「劇」の文字が記載されていなければならない。

c　正　問題文の通り。

d　誤　毒薬又は劇薬を、14歳未満の者その他安全な取扱いに不安のある者に交付することは禁止されている。

● 毒薬・劇薬の記載義務

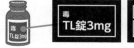

毒薬については、それを収める直接の容器又は被包（以下「容器等」という。）に、黒地に白枠、白字をもって、当該医薬品の品名及び「毒」の文字が記載されていなければならない

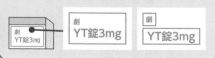

劇薬については、容器等に白地に赤枠、赤字をもって、当該医薬品の品名及び「劇」の文字が記載されていなければならない

解答　3

ズル本
P.305,306,310

医薬品医療機器等法の規定に基づき、一般用医薬品の直接の容器又は直接の被包に記載されていなければならない事項として、正しいものの組み合わせはどれか。

a　製造番号又は製造記号

b　配置販売品目以外の一般用医薬品にあっては、「店舗専用」の文字

c　製造業者の氏名又は名称及び住所

d　指定第2類医薬品にあっては、枠の中に「指定」の文字

1（a、b）　**2**（b、c）　**3**（c、d）　**4**（a、d）

【2022年　東海・北陸（富山県、石川県、岐阜県、静岡県、愛知県、三重県）】

薬局に関する記述の正誤について、正しい組み合わせはどれか。

a　薬局開設者が薬剤師でないときは、その薬局で薬事に関する実務に従事する薬剤師のうちから管理者を指定して実地に管理させなければならない。

b　医薬品を取り扱う場所であって、薬局として開設の許可を受けていないものについては、病院又は診療所の調剤所を除き、薬局の名称を付してはならない。

c　薬局における医薬品の販売行為は、薬局の業務に付随して行われる行為であるので、医薬品の販売業の許可は必要としない。

d　健康サポート薬局とは、患者が継続して利用するために必要な機能及び個人の主体的な健康の保持増進への取組を積極的に支援する機能を有する薬局である。

	a	b	c	d
1	正	正	正	誤
2	正	正	誤	正
3	正	誤	正	正
4	誤	正	正	正
5	正	正	正	正

【2021年　東海・北陸（富山県、石川県、岐阜県、静岡県、愛知県）】

a 正 記載事項である。

b 正 記載事項である。

c 誤 ［製造販売業者］等の氏名又は名称及び住所

d 誤 指定第二類医薬品にあっては、枠の中に［「2」］の数字

代表的な法定表示事項	法定表示事項でない
・製造販売業者等の氏名又は名称及び住所 ・製造番号又は製造記号 ・重量、容量又は個数等の内容量 ・日局に収載されている医薬品については「日本薬局方」の文字等 ・「要指導医薬品」の文字 ・一般用医薬品のリスク区分を示す字句 ・配置販売品目以外の一般用医薬品にあっては、「店舗専用」の文字 ・指定第二類医薬品にあっては、枠の中に「2」の数字	・製造業者の氏名又は名称及び住所 ・製造年月日 ・効能又は効果 ・用法用量 ・一般用医薬品である旨を示す識別表示 ・配置販売品目にあっては、「配置専用」の文字

解答 　1

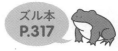

ズル本
P.317

a 正 問題文の通り。

b 正 問題文の通り。

c 正 問題文の通り。

d 正 問題文の通り。

解答 　5

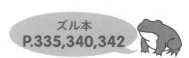

ズル本
P.335,340,342

医薬部外品及び化粧品に関する記述のうち、正しいものはどれか。

1 医薬部外品に、化粧品的な効能効果を標榜することは、一切認められていない。

2 化粧品に、医薬品的な効能効果を表示・標榜することは、一切認められていない。

3 化粧品には、人の身体の構造若しくは機能に影響を及ぼすことを目的とするものもある。

4 医薬部外品を製造販売する場合には、厚生労働大臣が基準を定めて指定するものを除き、品目ごとに届出をする必要がある。

5 化粧品は、品目ごとに承認を得ることで、薬理作用が期待できる量の医薬品の成分を配合することができる。

【2023年　中国（鳥取県、島根県、岡山県、広島県、山口県）・四国（香川県、愛媛県、高知県）】

化粧品に関する記述の正誤について、正しい組み合わせを1つ選べ。

a 人の身体の構造若しくは機能に影響を及ぼすことを目的としているものは、化粧品に含まれない。

b 化粧品は、「人の身体を清潔にし、美化し、魅力を増し、容貌を変え、又は皮膚若しくは毛髪を健やかに保つ」の範囲内で定められた効能効果のみ表示・標榜することができる。

c 化粧品を業として製造販売する場合には、製造販売業の許可を受けた者が、あらかじめ品目ごとに届出を行う必要がある。ただし、厚生労働大臣が指定する成分を含有する化粧品である場合は、品目ごとの承認を得る必要がある。

d 化粧品の直接の容器又は直接の被包には、「化粧品」の文字の表示が義務付けられている。

```
     a  b  c  d
1    正  誤  正  正
2    正  正  正  誤
3    正  正  誤  誤
4    誤  正  誤  正
5    誤  誤  正  正
```

【2019年　関西広域連合（滋賀県、京都府、大阪府、兵庫県、和歌山県、徳島県）】

解説

1　誤　医薬部外品に、化粧品的な効能効果を標榜することは、薬用化粧品、薬用石けん、薬用はみがき等で認められている。

2　正　問題文の通り。

3　誤　人の身体の構造若しくは機能に影響を及ぼすことを目的とするものは化粧品に含まれない。

4　誤　医薬部外品を製造販売する場合には、厚生労働大臣が基準を定めて指定するものを除き、品目ごとに［承認を得る］必要がある。

5　誤　化粧品は、原則として医薬品の成分を配合してはならないこととされており、配合が認められる場合にあっても、添加物として使用されているなど、薬理作用が期待できない量以下に制限されている。

解答　2

ズル本
P.320,323,325

解説

a　正　問題文の通り。

b　正　問題文の通り。

c　正　問題文の通り。

d　誤　化粧品の直接の容器又は直接の被包に、「化粧品」の文字の表示は義務付けられていない。

●医薬品と医薬部外品、化粧品との製造販売・販売ルールの違い

	製造業の許可	製造販売業の許可	販売業の許可	品目ごとの承認
医薬品	必要	必要	必要	必要 厚生労働大臣が基準を定めて指定するものを除き、品目ごとに承認を得る必要がある
医薬部外品	必要	必要	不要	必要 厚生労働大臣が基準を定めて指定するものを除き、品目ごとに承認を得る必要がある
化粧品	必要	必要	不要	あらかじめ品目ごとに届出を行う必要がある。 厚生労働大臣が指定する成分を含有する化粧品である場合は、品目ごとの承認を得る必要がある

解答　2

ズル本
P.323,325

薬局開設者が、薬局の見やすい位置に掲示板で掲示しなければならない事項の正誤について、正しい組み合わせはどれか。

a 薬局の管理者の氏名

b 勤務する薬剤師又は登録販売者の氏名及び勤務年数

c 勤務する薬剤師又は登録販売者の薬剤師免許証又は販売従事登録証

d 医薬品による健康被害の救済制度に関する解説

	a	b	c	d
1	誤	正	誤	誤
2	正	誤	正	正
3	誤	誤	正	誤
4	正	誤	誤	正
5	正	正	誤	誤

【2022年 中国（鳥取県、島根県、岡山県、広島県、山口県）・四国（香川県、愛媛県、高知県）】

一般用医薬品のリスク区分に関する次の記述のうち、正しいものの組合せはどれか。

a 第一類医薬品は、その副作用等により日常生活に支障を来す程度の健康被害が生ずるおそれがあるすべての一般用医薬品が指定される。

b 第二類医薬品のうち、特別の注意を要するものとして厚生労働大臣が指定するものを指定第二類医薬品としている。

c 第三類医薬品は、保健衛生上のリスクが比較的低い一般用医薬品であるが、副作用等により身体の変調・不調が起こるおそれはある。

d 第三類医薬品に分類されている医薬品は、保健衛生上のリスクが比較的低い一般用医薬品であるため、第一類医薬品又は第二類医薬品に分類が変更されることはない。

1（a、b） **2**（a、c） **3**（a、d） **4**（b、c） **5**（b、d）

【2022年 関東・甲信越（茨城県、栃木県、群馬県、新潟県、山梨県、長野県）】

解説

a　正　掲示しなければならない事項である。

b　誤　勤務する薬剤師又は第15条第2項本文に規定する登録販売者以外の登録販売者若しくは同項本文に規定する登録販売者の別、その氏名及び担当業務を掲示しなければならないが、勤務年数は掲示事項では［ない］。

c　誤　勤務する薬剤師又は登録販売者の薬剤師免許証又は販売従事登録証は掲示事項では［ない］。

d　正　掲示しなければならない事項である。

解答　　4

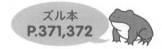
ズル本
P.371,372

解説

a　誤　第一類医薬品は、その副作用等により日常生活に支障を来す程度の健康被害が生ずるおそれがある医薬品のうち［その使用に関し特に注意が必要なものとして厚生労働大臣が指定するもの］である。

b　正　問題文の通り。

c　正　問題文の通り。

d　誤　第三類医薬品に分類されている医薬品について、日常生活に支障を来す程度の副作用を生じるおそれがあることが明らかとなった場合には、第一類医薬品又は第二類医薬品に分類が［変更されることもある］。

解答　　4

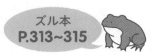
ズル本
P.313~315

一般用医薬品のリスク区分に関する記述のうち、正しいものの組み合わせはどれか。

a 第1類医薬品、第2類医薬品又は第3類医薬品への分類については、安全性に関する新たな知見や副作用の発生状況等を踏まえ、適宜見直しが図られている。

b 第1類医薬品は、その成分や使用目的等から、その副作用等により日常生活に支障を来たす程度の健康被害が生ずるおそれがある保健衛生上のリスクが比較的高い一般用医薬品であり、配置販売することができない。

c 第2類医薬品は、その副作用等により、日常生活に支障を来す程度ではないが身体の変調・不調が起こるおそれがある保健衛生上のリスクが比較的低い一般用医薬品であり、都道府県知事が指定するものである。

d 新たに一般用医薬品になった医薬品は、承認後の一定期間、第1類医薬品に分類される。

1 （a、b）　2 （b、c）　3 （c、d）　4 （a、d）

【2022年　東海・北陸（富山県、石川県、岐阜県、静岡県、愛知県、三重県）】

医薬部外品及び化粧品に関する記述のうち、正しいものの組み合わせはどれか。

a 医薬部外品の販売については、医薬品のような販売業の許可は必要なく、一般小売店において販売することができる。

b 医薬部外品は、成分や用法等に照らして人体に対する作用が緩和であっても、医薬品的な効能効果を表示・標榜することは一切認められていない。

c 化粧品の効能効果としては、「発毛促進」を表示することができる。

d 化粧品の成分本質（原材料）については、原則として医薬品の成分を配合してはならないこととされており、配合が認められる場合であっても、添加物として使用されているなど、薬理作用が期待できない量以下に制限されている。

1 （a、b）　2 （b、c）　3 （c、d）　4 （a、d）

【2020年　東海・北陸（富山県、石川県、岐阜県、静岡県、愛知県、三重県）】

a　正　問題文の通り。

b　誤　第一類医薬品は、その副作用等により日常生活に支障を来す程度の健康被害が
　　　　生ずるおそれがある医薬品のうちその使用に関し特に注意が必要なものとして
　　　　厚生労働大臣が指定するものであり、保健衛生上のリスクが［特に高い］成分
　　　　が配合された一般用医薬品である。［薬剤師が従事していない場合］、第一類医
　　　　薬品は配置販売することができない。

c　誤　第二類医薬品は、その副作用等により日常生活に支障を来す程度の健康被害が
　　　　生ずるおそれがある保健衛生上のリスクが［比較的高い］一般用医薬品であり、
　　　　［厚生労働大臣］が指定するものである。

d　正　問題文の通り。

解答　　4

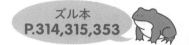
ズル本
P.314,315,353

a　正　問題文の通り。また、化粧品を販売等する場合も、医薬品のような販売業の許
　　　　可は必要なく、一般小売店において販売等することができる。

b　誤　医薬部外品は、その効能効果があらかじめ定められた範囲内であって、成分や
　　　　用法等に照らして人体に対する作用が緩和であることを要件として、医薬品的
　　　　な効能効果を表示・標榜することが認められている。

c　誤　「毛髪の水分、油分を補い保つ」や「裂毛、切毛、枝毛を防ぐ」等は化粧品の
　　　　効能効果の範囲であるが、「発毛促進」は範囲外である。

d　正　問題文の通り。

解答　　4

ズル本
P.320,323~325

一般用医薬品及び要指導医薬品に関する次の記述の正誤について、正しい組合せはどれか。

a 一般用医薬品及び要指導医薬品における効能効果の表現は、診断疾患名（例えば、胃炎、胃・十二指腸潰瘍等）で示されている。

b 毒薬又は劇薬は、要指導医薬品に該当することがある。

c 卸売販売業者は、配置販売業者に対し、一般用医薬品及び要指導医薬品を販売又は授与することができる。

d 検査薬において、検体の採取に身体への直接のリスクを伴うものであって、血液を検体とするものは、一般用医薬品としては認められていないが、要指導医薬品としては認められているものがある。

```
  a b c d
1 正 誤 誤 正
2 誤 正 誤 誤
3 正 誤 正 誤
4 誤 誤 誤 正
5 正 正 正 誤
```

【2023年　首都圏（東京都、埼玉県、千葉県、神奈川県）】

一般用医薬品及び要指導医薬品に関する記述のうち、正しいものの組み合わせはどれか。

a 一般用医薬品及び要指導医薬品は、通常、医療機関を受診するほどではない体調不良や疾病の初期段階において使用されるものである。

b 一般用医薬品の中には、注射等の侵襲性の高い使用方法が用いられているものがある。

c 要指導医薬品及び一般用医薬品には、毒薬又は劇薬に該当するものはない。

d 要指導医薬品に指定された後に、一般用医薬品に分類が変更になることがある。

1（a、b）　2（a、c）　3（a、d）　4（b、d）　5（c、d）

【2022年　中国（鳥取県、島根県、岡山県、広島県、山口県）・四国（香川県、愛媛県、高知県）】

解説

a 誤 一般用医薬品及び要指導医薬品における効能効果の表現は、一般の生活者が判断できる症状（例えば、胃痛、胸やけ、むかつき、もたれ等）で示されている。設問は、医療用医薬品の記述である。

b 正 問題文の通り。

c 誤 卸売販売業者は、配置販売業者に対し、[一般用医薬品のみ]を販売又は授与することができる。

d 誤 検査薬において、検体の採取に身体への直接のリスクを伴うもの（例えば、血液を検体とするもの）は、一般用医薬品又は要指導医薬品としては認められていない。

解答 　2

ズル本
P.302,305,353,355

解説

a 正 問題文の通り。

b 誤 一般用医薬品又は要指導医薬品では、注射等の侵襲性の高い使用方法は用いられて[いない]。

c 誤 毒薬又は劇薬は、要指導医薬品に該当することはあるが、現在のところ、毒薬又は劇薬で、一般用医薬品のものはない。

d 正 問題文の通り。

解答 　3

ズル本
P.298,302,303,305

毒薬及び劇薬に関する以下の記述のうち、正しいものを1つ選びなさい。

1 　毒薬又は劇薬を18歳未満の者に交付することは禁止されている。

2 　一般用医薬品で毒薬又は劇薬に該当するものはない。

3 　店舗管理者が登録販売者である店舗販売業者では、毒薬又は劇薬を開封して分割販売することができる。

4 　劇薬を貯蔵、陳列する場所には、かぎを施さなければならない。

【2019年　九州・沖縄（福岡県、佐賀県、大分県、長崎県、熊本県、宮崎県、鹿児島県、沖縄県）】

特定販売に関する記述の正誤について、正しい組合せを一つ選べ。

a 　特定販売とは、その薬局又は店舗におけるその薬局又は店舗以外の場所にいる者に対する薬局製造販売医薬品、要指導医薬品及び一般用医薬品の販売又は授与をいう。

b 　店舗に在庫がない場合には、特定販売を行う他店から直接発送することができる。

c 　特定販売を行うことについてインターネットを利用して広告するときは、特定販売を行う医薬品の使用期限を見やすく表示しなければならない。

d 　特定販売を行うことについてインターネットを利用して広告するときは、ホームページに薬局又は店舗の主要な外観の写真を見やすく表示しなければならない。

	a b c d			a b c d
1	正 正 誤 誤		4	誤 誤 正 正
2	正 正 誤 正		5	誤 誤 正 誤
3	正 誤 誤 誤			

【2022年　関西広域連合（滋賀県、京都府、大阪府、兵庫県、和歌山県、徳島県）・福井県】

解説

1　誤　毒薬又は劇薬を、14歳未満の者その他安全な取扱いに不安のある者に交付することは禁止されている。

2　正　問題文の通り。

3　誤　毒薬又は劇薬については、店舗管理者が薬剤師である店舗販売業者及び営業所管理者が薬剤師である卸売販売業者以外の医薬品の販売業者は、毒薬又は劇薬を開封して、販売等してはならないとされている。

4　誤　毒薬を貯蔵、陳列する場所については、かぎを施さなければならないとされている。

解答　　2

ズル本
P.305,306,310

解説

a　誤　特定販売とは、その薬局又は店舗におけるその薬局又は店舗以外の場所にいる者に対する一般用医薬品又は薬局製造販売医薬品（毒薬及び劇薬であるものを除く。）の販売又は授与をいう。要指導医薬品は該当しない。

b　誤　特定販売を行う場合は、当該店舗に貯蔵し、又は陳列している一般用医薬品を販売し、又は授与することとされている。他店から直接発送することはできない。

c　正　問題文の通り。

d　正　問題文の通り。

解答　　4

ズル本
P.374,375

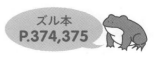

薬局における特定販売に関する記述の正誤について、正しい組合せを一つ選べ。

a 劇薬に該当する薬局製造販売医薬品は、特定販売により販売することができる。

b 特定販売を行うことについて、インターネットを利用して広告する場合はホームページに、一般用医薬品の陳列の状況を示す写真を見やすく表示しなければならない。

c 特定販売を行う薬局に注文された医薬品がない場合、別の薬局から発送することができる。

d 特定販売により一般用医薬品を購入しようとする者から、対面又は電話による相談応需の希望があった場合には、当該薬局において従事する薬剤師又は登録販売者が対面又は電話により情報提供を行わなければならない。

	a b c d		a b c d
1	正 正 誤 誤	4	正 誤 誤 正
2	正 誤 正 誤	5	誤 正 誤 正
3	誤 正 正 正		

【2023年 関西広域連合（滋賀県、京都府、大阪府、兵庫県、和歌山県、徳島県）・福井県】

医薬品医療機器等法に基づく薬局における特定販売に関する次の記述のうち、正しいものの組合せはどれか。

a 特定販売を行うことについてインターネットを利用して広告する場合は、ホームページに特定販売を行う医薬品の使用期限を表示しなければならない。

b 特定販売を行うことについてインターネットを利用して広告する場合は、ホームページに現在勤務している薬剤師又は登録販売者の別、その氏名及び写真を表示しなければならない。

c 特定販売を行う場合は、当該薬局以外の場所に貯蔵し、又は陳列している医薬品を販売又は授与することができる。

d 薬局製造販売医薬品（毒薬及び劇薬であるものを除く。）は、特定販売の方法により販売することができる。

1 （a、b） 2 （a、c） 3 （a、d） 4 （b、d） 5 （c、d）

【2022年 首都圏（東京都、埼玉県、千葉県、神奈川県）】

解説

a 誤 薬局製造販売医薬品〔（毒薬及び劇薬であるものを除く。）〕は特定販売により販売することができる。

b 正 問題文の通り。

c 誤 特定販売は、当該薬局又は店舗に貯蔵、または陳列している一般用医薬品又は薬局製造販売医薬品を販売、又は授与することができる。

d 正 問題文の通り。

解答 　5

ズル本
P.374,375,376

解説

a 正 問題文の通り。

b 誤 現在勤務している薬剤師又は第十五条第二項本文に規定する登録販売者以外の登録販売者若しくは同項本文に規定する登録販売者の別及びその氏名を表示しなければならない。写真は表示しなければならない事項ではない。

c 誤 特定販売を行う場合には、「当該薬局又は店舗に貯蔵し、又は陳列している一般用医薬品又は薬局製造販売医薬品を販売し、又は授与すること。」とされており、当該薬局以外の場所に貯蔵されている医薬品を販売することはできない。

d 正 問題文の通り。

解答 　3

ズル本
P.374,375

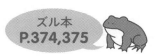

店舗販売業者がインターネットを利用して特定販売を行うことについて広告をするとき、ホームページに見やすく表示しなければならない情報のうち、正しいものの組み合わせはどれか。

a 一般用医薬品の陳列の状況を示す写真

b 情報提供場所の写真

c 医薬部外品の陳列に関する解説

d 特定販売を行う一般用医薬品の使用期限

1 （a、b） 2 （a、c） 3 （a、d） 4 （b、d） 5 （c、d）

【2022年 中国（鳥取県、島根県、岡山県、広島県、山口県）・四国（香川県、愛媛県、高知県）】

保健機能食品等に関する次の記述の正誤について、正しい組み合わせはどれか。

a 特定保健用食品は、健康増進法に基づく許可又は承認を受けて、食生活において特定の保健の目的で摂取をする者に対し、その摂取により当該保健の目的が期待できる旨の表示をする食品である。

b 特別用途食品は、乳児、幼児、妊産婦又は病者の発育又は健康の保持若しくは回復の用に供することが適当な旨を医学的・栄養学的表現で記載し、かつ、用途を限定したもので、健康増進法に基づく許可又は承認を受け、特別の用途に適する旨の表示をする食品である。

c 機能性表示食品は、安全性及び機能性に関する審査を受け、消費者庁長官の許可を受けた食品である。

d 特定保健用食品、特別用途食品、機能性表示食品を総称して、保健機能食品という。

	a	b	c	d
1	誤	誤	誤	正
2	誤	正	正	誤
3	正	正	誤	誤
4	正	誤	正	誤
5	正	正	誤	正

【2021年 関東・甲信越（茨城県、栃木県、群馬県、新潟県、山梨県、長野県）】

解説

a 正 表示しなければならない情報である。

b 誤 薬局又は店舗の主要な外観の写真は表示しなければならない情報ではあるが、情報提供場所の写真は表示しなければならない情報では［ない］。

c 誤 医薬部外品の陳列に関する解説は、表示しなければならない情報では［ない］。

d 正 表示しなければならない情報である。

解答　　3

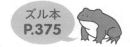
ズル本
P.375

解説

a 正 問題文の通り。

b 正 問題文の通り。

c 誤 機能性表示食品は、販売前に安全性及び機能性の根拠に関する情報などが消費者庁長官へ届け出られたものである。

d 誤 特定保健用食品、栄養機能食品、機能性表示食品を総称して、保健機能食品という。

● 特別用途食品、保健機能食品の概要

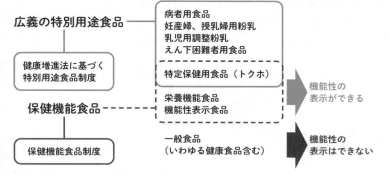

広義の特別用途食品

病者用食品
妊産婦、授乳婦用粉乳
乳児用調整粉乳
えん下困難者用食品

健康増進法に基づく
特別用途食品制度

特定保健用食品（トクホ）

保健機能食品

栄養機能食品
機能性表示食品

機能性の
表示ができる

保健機能食品制度

一般食品
（いわゆる健康食品含む）

機能性の
表示はできない

● 特定保健用食品、栄養機能食品、機能性表示食品を総称して「保健機能食品」という

解答　　3

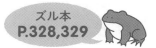
ズル本
P.328,329

319

食品に関する次の記述の正誤について、正しい組合せはどれか。

a 特定保健用食品、栄養機能食品、機能性表示食品を総称して保健機能食品という。

b 食品安全基本法において食品とは、医薬品及び再生医療等製品以外のすべての飲食物をいう。

c 栄養機能食品における栄養成分の機能表示に関しては、消費者庁長官の許可を要さない。

d 機能性表示食品は、安全性及び機能性等に関する審査を受け、消費者庁長官の許可を受けた食品である。

	a b c d		a b c d
1	誤 誤 誤 正	4	誤 正 正 誤
2	正 正 誤 誤	5	正 誤 正 誤
3	誤 誤 正 誤		

【2022年　関東・甲信越（茨城県、栃木県、群馬県、新潟県、山梨県、長野県）】

化粧品に関する記述の正誤について、正しい組み合わせはどれか。

a 人の身体の構造又は機能に影響を及ぼすことを目的とするものは化粧品に含まれない。

b 厚生労働大臣が指定する成分を含有する化粧品を業として製造販売する場合には、品目ごとの承認を得る必要がある。

c 「香りにより毛髪、頭皮の不快臭を抑える」ことは、化粧品の効能効果の範囲に含まれない。

d 化粧品を販売する場合には、医薬品のような販売業の許可は必要ない。

	a b c d		a b c d
1	誤 正 正 誤	4	誤 正 誤 正
2	正 正 誤 正	5	正 誤 正 正
3	正 誤 正 誤		

【2022年　東海・北陸（富山県、石川県、岐阜県、静岡県、愛知県、三重県）】

解説

a　正　問題文の通り。

b　誤　食品安全基本法において、医薬品、［医薬部外品］及び再生医療等製品以外のすべての飲食物は食品であると定義されている。

c　正　問題文の通り。

d　誤　機能性表示食品は、事業者の責任において、科学的根拠に基づいた機能性を表示し、販売前に安全性及び機能性の根拠に関する情報などが消費者庁長官へ［届け出られた］ものである。

解答　　5

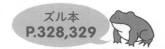

ズル本
P.328,329

解説

a　正　問題文の通り。

b　正　問題文の通り。

c　誤　「香りにより毛髪、頭皮の不快臭を抑える」ことは、化粧品の効能効果の範囲に［含まれる］。化粧品は、あくまで「人の身体を清潔にし、美化し、魅力を増し、容貌を変え、又は皮膚若しくは毛髪を健やかに保つ」の範囲内においてのみ効能効果を表示・標榜することが認められる。

d　正　問題文の通り。

解答　　2

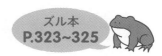

ズル本
P.323~325

次の選択肢で示される事項のうち、医薬品医療機器等法施行規則第158条の12第4項（ただし、第11号に定めるその他情報の提供及び指導を行うために確認が必要な事項を除く。）の規定に基づき、薬局開設者が要指導医薬品を販売する際に薬剤師に情報提供させるに当たって、当該薬剤師に、「当該医薬品を使用しようとする者について、あらかじめ確認させなければならない事項」として、誤っているものはどれか。

1　他の薬剤又は医薬品の使用の状況

2　性別

3　現にかかっている医療機関がある場合は、その医療機関名

4　年齢

5　当該要指導医薬品に係る購入、譲受け又は使用の経験の有無

【2019年　北海道・東北（北海道、青森県、岩手県、宮城県、秋田県、山形県、福島県）】

濫用等のおそれのあるものとして厚生労働大臣が指定する医薬品を販売する場合、医薬品医療機器等法施行規則第147条の3の規定に基づき、店舗販売業者が薬剤師又は登録販売者に必ず確認させなければならない事項に関する以下の記述の正誤について、正しい組み合わせはどれか。

a　当該医薬品を購入しようとする者が若年者である場合にあっては、当該者の氏名及び年齢

b　当該医薬品を購入しようとする者の居住地

c　当該医薬品を使用しようとする者の他の薬局開設者等からの当該医薬品及び当該医薬品以外の濫用等のおそれのある医薬品の購入又は譲受けの状況

d　当該医薬品を購入しようとする者が、適正な使用のために必要と認められる数量を超えて当該医薬品を購入しようとする場合は、その理由

	a	b	c	d
1	正	正	正	誤
2	正	正	誤	正
3	正	誤	正	正
4	誤	正	正	誤
5	誤	誤	誤	正

【2023年　北海道・東北（青森県、岩手県、宮城県、秋田県、山形県、福島県）】

解説

1　正　問題文の通り。

2　正　問題文の通り。

3　誤　「現にかかっている他の疾病がある場合は、その病名」を確認する。

4　正　問題文の通り。

5　正　問題文の通り。

解答　　3

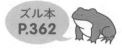
ズル本
P.362

解説

a　正　確認事項である。

b　誤　確認事項ではない。

c　正　確認事項である。

d　正　確認事項である。

＜濫用のおそれのあるものの販売＞

当該薬局、店舗又は区域において医薬品の販売又は授与に従事する薬剤師又は登録販売者に、次に掲げる事項を確認させることとされている。

ⅰ）当該医薬品を購入し、又は譲り受けようとする者が若年者である場合にあっては、当該者の氏名及び年齢

ⅱ）当該医薬品を購入し、又は譲り受けようとする者及び当該医薬品を使用しようとする者の他の薬局開設者、店舗販売業者又は配置販売業者からの当該医薬品及び当該医薬品以外の濫用等のおそれのある医薬品の購入又は譲受けの状況

ⅲ）当該医薬品を購入し、又は譲り受けようとする者が適正な使用のために必要と認められる数量を超えて購入し、又は譲り受けようとする場合は、その理由

ⅳ）その他当該医薬品の適正な使用を目的とする購入又は譲受けであることを確認するために必要な事項

解答　　3

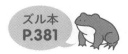
ズル本
P.381

医薬品医療機器等法第50条に基づき医薬品の直接の容器又は直接の被包に記載されていなければならない事項の正誤について、正しい組み合わせを1つ選びなさい。

a　重量、容量又は個数等の内容量

b　効能及び効果

c　指定第二類医薬品にあっては、枠の中に「2」の数字

d　配置販売品目以外の一般用医薬品にあっては、「店舗専用」の文字

```
　 a b c d
1 正 誤 正 正
2 誤 誤 正 誤
3 正 正 正 正
4 誤 正 誤 正
5 正 正 誤 誤
```

【2022年　奈良県】

以下の成分、その水和物及びそれらの塩類を有効成分として含有する製剤のうち、濫用等のおそれのあるものとして厚生労働大臣が指定する医薬品に該当するものの組み合わせを下から一つ選びなさい。

ア　無水カフェイン

イ　スルファジアジン

ウ　コデイン

エ　プソイドエフェドリン

1（ア、イ）　2（ア、ウ）　3（イ、エ）　4（ウ、エ）

【2023年　九州（福岡県、佐賀県、大分県、長崎県、熊本県、宮崎県、鹿児島県）・沖縄県】

a 正 記載が必要である。

b 誤 法定表示事項ではない。

c 正 記載が必要である。

d 正 記載が必要である。

代表的な法定表示事項	法定表示事項でない
・ 製造販売業者等の氏名又は名称及び住所 ・ 製造番号又は製造記号 ・ 重量、容量又は個数等の内容量 ・ 日局に収載されている医薬品については「日本薬局方」の文字等 ・ 「要指導医薬品」の文字 ・ 一般用医薬品のリスク区分を示す字句 ・ 配置販売品目以外の一般用医薬品にあっては、「店舗専用」の文字 ・ 指定第二類医薬品にあっては、枠の中に「2」の数字	・ 製造業者の氏名又は名称及び住所 ・ 製造年月日 ・ 効能又は効果 ・ 用法用量 ・ 一般用医薬品である旨を示す識別表示 ・ 配置販売品目にあっては、「配置専用」の文字

解答 1

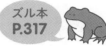
ズル本
P.317

解説

濫用等のおそれのあるものとして厚生労働大臣が指定する医薬品は、次に掲げるもの、その水和物及びそれらの塩類を有効成分として含有する製剤とされており、対象の医薬品を販売する際には確認を行ったうえで適正に使用されるよう販売する必要がある。

ⅰ）エフェドリン

ⅱ）コデイン

ⅲ）ジヒドロコデイン

ⅳ）ブロモバレリル尿素

ⅴ）プソイドエフェドリン

ⅵ）メチルエフェドリン

解答 4

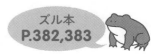
ズル本
P.382,383

濫用等のおそれのあるものとして厚生労働大臣が指定する医薬品（平成26年厚生労働省告示第252号）の正誤について、正しい組み合わせはどれか。【改変】

a イソプロピルアンチピリン

b 無水カフェイン

c ジヒドロコデイン

d プソイドエフェドリン

```
    a b c d
1   正 正 誤 誤
2   正 誤 正 誤
3   正 誤 誤 正
4   誤 誤 正 正
5   誤 誤 正 誤
```

【2019年　福井県】

一般用医薬品及び要指導医薬品に関する以下の記述のうち、正しいものの組み合わせはどれか。

ア 一般用医薬品は、「医薬品のうち、その効能及び効果において人体に対する作用が著しくないものであって、薬剤師その他の医薬関係者から提供された情報に基づく需要者の選択により使用されることが目的とされているもの（要指導医薬品を除く。）」と規定されている。

イ 要指導医薬品には、人体に直接使用されない検査薬であって、血液を検体とするものなど検体の採取に身体への直接のリスクを伴うものがある。

ウ 一般用医薬品及び要指導医薬品は、あらかじめ定められた用量に基づき、適正使用することによって効果を期待するものである。

エ 一般用医薬品及び要指導医薬品の効能効果の表現は、通常、診断疾患名（胃炎、胃・十二指腸潰瘍等）で示されている。

1 （ア、ウ）　2 （ア、エ）　3 （イ、ウ）　4 （イ、エ）

【2021年　九州・沖縄（福岡県、佐賀県、大分県、長崎県、熊本県、宮崎県、鹿児島県、沖縄県）・三重県】

解説

濫用等のおそれのあるものとして厚生労働大臣が指定する医薬品（平成26年厚生労働省告示第252号）は、次に掲げるもの、その水和物及びそれらの塩類を有効成分として含有する製剤とされており、対象の医薬品を販売する際には確認を行ったうえで適正に使用されるよう販売する必要がある。

ⅰ）エフェドリン

ⅱ）コデイン

ⅲ）ジヒドロコデイン

ⅳ）ブロモバレリル尿素

ⅴ）プソイドエフェドリン

ⅵ）メチルエフェドリン

解答　　4

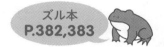

ズル本
P.382,383

解説

ア　正　問題文の通り。

イ　誤　要指導医薬品では、注射等の侵襲性の高い使用方法は用いられておらず、人体に直接使用されない検査薬においても、検体の採取に身体への直接のリスクを伴うもの（例えば、血液を検体とするもの）は、要指導医薬品としては認められていない。

ウ　正　問題文の通り。

エ　誤　効能効果の表現に関しては、医療用医薬品では通常、診断疾患名（例えば、胃炎、胃・十二指腸潰瘍等）で示されているのに対し、一般用医薬品及び要指導医薬品では、一般の生活者が判断できる症状（例えば、胃痛、胸やけ、むかつき、もたれ等）で示されている。

解答　　1

ズル本
P.298,302

次の記述は、医薬品の容器又は外箱等への必要な記載事項に関するものである。正しいものの組み合わせはどれか。

a 医薬品の法定表示事項は、購入者が読みやすく理解しやすい用語による正確なものでなければならない。

b 法定表示が適切になされていない医薬品を販売した場合、製造販売業者のみの責任となり、薬局及び医薬品販売業者が罰せられることはない。

c 日本薬局方に収載されている医薬品以外の医薬品においても、その有効成分の名称及びその分量を表示する必要がある。

d 指定第二類医薬品にあっては、枠の中に「指定」の文字を記載しなければならない。

1（a、b） 2（a、c） 3（b、d） 4（c、d）

【2023年 北海道・東北（青森県、岩手県、宮城県、秋田県、山形県、福島県）】

薬局及び医薬品の販売業に関する以下の記述のうち、正しいものを1つ選びなさい。

1 店舗販売業者は医薬品をあらかじめ小分けし、販売することができる。

2 薬局は、薬剤師が販売又は授与の目的で調剤を行う場所であり、一般用医薬品を販売する場合は、別に医薬品の販売業の許可を必要とする。

3 医薬品の販売業の許可は、5年ごとに、許可の更新を受けなければ、その期間の経過によって、許可の効力を失う。

4 薬局では、一般用医薬品のうち、第二類医薬品又は第三類医薬品を販売し、又は授与する場合には、薬剤師のほかに、登録販売者が購入者への情報提供を行うことができる。

【2021年 九州・沖縄（福岡県、佐賀県、大分県、長崎県、熊本県、宮崎県、鹿児島県、沖縄県）・三重県】

a　正　問題文の通り。

b　誤　法定表示が適切になされていない医薬品（不正表示医薬品）は、販売等してはならないとされており、本規定は、薬局及び医薬品の販売業においても適用されるものである。

c　正　問題文の通り。

d　誤　指定第二類医薬品にあっては、枠の中に［「2」］の数字を記載しなければならない。

解答　2

ズル本
P.296,317

第4章

薬事関係法規・制度

1　誤　医薬品をあらかじめ小分けし、販売する行為は、無許可製造、無許可製造販売に該当するため、認められない。

2　誤　薬局における医薬品の販売行為は、薬局の業務に付随して行われる行為であるので、医薬品の販売業の許可は必要としない。

3　誤　医薬品の販売業の許可は、6年ごとに、その更新を受けなければ、その期間の経過によって、許可の効力を失う。

4　正　問題文の通り。

●薬局と医薬品販売業のまとめ

業種	許可			医薬品の提供					一般の生活者への販売	販売方法	
	種類	与える者	更新	調剤	販売できる医薬品					分割販売	あらかじめ小分け
					医療用医薬品	要指導医薬品	一般用医薬品				
薬局	開設の許可	都道府県知事	6年	できる	できる	できる	できる		できる	できる	できない
店舗販売業	販売業の許可			できない	できない	できる	できる		できる	できる	できない
配置販売業				できない	できない	できない	できる（配置販売品目基準に適合するもの）		できる	できない	できない
卸売販売業				できない	できる	できる	できる		できない	できる	できない

※薬局開設者又は店舗販売業者は店舗による販売又は授与以外の方法により、配置販売業者は配置以外の方法により、それぞれ医薬品を販売し、授与し、又はその販売若しくは授与の目的で医薬品を貯蔵し、若しくは陳列してはならない

解答　4

ズル本
P.335,338,341

医薬部外品及び化粧品に関する次の記述の正誤について、正しい組み合わせはどれか。ただし、厚生労働省令で定める表示の特例に関する規定は考慮しなくてよい。

a　かつては医薬品であったが医薬部外品へ移行された製品群（「指定医薬部外品」の表示がある製品群）は、適正に使用することが他の医薬部外品と比べてより重要であるため、容器や包装等に識別表示がなされている。

b　化粧品は、直接の容器又は直接の被包に、「化粧品」の文字の表示が義務付けられている。

c　化粧品は、人の身体を美化し、魅力を増す目的に限定して医薬品的な効能効果を表示・標榜することが認められている。

d　医薬部外品を製造販売する場合には、医薬部外品製造販売業の承認が必要であり、品目ごとに許可を得る必要がある。

	a b c d			a b c d
1	誤 正 正 正		4	正 誤 誤 誤
2	正 誤 誤 正		5	誤 正 誤 誤
3	正 正 正 正			

【2019年　首都圏（埼玉県、千葉県、東京都、神奈川県）】

医薬部外品に関する記述の正誤について、正しい組合せを一つ選べ。

a　医薬部外品には、化粧品的な使用目的を有する製品はない。

b　医薬部外品を製造販売する場合には、厚生労働大臣が基準を定めて指定するものを除き、品目ごとに承認を得る必要がある。

c　一般小売店で医薬部外品を販売する場合は、医薬品の販売業の許可が必要である。

d　衛生害虫類の防除のために使用される製品群については、直接の容器又は直接の被包に「指定医薬部外品」と識別表示がなされている。

	a b c d
1	正 正 誤 誤
2	正 誤 正 正
3	誤 正 誤 誤
4	正 誤 正 誤
5	誤 誤 正 正

【2022年　関西広域連合（滋賀県、京都府、大阪府、兵庫県、和歌山県、徳島県）・福井県】

a　正　問題文の通り。

b　誤　化粧品の直接の容器又は直接の被包に、「化粧品」の文字の表示は義務付けられていない。

c　誤　化粧品は、あくまで「人の身体を清潔にし、美化し、魅力を増し、容貌を変え、又は皮膚若しくは毛髪を健やかに保つ」の範囲内においてのみ効能効果を表示・標榜することが認められるものであり、医薬品的な効能効果を表示・標榜することは一切認められていない。

d　誤　医薬部外品を製造販売する場合には、製造販売業の許可が必要であり、厚生労働大臣が基準を定めて指定するものを除き、品目ごとに承認を得る必要がある。

解答　4

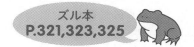

ズル本
P.321,323,325

解説

a　誤　医薬部外品には、化粧品的な使用目的を有する製品があり、医薬部外品の枠内で、薬用化粧品類等として承認されている。

b　正　問題文の通り。

c　誤　販売等については、医薬品のような販売業の許可は必要なく、一般小売店において販売等することができる。

d　誤　衛生害虫類（ねずみ、はえ、蚊、のみその他これらに類する生物）の防除のため使用される製品群については、各製品の容器や包装等に「[防除用]医薬部外品」と識別表示がなされている。かつては医薬品であったが医薬部外品へ移行された製品群については、各製品の容器や包装等に「指定医薬部外品」と識別表示がなされている。

解答　3

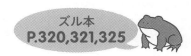

ズル本
P.320,321,325

医薬品の販売業に関する以下の記述の正誤について、正しい組み合わせはどれか。

a 薬局における一般の生活者に対する医薬品の販売は、医薬品の販売業の許可を必要としない。

b 店舗販売業は、一般用医薬品をあらかじめ小分けして販売することができる。

c 配置販売業は、一般用医薬品を開封して分割販売することができる。

d 卸売販売業は、薬局の求めに応じて医療用医薬品の包装を開封して分割販売することができる。

```
   a b c d
1  正 正 正 誤
2  誤 誤 正 正
3  正 誤 誤 正
4  正 誤 誤 誤
5  誤 正 正 正
```

【2021年　北海道・東北（北海道、青森県、岩手県、宮城県、秋田県、山形県、福島県）】

化粧品の効能効果として表示・標榜することが認められている範囲に関する記述の正誤について、正しい組み合わせはどれか。

a 毛髪にウェーブをもたせ、保つ。

b フケ、カユミを抑える。

c 爪をすこやかに保つ。

d 肌の水分、油分を補い保つ。

```
   a b c d
1  正 誤 正 誤
2  正 誤 正 正
3  正 正 誤 誤
4  誤 正 正 正
5  誤 正 誤 正
```

【2021年　関西広域連合（滋賀県、京都府、大阪府、兵庫県、和歌山県、徳島県）・福井県】

a 正 問題文の通り。

b 誤 店舗販売業は、医薬品をあらかじめ小分けし、販売する行為は、無許可製造、無許可製造販売に該当するため、認められない。

c 誤 配置販売業は、医薬品を開封して分割販売することは禁止されている。

d 正 問題文の通り。

●薬局と医薬品販売業のまとめ

業種	許可			医薬品の提供				一般の生活者への販売	販売方法	
	種類	与える者	更新	調剤	販売できる医薬品				分割販売	あらかじめ小分け
					医療用医薬品	要指導医薬品	一般用医薬品			
薬局	開設の許可	都道府県知事	6年	できる	できる	できる	できる	できる	できる	できない
店舗販売業	販売業の許可			できない	できない	できる	できる	できる	できる	できない
配置販売業				できない	できない	できない	できる（配置販売品目基準に適合するもの）	できる	できない	できない
卸売販売業				できない	できる	できる	できる	できない	できる	できない

※薬局開設者又は店舗販売業者は店舗による販売又は授与以外の方法により、配置販売業者は配置以外の方法により、それぞれ医薬品を販売し、授与し、又はその販売若しくは授与の目的で医薬品を貯蔵し、若しくは陳列してはならない

解答 3

ズル本
P.335,337,338,355

a 誤 医薬部外品の効能効果として表示・標榜することが認められている範囲である。

b 正 問題文の通り。

c 正 問題文の通り。

d 正 問題文の通り。

解答 4

ズル本
P.324

毒薬または劇薬に関する記述の正誤について、正しい組み合わせはどれか。

a 業務上劇薬を取り扱う者は、劇薬を他の物と区別して貯蔵、陳列し、その場所についてはかぎを施さなければならない。

b 毒薬の直接の容器または被包に、黒地に白枠、白字をもって、当該医薬品の品名および「毒」の文字が記載されていなければならない。

c 店舗管理者が薬剤師以外である場合、店舗販売業者は、劇薬を開封して販売することはできない。

d 毒薬または劇薬を一般の生活者に対して販売または譲渡する際には、譲り受ける者に、品名、数量、譲渡年月日が記入され、署名された文書を交付しなければならない。

	a b c d		a b c d
1	正 正 誤 正	4	誤 正 誤 正
2	正 正 誤 誤	5	誤 誤 正 誤
3	誤 正 正 誤		

【2021年　関西広域連合（滋賀県、京都府、大阪府、兵庫県、和歌山県、徳島県）・福井県】

医薬品医療機器等法に基づく行政庁による監視指導及び処分に関する以下の記述のうち、誤っているものを1つ選びなさい。なお、本設問において、「都道府県知事」とは、「都道府県知事（薬局又は店舗販売業にあっては、その薬局又は店舗の所在地が保健所設置市又は特別区の区域にある場合においては、市長又は区長。）」とする。

1 都道府県知事は、配置販売業者に対して、その構造設備が薬局等構造設備規則に適合せず、その構造設備によって不良医薬品を生じるおそれがある場合は、その構造設備の改善を命ずることができる。

2 厚生労働大臣又は都道府県知事は、医薬品を業務上取り扱う者（薬局開設者、医薬品の販売業者を含む。）に対し、不正表示医薬品、不良医薬品、無承認無許可医薬品等について、廃棄、回収その他公衆衛生上の危険の発生を防止するに足りる措置をとるべきことを命ずることができる。

3 薬局及び医薬品販売業に従事する薬剤師や登録販売者を含む従業員が、薬事監視員の質問に正当な理由なく答弁しなかったり、虚偽の答弁を行った場合には、その者に対して、罰金が科せられる。

4 厚生労働大臣は、医薬品による保健衛生上の危害の発生又は拡大を防止するため必要があると認めるときは、薬局開設者又は医薬品の販売業者に対して、医薬品の販売又は授与を一時停止すること、その他保健衛生上の危害の発生又は拡大を防止するための応急措置をとるべきことを命ずることができる。

【2021年　九州・沖縄（福岡県、佐賀県、大分県、長崎県、熊本県、宮崎県、鹿児島県、沖縄県）・三重県】

a　誤　業務上毒薬を取り扱う者は、毒薬を他の物と区別して貯蔵、陳列し、その場所についてはかぎを施さなければならない。

b　正　問題文の通り。

c　正　問題文の通り。

d　誤　毒薬又は劇薬を、一般の生活者に対して販売又は譲渡する際には、当該医薬品を譲り受ける者から、品名、数量、使用目的、譲渡年月日、譲受人の氏名、住所及び職業が記入され、署名又は記名押印された文書の交付を受けなければならない。

解答　　3

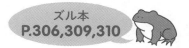
ズル本
P.306,309,310

1　誤　都道府県知事等は、薬局開設者又は医薬品の販売業者（配置販売業者を除く。）に対して、その構造設備が基準に適合せず、又はその構造設備によって不良医薬品を生じるおそれがある場合においては、その構造設備の改善を命じ、又はその改善がなされるまでの間当該施設の全部若しくは一部の使用を禁止することができる。

2　正　問題文の通り。

3　正　問題文の通り。

4　正　問題文の通り。

●行政庁による処分＜業務停止命令等＞

命令	指示	処分対象者	主な処分内容
改善命令等	都道府県知事	・薬局開設者 ・医薬品の販売業者	・構造設備の改善の命令 　（配置販売業者を除く） ・業務体制の整備の命令 ・保健衛生上の危害の発生又は拡大を防止するための必要な措置の命令 ・管理者の変更の命令
業務停止 命令等	都道府県知事	・配置販売業者 ・配置員	業務停止の命令
		・薬局開設者 ・医薬品の販売業者	・許可の取り消し ・業務の全部若しくは一部の停止の命令
	厚生労働大臣	・薬局開設者 ・医薬品の販売業者	医薬品による保健衛生上の危害の発生又は拡大を防止するための応急措置を採る命令

解答　　1

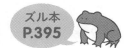
ズル本
P.395

毒薬及び劇薬に関する次の記述のうち、正しいものはどれか。

1 毒薬を20歳未満の者に交付してはならない。

2 劇薬は、それを収める直接の容器又は被包に、白地に赤枠、赤字をもって、当該医薬品の品名及び「劇」の文字が記載されていなければならない。

3 毒薬とは、劇性が強いものとして厚生労働大臣が薬事・食品衛生審議会の意見を聴いて指定する医薬品をいう。

4 劇薬を一般の生活者に対して販売又は譲渡する際には、当該医薬品を譲り受ける者から、他の者に販売又は譲渡しない旨の誓約書を提出させなければならない。

【2022年　関東・甲信越（茨城県、栃木県、群馬県、新潟県、山梨県、長野県）】

医薬品医療機器等法第29条の3に基づき、店舗販売業者が、当該店舗の見やすい位置に掲示板で掲示しなければならない事項に関する次の記述のうち、正しいものの組み合わせはどれか。

a 店舗に勤務する者の名札等による区別に関する説明

b 店舗の平面図

c 取り扱う要指導医薬品の品名

d 店舗販売業者の氏名又は名称、店舗販売業の許可証の記載事項

1 （a、b）　2 （a、d）　3 （b、c）　4 （b、d）　5 （c、d）

【2019年　首都圏（埼玉県、千葉県、東京都、神奈川県）】

解説

1　誤　毒薬又は劇薬を、［14歳］未満の者その他安全な取扱いに不安のある者に交付することは禁止されている。

2　正　問題文の通り。

3　誤　毒薬とは、［毒性］が強いものとして厚生労働大臣が薬事・食品衛生審議会の意見を聴いて指定する医薬品をいう。

4　誤　毒薬又は劇薬を、一般の生活者に対して販売又は譲渡する際には、当該医薬品を譲り受ける者から、［品名、数量、使用目的、譲渡年月日、譲受人の氏名、住所及び職業が記入され、署名又は記名押印された文書の交付］を受けなければならない。

解答　　2

ズル本
P.305,306,309,310

解説

薬局または店舗における表示のうち、「薬局又は店舗の管理及び運営に関する事項」の主なものには次のものがある。

① 許可の区分の別

② 開設者等の氏名又は名称、許可証の記載事項

③ 管理者の氏名

④ 勤務する薬剤師又 は第十五条第二項本文に規定する登録販売者以外の登録販売者若しくは同項本文に規定する登録販売者の別、その氏名及び担当業務

⑤ 取り扱う要指導医薬品及び一般用医薬品の区分

⑥ 薬局、店舗に勤務する者の名札等による区分に関する説明

⑦ 営業時間、営業時間外で相談できる時間及び営業時間外で医薬品の購入、譲受けの申込みを受理する時間

⑧ 相談時及び緊急時の電話番号その他連絡先

解答　　2

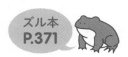
ズル本
P.371

次の記述は、医薬品医療機器等法第33条第1項の条文である。（　　　）の中に入れるべき字句の正しい組み合わせはどれか。

第三十三条 配置販売業者又はその配置員は、その（ a ）の都道府県知事が発行する（ b ）の交付を受け、かつ、これを（ c ）しなければ、医薬品の配置販売に従事してはならない。

	a	b	c
1	住所地	許可証	携帯
2	住所地	身分証明書	掲示
3	住所地	身分証明書	携帯
4	勤務地	身分証明書	掲示
5	勤務地	許可証	携帯

【2019年　北海道・東北（北海道、青森県、岩手県、宮城県、秋田県、山形県、福島県）】

生物由来製品に関する以下の記述の正誤について、正しい組み合わせを下から一つ選びなさい。

ア　生物由来製品には、植物に由来するもののみを原料又は材料として製造されるものはない。

イ　生物由来製品は、製品の使用による感染症の発生リスクに着目して指定されている。

ウ　医療機器及び再生医療等製品は、生物由来製品の指定対象とならない。

エ　生物由来製品として指定された一般用医薬品はない。

	ア	イ	ウ	エ
1	正	正	正	正
2	正	正	誤	正
3	正	誤	正	誤
4	誤	正	正	誤
5	誤	誤	誤	正

【2022年　九州（福岡県、佐賀県、大分県、長崎県、熊本県、宮崎県、鹿児島県）・沖縄】

解説

配置販売業者又はその配置員は、その住所地の都道府県知事が発行する身分証明書の交付を受け、かつ、これを携帯しなければ、医薬品の配置販売に従事してはならない。

解答　3

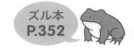

ズル本
P.352

解説

ア　正　問題文の通り。

イ　正　問題文の通り。

ウ　誤　生物由来製品は、人その他の生物（植物を除く。）に由来するものを原料又は材料として製造（小分けを含む。）をされる医薬品、医薬部外品、化粧品又は医療機器のうち、保健衛生上特別の注意を要するものとして、厚生労働大臣が薬事・食品衛生審議会の意見を聴いて指定するものである。

エ　正　問題文の通り。

●生物由来製品の指定について

生物由来製品の指定対象となるもの		現在、生物由来製品として指定されたもの
医薬品	医療用医薬品	有り
	要指導医薬品	なし
	一般用医薬品	
医療機器		有り
医薬部外品		なし
化粧品		

解答　2

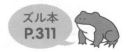

ズル本
P.311

一般用医薬品のリスク区分に関する次の記述のうち、正しいものの組合せはどれか。

a 第一類医薬品は、その副作用等により日常生活に支障を来す程度の健康被害が生ずるおそれがある医薬品のうち、その使用に関し特に注意が必要なものとして厚生労働大臣が指定するものが含まれる。

b 第二類医薬品は、その成分や使用目的等から、その副作用等により日常生活に支障を来す程度の健康被害が生ずるおそれがあり、保健衛生上のリスクが比較的高い一般用医薬品である。

c 第三類医薬品は、第一類医薬品及び第二類医薬品以外の一般用医薬品で、副作用等により身体の変調・不調が起こるおそれのないものである。

d 第三類医薬品である医薬品の分類が、第一類医薬品又は第二類医薬品に変更されることはない。

1（a、b） 2（a、c） 3（a、d） 4（b、c） 5（c、d）

【2023年　首都圏（東京都、埼玉県、千葉県、神奈川県）】

医薬品医療機器等法における要指導医薬品の情報提供等に関する以下の記述の正誤について、正しい組み合わせはどれか。

a 要指導医薬品を販売する場合には、薬局開設者は、薬剤師に必要な情報を提供させ、必要な薬学的知見に基づく指導を行わせなければならないと規定されている。

b 要指導医薬品の販売後、購入者から相談があった場合には、薬局開設者は、薬剤師に必要な情報を提供させ、又は必要な薬学的知見に基づく指導を行わせなければならないと規定されている。

c 要指導医薬品を使用しようとする者が所持しているお薬手帳には、要指導医薬品の購入歴を記録することができないと規定されている。

d 要指導医薬品の情報の提供及び指導を行わせるに当たっては、薬局開設者は、対応する薬剤師に、必要に応じて、年齢や他の医薬品の使用の状況等について確認させることが望ましいと規定されている。

	a	b	c	d			a	b	c	d
1	正	正	誤	正		4	誤	正	正	誤
2	誤	誤	正	正		5	正	正	誤	誤
3	誤	誤	誤	正						

【2022年　北海道・東北（青森県、岩手県、宮城県、秋田県、山形県、福島県）】

a　正　問題文の通り。

b　正　問題文の通り。

c　誤　第三類医薬品は、第一類医薬品及び第二類医薬品以外の一般用医薬品で、日常生活に支障を来す程度ではないが、副作用等により身体の変調・不調が起こるおそれはある。

d　誤　第三類医薬品である医薬品の分類は、日常生活に支障を来す程度の副作用を生じるおそれがあることが明らかとなった場合には、第一類医薬品又は第二類医薬品に変更されることもある。

解答　　1

ズル本
P.314,315

a　正　問題文の通り。

b　正　問題文の通り。

c　誤　お薬手帳には、要指導医薬品についても記録することが重要であり、要指導医薬品の購入歴を記録することが［できる］。

d　誤　要指導医薬品の情報の提供及び指導を行わせるに当たっては、薬局開設者は、対応する薬剤師に、あらかじめ、年齢や他の医薬品の使用の状況等について確認させ［なければならない］と規定されている。

解答　　5

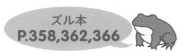

ズル本
P.358,362,366

法第74条の規定に基づく業務停止命令に関する記述について、（　　　）の中に入れるべき字句の正しい組み合わせを1つ選べ。なお、2箇所の（ ｃ ）内は、いずれも同じ字句が入る。

（ ａ ）は、配置販売業の配置員が、その業務に関し、薬事に関する法令又はこれに基づく処分に違反する行為があったときは、その（ ｂ ）に対して、（ ｃ ）を定めてその配置員による配置販売の業務の停止を命ずることができ、また、必要があるときは、その配置員に対しても、（ ｃ ）を定めてその業務の停止を命ずることができる。

	a	b	c
1	都道府県知事	配置販売業者	期間
2	都道府県知事	区域管理者	区域
3	都道府県知事	配置販売業者	区域
4	厚生労働大臣	配置販売業者	期間
5	厚生労働大臣	区域管理者	区域

【2019年　関西広域連合（滋賀県、京都府、大阪府、兵庫県、和歌山県、徳島県）】

毒薬及び劇薬に関する次の記述のうち、正しいものはどれか。

1　毒薬とは、毒性が強いものとして厚生労働大臣が薬事・食品衛生審議会の意見を聴いて指定する医薬品をいう。

2　毒薬は、それを収める直接の容器又は被包に、白地に赤枠、赤字をもって、当該医薬品の品名及び「毒」の文字が記載されていなければならない。

3　劇薬を18歳未満の者に交付してはならない。

4　毒薬を一般の生活者に対して販売又は譲渡する際には、当該毒薬を譲り受ける者から、他の者に販売又は譲渡しない旨の誓約書を提出させなければならない。

【2019年　関東・甲信越（茨城県、栃木県、群馬県、新潟県、山梨県、長野県）】

都道府県知事は、配置販売業の配置員が、その業務に関し、薬事に関する法令又はこれに基づく処分に違反する行為があったときは、その配置販売業者に対して、期間を定めてその配置員による配置販売の業務の停止を命ずることができ、また、必要があるときは、その配置員に対しても、期間を定めてその業務の停止を命ずることができる。

解答　　1

ズル本
P.395

解説

1　正　問題文の通り。

2　誤　毒薬については、それを収める直接の容器又は被包（以下「容器等」という。）に、黒地に白枠、白字をもって、当該医薬品の品名及び「毒」の文字が記載されていなければならない。また、劇薬については、容器等に白地に赤枠、赤字をもって、当該医薬品の品名及び「劇」の文字が記載されていなければならない。

3　誤　毒薬又は劇薬を、14歳未満の者その他安全な取扱いに不安のある者に交付することは禁止されている。

4　誤　毒薬又は劇薬を、一般の生活者に対して販売又は譲渡する際には、当該医薬品を譲り受ける者から、品名、数量、使用目的、譲渡年月日、譲受人の氏名、住所及び職業が記入され、署名又は記名押印された文書の交付を受けなければならない。誓約書の提出は必要ではない。

解答　　1

ズル本
P.305,306,309,310

「医薬品の範囲に関する基準」で示されている医薬品に該当する要素として、正しいものの組み合わせを1つ選びなさい。

a 製品表示などに医薬品的な効能効果が標榜又は暗示されていること

b 錠剤やカプセル剤のような医薬品的な形状であること（食品である旨が明示されている場合に限る。）

c 服用時期、服用間隔、服用量等の医薬品的な用法用量の記載があること（調理のために使用方法、使用量等を定めている場合を除く。）

d 成分本質（原材料）が、人その他の生物（植物を除く。）に由来するものを含むこと

1 （a、b） 2 （a、c） 3 （b、d） 4 （c、d）

【2019年 奈良県】

要指導医薬品に関する記述の正誤について、正しい組み合わせを1つ選びなさい。

a 要指導医薬品は、厚生労働大臣が薬事・食品衛生審議会の意見を聴いて指定する。

b 要指導医薬品では、注射等の侵襲性の高い使用方法は用いられていない。

c 薬剤師が管理者である店舗では、登録販売者が要指導医薬品の適正な使用のための情報の提供及び指導をすることができる。

d 薬局開設者又は店舗販売業者が要指導医薬品を販売する場合に、情報の提供及び指導を行わせるに当たって、あらかじめ確認させなければならないと規定されている事項には、他の薬剤又は医薬品の使用の状況が含まれる。

	a	b	c	d
1	正	正	誤	正
2	誤	正	正	誤
3	正	誤	誤	誤
4	正	誤	正	誤
5	誤	誤	誤	正

【2019年 奈良県】

解説

「医薬品の範囲に関する基準」では、医薬品に該当する要素として、

① 成分本質（原材料）が、専ら医薬品として使用される成分本質を含むこと（食品添加物と認められる場合を除く。）

② 医薬品的な効能効果が標榜又は暗示されていること（製品表示や添付文書によるほか、チラシ、パンフレット、刊行物、インターネット等の広告宣伝物等による場合も含む。）

③ アンプル剤や舌下錠、口腔用スプレー剤等、医薬品的な形状であること

※錠剤やカプセル剤のような形状については、食品である旨が明示されている場合に限り、当該形状のみをもって医薬品への該当性の判断がなされることはない

④ 服用時期、服用間隔、服用量等の医薬品的な用法用量の記載があること（調理のために使用方法、使用量等を定めている場合を除く。）

が示されており、食品の販売を行う者にあっては、これらに照らして医薬品に該当する物とみなされることのないよう留意する必要がある。

解答　　2

ズル本
P.328

解説

a　正　問題文の通り。

b　正　問題文の通り。

c　誤　薬局開設者又は店舗販売業者は、要指導医薬品を販売又は授与する場合には、その薬局又は店舗において医薬品の販売又は授与に従事する薬剤師に、対面により、書面を用いて、必要な情報を提供させ、必要な薬学的知見に基づく指導を行わせなければならないと規定されている。

d　正　問題文の通り。

解答　　1

ズル本
P.299,302,346,362,363

食品に関する次の記述の正誤について、正しい組合せはどれか。

a 食品安全基本法及び食品衛生法における食品とは、医薬品、医薬部外品及び再生医療等製品以外のすべての飲食物をいう。

b 健康食品は、健康増進法で定義された用語であり、栄養補助食品、サプリメントと呼ばれることもある。

c 外形上、食品として販売等されている製品であっても、その成分本質、効能効果の標榜内容等に照らして医薬品とみなされる場合には、無承認無許可医薬品として、医薬品医療機器等法に基づく取締りの対象となる。

```
     a b c
1  正 誤 誤
2  正 誤 正
3  誤 正 正
4  誤 正 誤
```

【2023年　関東・甲信越（茨城県、栃木県、群馬県、新潟県、山梨県、長野県）】

保健機能食品等の食品に関する記述について、誤っているものを1つ選べ。

1 機能性表示食品は、事業者の責任において、科学的根拠に基づいた機能性を表示し、あらかじめ厚生労働大臣の許可を受けたものである。

2 いわゆる健康食品の中には、特定の保健の用途に適する旨の効果等が表示・標榜されている場合があり、それらについては、医薬品の効能効果を暗示しているとみなされる。

3 保健機能食品は、あくまで食生活を通じた健康の保持増進を目的として摂取されるものであり、健康の保持増進効果等につき虚偽又は誇大な表示をすることは禁止されている。

4 特別用途食品は、乳児、幼児、妊産婦又は病者の発育又は健康の保持若しくは回復の用に供することが適当な旨を医学的・栄養学的表現で記載し、かつ、用途を限定したものである。

【2019年　関西広域連合（滋賀県、京都府、大阪府、兵庫県、和歌山県、徳島県）】

解説

a　正　問題文の通り。

b　誤　健康食品は、法令で定義された用語ではないが、一般に用いられている単語であり、栄養補助食品、サプリメントと呼ばれることもある。

c　正　問題文の通り。

解答　　2

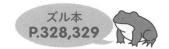
ズル本
P.328,329

解説

1　誤　機能性表示食品は、事業者の責任において、科学的根拠に基づいた機能性を表示し、販売前に安全性及び機能性の根拠に関する情報などが消費者庁長官へ届け出られたものである。

2　正　問題文の通り。

3　正　問題文の通り。

4　正　問題文の通り。

解答　　1

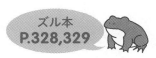
ズル本
P.328,329

医薬品医療機器等法第56条及び57条の規定により、販売、授与又は販売、授与の目的で製造、輸入、貯蔵若しくは陳列をしてはならないとされている医薬品について説明した次の記述の正誤について、正しい組み合わせを選びなさい。

a 異物が混入し、又は付着している医薬品

b その全部又は一部が不潔な物質又は変質若しくは変敗した物質から成っている医薬品

c タール色素の種類や用途に関わらず、タール色素が使用されている医薬品

d 医薬品の容器又は被包が、その医薬品の使用方法を誤らせやすいもの

```
   a b c d
1  正 誤 正 正
2  正 正 誤 正
3  誤 正 正 誤
4  正 誤 正 誤
5  誤 正 誤 正
```

【2020年　四国（香川県、愛媛県、高知県）】

医薬品、医療機器等の品質、有効性及び安全性の確保等に関する法律（昭和35年法律第145号）に関する記述のうち、誤っているものはどれか。

1 医薬品、医療機器等の品質、有効性及び安全性の確保等に関する法律（昭和35年法律第145号）は、医薬品、医療機器等の品質、有効性及び安全性の確保並びにこれらの使用による保健衛生上の危害の発生及び拡大の防止のために必要な規制を行うことが目的であり、化粧品は対象ではない。

2 店舗販売業者は、その店舗において業務に従事する登録販売者に対し、厚生労働大臣に届出を行った者が行う研修を毎年度受講させなければならない。

3 医薬関係者は、医薬品等の有効性及び安全性その他これらの適正な使用に関する知識と理解を深めるとともに、これらの使用の対象者及びこれらを購入し、又は譲り受けようとする者に対し、これらの適正な使用に関する事項に関する正確かつ適切な情報の提供に努めなければならないとされている。

4 国民は、医薬品等を適正に使用するとともに、これらの有効性及び安全性に関する知識と理解を深めるよう努めなければならないとされている。

【2022年　中国（鳥取県、島根県、岡山県、広島県、山口県）・四国（香川県、愛媛県、高知県）】

解説

a　正　問題文の通り。

b　正　問題文の通り。

c　誤　着色のみを目的として、厚生労働省令で定めるタール色素以外のタール色素が使用されている医薬品は販売、授与又は販売、授与の目的で製造、輸入、貯蔵若しくは陳列をしてはならない。

d　正　問題文の通り。

解答　2

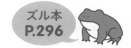

ズル本
P.296

解説

1　誤　医薬品、医療機器等の品質、有効性及び安全性の確保等に関する法律（昭和35年法律第145号）は、医薬品、医薬部外品、[化粧品]、医療機器及び再生医療等製品の品質、有効性及び安全性の確保並びにこれらの使用による保健衛生上の危害の発生及び拡大の防止のために必要な規制を行うことを目的としている。

2　正　問題文の通り。

3　正　問題文の通り。

4　正　問題文の通り。

解答　1

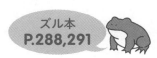

ズル本
P.288,291

店舗販売業者に関する以下の記述の正誤について、正しい組み合わせはどれか。なお、本設問において、「都道府県知事」とは、「都道府県知事（その店舗の所在地が保健所を設置する市又は特別区の区域にある場合においては、市長又は区長）」とする。

a 店舗ごとに、その店舗の所在地の都道府県知事の許可を受けなければならない。

b 薬剤師にのみ調剤を行わせることができる。

c その店舗を、自ら実地に管理し、又はその指定する者に実地に管理させなければならない。

d 要指導医薬品及び一般用医薬品以外の医薬品（専ら動物のために使用されることが目的とされているものを除く。）を販売する場合は、都道府県知事へ届け出なければならない。

	a b c d			a b c d
1	正 正 正 正		4	正 誤 正 誤
2	誤 誤 正 誤		5	正 正 正 誤
3	正 誤 誤 正			

【2021年　北海道・東北（北海道、青森県、岩手県、宮城県、秋田県、山形県、福島県）】

医薬品の広告に関する記述の正誤について、正しい組み合わせはどれか。

a 漢方処方製剤の効能効果について、配合されている個々の生薬成分の作用を個別に挙げて説明することは広告として適当である。

b 医薬関係者、医療機関、公的機関、団体等が、公認、推薦、選用等している旨の広告については、原則として不適当である。

c POP広告（小売店に設置されているポスター、ディスプレーなどによる店頭・店内広告）は、医薬品の広告に該当しない。

d 医薬品の安全性について最大級の表現を行うことは、一般用医薬品を使用する者を安心させるために必要であり、広告として適当である。

	a b c d			a b c d
1	正 誤 誤 正		4	正 誤 正 誤
2	誤 誤 正 誤		5	誤 正 誤 誤
3	誤 正 誤 正			

【2023年　東海・北陸（富山県、石川県、岐阜県、静岡県、愛知県、三重県）】

解説

a 　正 　問題文の通り。

b 　誤 　店舗販売業は、薬局と異なり、薬剤師が従事していても調剤を行うことはできない。

c 　正 　問題文の通り。

d 　誤 　店舗販売業は、要指導医薬品又は一般用医薬品以外の医薬品の販売等は認められていない。

解答 　　4

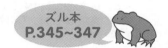
ズル本
P.345~347

解説

a 　誤 　漢方処方製剤の効能効果は、配合されている個々の生薬成分が相互に作用しているため、それらの構成生薬の作用を個別に挙げて説明することは［不適当］である。

b 　正 　問題文の通り。

c 　誤 　一般用医薬品の販売広告としては、製薬企業等の依頼によりマスメディアを通じて行われるもののほか、チラシやダイレクトメール（電子メールを含む）、POP広告も［含まれる］。

d 　誤 　医薬品の効能効果について、最大級の表現を行うことは、広告として［不適当］とされている。

解答 　　5

ズル本
P.387,388,389

医薬品の添付文書、容器等（直接の容器又は被包）又は外箱等（外部の容器又は被包）への記載事項に関する以下の記述の正誤について、正しい組み合わせはどれか。

a 医薬品の容器等が小売りのために包装されている場合において、医薬品医療機器等法で定められた容器等への記載が、外箱等を透かして容易に見ることができないときには、その外箱等にも同様の事項が記載されていなければならない。

b 医薬品の法定表示事項は、邦文を原則とするが、海外で製造された医薬品はこの限りではない。

c 医薬品は、その添付文書、容器等又は外箱等に、当該医薬品に関する最新の論文その他により得られた知見に基づき、用法用量その他使用及び取扱い上必要な注意等が記載されていなければならない。

d 医薬品に添付する文書、その容器等又は外箱等に記載されていてはならない事項の一つに「保健衛生上危険がある用法、用量又は使用期間」がある。

	a b c d			a b c d
1	正 正 正 正		4	誤 正 正 誤
2	正 正 誤 誤		5	誤 誤 誤 正
3	正 誤 正 正			

【2020年 東北（青森県、岩手県、宮城県、秋田県、山形県、福島県）】

医薬部外品に関する記述の正誤について、正しい組み合わせを1つ選びなさい。

a 直接の容器又は直接の被包には、「医薬部外品」の文字の表示が義務付けられている。

b 化粧品としての使用目的を有する製品の中には、薬用化粧品類のように医薬部外品として承認されているものがある。

c 医薬部外品を業として製造販売する場合には、製造販売業の届出を行わなければならない。

d 医薬部外品を販売する場合には、医薬部外品販売業の許可が必要である。

	a b c d
1	誤 誤 正 正
2	正 誤 誤 正
3	正 正 誤 誤
4	正 正 正 誤
5	誤 正 正 正

【2019年 奈良県】

a 正 問題文の通り。

b 誤 医薬品の法定表示事項は、「邦文でされていなければならない」とされている。

c 正 問題文の通り。

d 正 問題文の通り。

解答 **3**

ズル本
P.317,400

a 正 問題文の通り。

b 正 問題文の通り。

c 誤 医薬部外品を製造販売する場合には、製造販売業の許可が必要である。

d 誤 医薬部外品の販売等については、医薬品のような販売業の許可は必要なく、一般小売店において販売等することができる。

解答 **3**

ズル本
P.320,321,325

毒薬・劇薬に関する記述について、正しいものの組合せを一つ選べ。

a 毒薬は、単に毒性が強いものだけでなく、薬用量と中毒量が接近しており安全域が狭いため、その取扱いに注意を要するもの等が指定される。

b 現在のところ、毒薬に該当する一般用医薬品はないが、劇薬に該当する一般用医薬品はある。

c 劇薬については、それを収める直接の容器又は被包に、黒地に白枠、白字をもって、当該医薬品の品名及び「劇」の文字が記載されていなければならない。

d 劇薬を、14歳未満の者その他安全な取扱いに不安のある者に交付することは禁止されている。

1（a、b） 2（a、d） 3（b、c） 4（c、d）

【2022年 関西広域連合（滋賀県、京都府、大阪府、兵庫県、和歌山県、徳島県）・福井県】

一般用医薬品及び要指導医薬品に関する次の記述の正誤について、正しい組合せはどれか。

a 一般用医薬品及び要指導医薬品は、「薬剤師その他の医薬関係者から提供された情報に基づく需要者の選択により使用されることが目的とされているもの」である。

b 効能効果の表現に関しては、要指導医薬品では通常、診断疾患名（例えば、胃炎、胃・十二指腸潰瘍等）で示されているのに対し、一般用医薬品では、一般の生活者が判断できる症状（例えば、胃痛、胸やけ、むかつき、もたれ等）で示されている。

c 医薬品医療機器等法施行規則に規定された期間を経過し、薬事・食品衛生審議会において、一般用医薬品として取り扱うことが適切であると認められた要指導医薬品は、一般用医薬品に分類される。

d 卸売販売業者は、配置販売業者に対し、一般用医薬品及び要指導医薬品以外の医薬品を販売又は授与してはならない。

	a	b	c	d
1	正	正	誤	誤
2	誤	誤	正	誤
3	正	誤	正	誤
4	正	誤	誤	正
5	誤	正	誤	正

【2023年 関東・甲信越（茨城県、栃木県、群馬県、新潟県、山梨県、長野県）】

解説

a 正 問題文の通り。

b 誤 現在のところ、毒薬又は劇薬で、一般用医薬品のものはない。

c 誤 劇薬については、それを収める直接の容器又は被包（以下「容器等」という。）に［白地］に［赤枠］、［赤字］をもって、当該医薬品の品名及び「劇」の文字が記載されていなければならない。毒薬については、容器等に、黒地に白枠、白字をもって、当該医薬品の品名及び「毒」の文字が記載されていなければならない。

d 正 問題文の通り。

解答　　2

ズル本
P.305,306,310

解説

a 正 問題文の通り。

b 誤 効能効果の表現に関しては、［医療用医薬品］では通常、診断疾患名（例えば、胃炎、胃・十二指腸潰瘍等）で示されているのに対し、一般用医薬品及び［要指導医薬品］では、一般の生活者が判断できる症状（例えば、胃痛、胸やけ、むかつき、もたれ等）で示されている。

c 正 問題文の通り。

d 誤 卸売販売業者は、配置販売業者に対し、［一般用医薬品以外の医薬品］を販売又は授与してはならない。

解答　　3

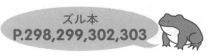
ズル本
P.298,299,302,303

医薬品のリスク区分に応じた陳列に関する以下の記述のうち、誤っているものを1つ選びなさい。

1 医薬品は、他の物と区別して貯蔵し、又は陳列しなければならない。

2 店舗販売業者は、要指導医薬品又は一般用医薬品を販売し、又は授与しない時間は、要指導医薬品陳列区画又は一般用医薬品陳列区画を閉鎖しなければならない。

3 指定第二類医薬品は、原則として「情報提供を行うための設備」から7メートル以内の範囲に陳列しなければならない。

4 第二類医薬品及び第三類医薬品は、混在して陳列してもかまわない。

【2021年 九州・沖縄（福岡県、佐賀県、大分県、長崎県、熊本県、宮崎県、鹿児島県、沖縄県）・三重県】

一般用医薬品のリスク区分に応じた情報提供等に関する記述の正誤について、正しいものの組み合わせはどれか。

a 薬局開設者は、要指導医薬品を購入しようとする者から、説明を要しない旨の意思表明があり、そこの薬局において医薬品の販売または授与に従事する薬剤師が、当該要指導医薬品が適正に使用されると認められると判断した場合には、必要な情報を提供せずに販売することが認められている。

b 店舗販売業者が、第一類医薬品を販売する場合には、その店舗において医薬品の販売に従事する薬剤師または登録販売者に、書面を用いて必要な情報を提供させなければならない。

c 配置販売業者が第二類医薬品を配置する場合には、医薬品の配置販売に従事する薬剤師または登録販売者に、必要な情報を提供させるよう努めなければならない。

d 店舗販売業者は、その店舗において第三類医薬品を購入した者から、相談があった場合には、その店舗において医薬品の販売または授与に従事する薬剤師または登録販売者に必要な情報を提供させなければならない。

1 （a、b）　2 （a、d）　3 （b、c）　4 （c、d）

【2021年 関西広域連合（滋賀県、京都府、大阪府、兵庫県、和歌山県、徳島県）・福井県】

解説

1　正　問題文の通り。

2　正　問題文の通り。

3　正　問題文の通り。

4　誤　第一類医薬品、第二類医薬品及び第三類医薬品を混在しないように陳列しなければならない。

解答　　4

ズル本
P.368~370

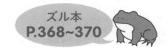

解説

a　誤　薬局開設者は、第一類医薬品を購入しようとする者から、説明を要しない旨の意思表明があり、そこの薬局において医薬品の販売または授与に従事する薬剤師が、当該第一類医薬品が適正に使用されると認められると判断した場合には、必要な情報を提供せずに販売することが認められている。

b　誤　店舗販売業者が、第一類医薬品を販売又は授与する場合には、その店舗において医薬品の販売に従事する薬剤師に、書面を用いて必要な情報を提供させなければならない。

c　正　問題文の通り。

d　正　問題文の通り。

解答　　4

ズル本
P.363,364,365

医薬品の定義と範囲に関する記述の正誤について、正しい組み合わせを1つ選び
なさい。

a 殺虫剤や器具用消毒薬のように、人の身体に直接使用されないものは、医薬
品には含まれない。

b 厚生労働大臣が基準を定めて指定する医薬品の製造販売については、当該基
準への適合認証をもって承認を要さないものとされている。

c 日本薬局方に収載されている医薬品の中には、一般用医薬品として販売され
ているものはない。

d 人又は動物の身体の構造又は機能に影響を及ぼすことが目的とされている物
は、すべて医薬品と定義される。

	a b c d			a b c d
1	誤 正 誤 誤		4	正 正 誤 正
2	誤 誤 正 正		5	正 誤 正 誤
3	正 誤 誤 誤			

【2022年 奈良県】

医薬品医療機器等法に基づく行政庁による監視指導及び処分に関する以下の記述
のうち、誤っているものを1つ選びなさい。なお、本設問において、「都道府県
知事」とは、「都道府県知事（薬局又は店舗販売業にあっては、その薬局又は店
舗の所在地が保健所設置市又は特別区の区域にある場合においては、市長又は区
長）」とする。

1 都道府県知事は、配置販売業者に対して、その構造設備が薬局等構造設備規
則に適合せず、その構造設備によって不良医薬品を生じるおそれがある場合
は、その構造設備の改善を命ずることができる。

2 厚生労働大臣又は都道府県知事は、医薬品を業務上取り扱う者（薬局開設者、
医薬品の販売業者を含む。）に対し、不正表示医薬品、不良医薬品、無承認
無許可医薬品等について、廃棄、回収その他公衆衛生上の危険の発生を防止
するに足りる措置を採るべきことを命ずることができる。

3 薬剤師や登録販売者を含む従業員が、薬事監視員の質問に正当な理由なく答
弁しなかったり、虚偽の答弁を行った場合には、その者に対して、罰金が科
されることがある。

4 厚生労働大臣は、医薬品による保健衛生上の危害の発生又は拡大を防止する
ため必要があると認めるときは、薬局開設者又は医薬品の販売業者に対して、
医薬品の販売又は授与を一時停止すること、その他保健衛生上の危害の発生
又は拡大を防止するための応急措置を採るべきことを命ずることができる。

【2019年 九州・沖縄（福岡県、佐賀県、大分県、長崎県、熊本県、宮崎県、鹿児島県、沖縄県）】

解説

a　誤　検査薬や殺虫剤、器具用消毒薬のように、人の身体に直接使用されない医薬品も［含まれる］。

b　正　問題文の通り。

c　誤　日本薬局方に収載されている医薬品の中には、一般用医薬品として販売されているものも［ある］。

d　誤　人又は動物の身体の構造又は機能に影響を及ぼすことが目的とされている物であって、機械器具等でないもの（医薬部外品、化粧品及び再生医療等製品を除く。）と定義されている。

解答　　1

ズル本
P.293,294,325

解説

1　誤　都道府県知事は、薬局開設者又は医薬品の販売業者（配置販売業者を除く。）に対して、その構造設備が基準に適合せず、又はその構造設備によって不良医薬品を生じるおそれがある場合においては、その構造設備の改善を命じ、又はその改善がなされるまでの間当該施設の全部若しくは一部の使用を禁止することができる。

2　正　問題文の通り。

3　正　問題文の通り。

4　正　問題文の通り。

解答　　1

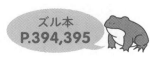

ズル本
P.394,395

医薬品の広告に関する次の記述の正誤について、正しい組み合わせはどれか。

a 医薬品の広告に該当するか否かについては、(1) 顧客を誘引する意図が明確であること、(2) 特定の医薬品の商品名（販売名）が明らかにされていること、(3) 一般人が認知できる状態であることのいずれかの要件を満たす場合に、広告に該当するものと判断されている。

b 医薬品の製造販売業者に限っては、承認前の医薬品の名称に関する広告を行うことができる。

c チラシやパンフレット等において、医薬品について食品的又は化粧品的な用法が強調されているような場合には、不適正な広告とみなされることがある。

d 店舗販売業者がその店舗において販売する医薬品について広告するとき、当該医薬品を購入した者による実際の感想であっても、医薬品の使用が不適正なものとなるおそれのある事項は表示してはならない。

	a b c d			a b c d
1	正 正 正 誤		4	誤 誤 正 正
2	正 誤 正 正		5	誤 正 誤 正
3	正 誤 誤 誤			

【2021年 首都圏（埼玉県、千葉県、東京都、神奈川県）】

医薬品の容器及び外箱等並びに添付文書等への記載事項に関する次の記述の正誤について、正しい組合せはどれか。

a 法定表示事項として、要指導医薬品には「要指導医薬品」の文字、一般用医薬品には「一般用医薬品」の文字が記載されている。

b 法定表示が適切になされていない医薬品は、販売等してはならないとされており、本規定は製造販売業者だけではなく、薬局及び医薬品の販売業においても適用される。

c 購入者等が読みやすく理解しやすい用語による正確なものでなければならないこととされているが、明瞭に記載されていれば、必ずしも邦文である必要はない。

d 医薬品の容器等が小売りのために包装されている場合において、法定表示が外部の容器を透かして容易に見ることができないときには、その外部の容器にも同様の事項が記載されていなければならない。

	a b c d			a b c d
1	誤 正 誤 誤		4	正 誤 誤 正
2	誤 誤 正 正		5	誤 正 誤 正
3	正 誤 正 誤			

【2023年 関東・甲信越（茨城県、栃木県、群馬県、新潟県、山梨県、長野県）】

a 誤 医薬品の広告に該当するか否かについては、(1) 顧客を誘引する意図が明確であること、(2) 特定の医薬品の商品名（販売名）が明らかにされていること、(3) 一般人が認知できる状態であることのいずれの要件も満たす場合には、広告に該当するものと判断されている。

b 誤 何人も、未承認の医薬品の名称、製造方法、効能、効果又は性能に関する広告が禁止されている。

c 正 問題文の通り。

d 正 問題文の通り。

解答　　4

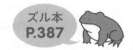

ズル本
P.387

a 誤 法定表示事項として、要指導医薬品には「要指導医薬品」の文字、一般用医薬品はその［リスク区分］を示す字句が記載されている。

b 正 問題文の通り。

c 誤 添付文書等への記載については、購入者等が読みやすく理解しやすい用語による正確なものでなければならないこととされており、特に明瞭に記載され、かつ、［邦文でなければならない］。

d 正 問題文の通り。

解答　　5

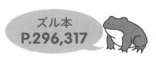

ズル本
P.296,317

指定第二類医薬品の陳列に関する記述について、（　　　　）の中に入れるべき字句の正しい組み合わせを1つ選べ。

指定第二類医薬品は、薬局等構造設備規則に規定する「（ a ）」から（ b ）メートル以内の範囲に陳列しなければならない。ただし、次の場合を除く。

・鍵をかけた陳列設備に陳列する場合

・指定第二類医薬品を陳列する陳列設備から（ c ）メートルの範囲に、医薬品を購入しようとする者等が進入することができないよう必要な措置が取られている場合

	a	b	c
1	情報提供を行うための設備	5	3.2
2	第一類医薬品陳列区画	5	1.2
3	情報提供を行うための設備	7	1.2
4	第一類医薬品陳列区画	7	1.2
5	情報提供を行うための設備	7	3.2

【2019年　関西広域連合（滋賀県、京都府、大阪府、兵庫県、和歌山県、徳島県）】

店舗販売業に関する以下の記述の正誤について、正しい組み合わせはどれか。

a　店舗販売業者が、その店舗を自ら実地に管理する場合は、別途店舗管理者を指定しなくてもよい。

b　薬局又は店舗販売業において、過去5年間のうち、一般従事者として薬剤師又は登録販売者の管理及び指導の下に実務に従事した期間及び登録販売者として業務に従事した期間が通算して2年以上ある登録販売者は、第二類医薬品又は第三類医薬品を販売する店舗の店舗管理者になることができる。

c　店舗管理者が薬剤師の場合は、要指導医薬品及び一般用医薬品以外の医薬品を販売することができる。

d　店舗管理者は、その店舗の所在地の都道府県知事の許可を受けた場合を除き、その店舗以外の場所で業として店舗の管理その他薬事に関する実務に従事する者であってはならない。

	a	b	c	d
1	正	正	正	正
2	誤	正	正	正
3	正	誤	正	正
4	正	正	誤	正
5	正	正	正	誤

【2020年　東北（青森県、岩手県、宮城県、秋田県、山形県、福島県）】

解説

指定第二類医薬品は、薬局等構造設備規則に規定する「情報提供を行うための設備」から7メートル以内の範囲に陳列しなければならない。ただし、次の場合を除く。

ⅰ）鍵をかけた陳列設備に陳列する場合

ⅱ）指定第二類医薬品を陳列する陳列設備から1.2メートルの範囲に、医薬品を購入しようとする者等が進入することができないよう必要な措置が取られている場合

解答 3

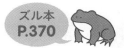

ズル本
P.370

解説

a　正　問題文の通り。

b　正　問題文の通り。

c　誤　店舗販売業は、要指導医薬品又は一般用医薬品以外の医薬品の販売等は認められていない。

d　正　問題文の通り。

解答 4

ズル本
P.345~348

一般用医薬品及び要指導医薬品に関する記述のうち、正しいものの組み合わせはどれか。

a 一般用医薬品及び要指導医薬品は、あらかじめ定められた用量に基づき、適正使用することによって効果を期待するものである。

b 配置販売業者は、一般用医薬品及び要指導医薬品の販売が認められている。

c 要指導医薬品には、注射等の侵襲性の高い使用方法のものがある。

d 要指導医薬品は、定められた期間を経過し、薬事・食品衛生審議会において、一般用医薬品として取り扱うことが適切であると認められたものについては、一般用医薬品に分類される。

1 （a、b） 2 （b、c） 3 （c、d） 4 （a、d）

【2021年 東海・北陸（富山県、石川県、岐阜県、静岡県、愛知県）】

店舗販売業者が、医薬品を購入し、又は譲り受けたとき及び薬局開設者又は医薬品販売業者等に販売又は授与したときに書面に記載しなければならない（ただし、購入者等が常時取引関係にある場合を除く。）事項の正誤について、正しい組み合わせを1つ選びなさい。

a 購入等の年月日

b 購入者等の許可の区分

c 購入者等の氏名又は名称、住所又は所在地及び電話番号その他の連絡先

d 品名

	a	b	c	d
1	正	誤	正	正
2	誤	誤	正	正
3	正	正	正	誤
4	誤	正	誤	正
5	正	正	誤	誤

【2023年 奈良県】

解説

a　正　問題文の通り。

b　誤　配置販売業は一般用医薬品（経年変化が起こりにくいことその他の厚生労働大臣の定める基準に適合するものに限る。）以外の医薬品の販売は認められていない。

c　誤　一般用医薬品又は要指導医薬品では、注射等の侵襲性の高い使用方法は用いられていない。

d　正　問題文の通り。

解答　　4

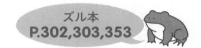

ズル本
P.302,303,353

解説

a　正　書面に記載しなければならない事項である。

b　誤　書面に記載しなければならない事項ではない。

c　正　書面に記載しなければならない事項である。

d　正　書面に記載しなければならない事項である。

解答　　1

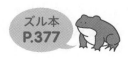

ズル本
P.377

1〜5で示される事項のうち、店舗販売業者が、一般用医薬品を購入し、又は譲り受けたとき及び医薬品の販売業者に販売し、又は授与したときに書面に記載しなければならない事項として誤っているものはどれか。

1 品名

2 数量

3 購入若しくは譲り受けた者又は販売若しくは授与した者の氏名又は名称

4 購入若しくは譲り受け又は販売若しくは授与の年月日

5 医薬品のリスク区分

【2020年 東海・北陸（富山県、石川県、岐阜県、静岡県、愛知県、三重県）】

一般の生活者からの医薬品の苦情及び相談に関する以下の記述の正誤について、正しい組み合わせはどれか。

a 生活者からの苦情等は、消費者団体等の民間団体にも寄せられることがあるが、これらの団体では生活者へのアドバイスを行っている。

b 各地区の消費生活センターは、寄せられた苦情等の内容から、薬事に関する法令への違反や、不遵守につながる情報が見出された場合には、医薬品医療機器等法に基づく立入検査によって事実関係を確認のうえ、必要な指導、処分等を行っている。

c 独立行政法人国民生活センターは、必要に応じて行政庁への通報や問題提起を行っている。

d 医薬品の販売関係の業界団体・職能団体においては、一般用医薬品の販売等に関する相談を受けつける窓口を設置し、業界内における自主的なチェックと自浄的是正を図る取り組みがなされている。

	a b c d			a b c d
1	正 誤 誤 正		4	正 誤 正 正
2	正 正 正 誤		5	誤 誤 正 誤
3	誤 正 誤 誤			

【2023年 北海道・東北（青森県、岩手県、宮城県、秋田県、山形県、福島県）】

解説

店舗販売業者は、医薬品を購入し、又は譲り受けたとき及び医薬品の販売業者に販売し、又は授与したときは、次に掲げる事項を書面に記載しなければならない。ただし、④（氏名又は名称以外の事項に限る。）及び⑤については、店舗販売業者と購入者等（購入若しくは譲り受けた者又は販売若しくは授与した者）が常時取引関係にある場合を除くこと。また、⑥については、購入者等が自然人であり、かつ、購入者等自らが医薬品の取引の任に当たる場合を除くこと。

① 品名

② 数量

③ 購入等の年月日

④ 購入者等の氏名又は名称、住所又は所在地、及び電話番号その他の連絡先

⑤ ④の事項を確認するために提示を受けた資料

⑥ 購入者等が自然人であり、かつ、購入者等以外の者が医薬品の取引の任に当たる場合及び購入者等が法人である場合にあつては、医薬品の取引の任に当たる自然人が、購入者等と雇用関係にあること又は購入者等から医薬品の取引に係る指示を受けたことを示す資料

解答　　5

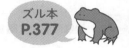

ズル本
P.377

解説

a　正　問題文の通り。

b　誤　〔薬事監視員を任命している行政庁の薬務主管課、保健所、薬事監視事務所等〕には、寄せられた苦情等の内容から、薬事に関する法令への違反、不遵守につながる情報が見出された場合には、立入検査等によって事実関係を確認のうえ、問題とされた薬局開設者又は医薬品の販売業者等に対して、必要な指導、処分等を行っている。

c　正　問題文の通り。

d　正　問題文の通り。

解答　　4

医薬品の定義と範囲に関する記述の正誤について、正しい組合せを一つ選べ。

a 「やせ薬」を標榜したもの等、人の身体の構造又は機能に影響を及ぼすことが目的とされている「無承認無許可医薬品」は、医薬品に含まれない。

b 人の疾病の診断に使用されることを目的とする検査薬であって、機械器具等でないものは、医薬品に含まれる。

c 日本薬局方に収められている物は医薬品に該当する。

d 医薬品は、法に基づく医薬品の「製造業」の許可を受けた者でなければ製造をしてはならない。

```
    a b c d          a b c d
1  正 誤 正 誤    4  誤 正 誤 正
2  正 誤 誤 正    5  誤 誤 正 正
3  誤 正 正 正
```

【2022年 関西広域連合（滋賀県、京都府、大阪府、兵庫県、和歌山県、徳島県）・福井県】

登録販売者に関する以下の記述の正誤について、正しい組み合わせはどれか。

a 都道府県知事が行う登録販売者試験に合格した者であっても、販売従事登録を受けなければ一般用医薬品の販売又は授与に従事することができない。

b 二以上の都道府県の薬局又は店舗において一般用医薬品の販売又は授与に従事しようとする者は、それぞれの薬局又は店舗の所在地の都道府県知事の販売従事登録を受けなければならない。

c 登録事項に変更を生じたときは、30日以内に、登録を受けた都道府県知事に届け出なければならない。

d 販売従事登録の消除を申請するときは、販売従事登録証を、登録を受けた都道府県知事に返納しなければならない。

```
    a b c d
1  誤 正 正 正
2  正 誤 正 正
3  正 正 誤 正
4  正 正 正 誤
5  正 正 正 正
```

【2021年 北海道・東北（北海道、青森県、岩手県、宮城県、秋田県、山形県、福島県）】

解説

a　誤　「やせ薬」を標榜したもの等、人の身体の構造又は機能に影響を及ぼすことが目的とされている、「無承認無許可医薬品」は、医薬品に ［含まれる］。

b　正　問題文の通り。

c　正　問題文の通り。

d　正　問題文の通り。

解答　　3

ズル本
P.293,295

解説

a　正　問題文の通り。

b　誤　二以上の都道府県において販売従事登録を受けようと申請した者は、当該申請を行った都道府県知事のうちいずれか一の都道府県知事の登録のみを受けることができる。

c　正　問題文の通り。

d　正　問題文の通り。

●販売従事登録のまとめ

販売従事登録を受けようとする者は、様式第八十六の二による申請書を医薬品の販売又は授与に従事する薬局又は医薬品の販売業の店舗の所在地の都道府県知事（配置販売業にあっては、配置しようとする区域をその区域に含む都道府県の知事。以下この条において同じ。）に提出しなければならない。

販売従事登録を受けようとする者は、申請書に次に掲げる書類を添える

- 申請者が登録販売者試験に合格したことを証する書類
- 申請者の戸籍謄本、戸籍抄本、戸籍記載事項証明書又は本籍の記載のある住民票の写し若しくは住民票記載事項証明書
- 申請者が精神の機能の障害により業務を適正に行うに当たって必要な認知、判断及び意思疎通を適切に行うことができないおそれがある者である場合は、当該申請者に係る精神の機能の障害に関する医師の診断書
- 申請者が薬局開設者又は医薬品の販売業者でないときは、雇用契約書の写しその他薬局開設者又は医薬品の販売業者の申請者に対する使用関係を証する書類

また、二以上の都道府県において販売従事登録を受けようと申請した者は、当該申請を行った都道府県知事のうちいずれか一の都道府県知事の登録のみを受けることができる。

販売従事登録を行うため、都道府県に登録販売者名簿を備え、次に掲げる事項を登録する

① 登録番号及び登録年月日
② 本籍地都道府県名（日本国籍を有していない者については、その国籍）、氏名、生年月日及び性別
③ 登録販売者試験合格の年月及び試験施行地都道府県名
④ その他都道府県知事が必要と認める事項

なお、登録販売者は、これら①〜④の登録事項に変更を生じたときは、30日以内に、その旨を届けなければならないとされており、届出をするには、変更届に届出の原因たる事実を証する書類を添え、登録を受けた都道府県知事に提出しなければならないとされている。ただし、住所は登録事項ではないため、届出は求められていない。
また、登録販売者は、一般用医薬品の販売又は授与に従事しようとしなくなったときは、30日以内に、登録販売者名簿の登録の消除を申請しなければならないとされている。

解答　　2

ズル本
P.290,291

配置販売業に関する次の記述の正誤について、正しい組み合わせはどれか。

a 一般用医薬品のうち経年変化が起こりにくいこと等の基準に適合しない医薬品を販売してはならない。

b 購入者の居宅に常備薬として用いる製品をひと揃い収めた「配置箱」を預けることは、医薬品医療機器等法上、陳列に該当する。

c 医薬品を開封して分割販売することが認められている。

d 医薬品の配置販売に従事するときは、その者の氏名、配置販売に従事する区域その他厚生労働省令で定める事項を、配置販売を始めてから30日以内に、配置販売に従事している区域の都道府県知事に届け出なければならない。

	a b c d		a b c d
1	正 誤 正 正	4	正 正 誤 誤
2	誤 正 誤 正	5	誤 正 正 誤
3	誤 誤 正 正		

【2021年　関東・甲信越（茨城県、栃木県、群馬県、新潟県、山梨県、長野県）】

医薬品医療機器等法施行規則で規定している薬局の薬剤師不在時間に関する以下の記述の正誤について、正しいものの組み合わせはどれか。

ア 薬剤師不在時間は、開店時間のうち、当該薬局において調剤に従事する薬剤師が当該薬局以外の場所においてその業務を行うため、やむを得ず、かつ、一時的に当該薬局に薬剤師が不在となる時間のことである。

イ 薬局並びに店舗販売業及び配置販売業の業務を行う体制を定める省令において、薬剤師不在時間内は、医薬品医療機器等法の規定による薬局の管理を行う薬剤師が、薬剤師不在時間内に当該薬局において勤務している従事者と連絡ができる体制を備えることとされている。

ウ 薬剤師不在時間内は、調剤室を閉鎖し、調剤に従事する薬剤師が不在のため調剤に応じることができない旨、当該薬局内外の見やすい場所に掲示しなければならない。

エ 薬剤師不在時間内に限り、登録販売者でも第一類医薬品を販売することができる。

	ア イ ウ エ		ア イ ウ エ
1	正 正 正 正	4	誤 正 誤 誤
2	正 正 正 誤	5	誤 誤 正 誤
3	正 誤 誤 正		

【2021年　九州・沖縄（福岡県、佐賀県、大分県、長崎県、熊本県、宮崎県、鹿児島県、沖縄県）・三重県】

解説

a 正 問題文の通り。

b 正 問題文の通り。

c 誤 配置販売業では、医薬品を開封して分割販売することは禁止されている。

d 誤 医薬品の配置販売に従事するときは、配置販売業者の氏名及び住所、配置販売に従事する者の氏名及び住所並びに区域及びその期間を、あらかじめ、配置販売に従事しようとする区域の都道府県知事に届け出なければならない。

解答 4

ズル本
P.337,352,353

解説

ア 正 問題文の通り。

イ 正 問題文の通り。

ウ 正 問題文の通り。

エ 誤 薬剤師不在時間内であっても、登録販売者が第一類医薬品を販売することはできない。

解答 2

ズル本
P.343

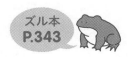

店舗販売業に関する次の記述の正誤について、正しい組合せはどれか。

a 薬剤師が従事していても調剤を行うことはできない。

b 店舗販売業の許可は、5年ごとに、その更新を受けなければ、その期間の経過によって、その効力を失う。

c 店舗管理者は、その店舗の所在地の都道府県知事（その店舗の所在地が保健所を設置する市又は特別区の区域にある場合においては、市長又は区長。）の許可を受けた場合を除き、その店舗以外の場所で業として店舗の管理その他薬事に関する実務に従事する者であってはならない。

d 店舗販売業者は、その店舗管理者の意見を尊重するとともに、法令遵守のために措置を講ずる必要があるときは、当該措置を講じ、かつ、講じた措置の内容（措置を講じない場合にあっては、その旨及びその理由）を記録し、これを適切に保存しなければならない。

	a b c d		a b c d
1	正 正 誤 正	4	誤 誤 正 誤
2	正 正 正 誤	5	誤 正 誤 正
3	正 誤 正 正		

【2022年　首都圏（東京都、埼玉県、千葉県、神奈川県）】

店舗販売業に関する次の記述の正誤について、正しい組み合わせはどれか。

a 要指導医薬品又は一般用医薬品以外の医薬品の販売等が認められている。

b 一般用医薬品のうち、第二類医薬品又は第三類医薬品については、薬剤師又は登録販売者に販売又は授与させなければならない。

c 店舗管理者は、その店舗の所在地の都道府県知事にあらかじめ届出をすれば、その店舗以外の場所で業として店舗の管理その他薬事に関する実務に従事することができる。

d 第一類医薬品を販売し、授与する店舗において薬剤師を店舗管理者とすることができない場合には、要件を満たした登録販売者を店舗管理者として置くことに加えて、その店舗管理者を補佐する薬剤師を置かなければならない。

	a b c d
1	正 誤 正 正
2	誤 正 誤 正
3	誤 誤 正 正
4	正 正 誤 誤
5	誤 正 正 誤

【2021年　関東・甲信越（茨城県、栃木県、群馬県、新潟県、山梨県、長野県）】

解説

a　正　問題文の通り。

b　誤　店舗販売業の許可は、[6年] ごとに、その更新を受けなければ、その期間の経過によって、その効力を失う。

c　正　問題文の通り。

d　正　問題文の通り。

解答　　3

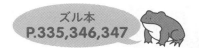
ズル本
P.335,346,347

解説

a　誤　要指導医薬品又は一般用医薬品以外の医薬品の販売等は認められていない。

b　正　問題文の通り。

c　誤　店舗管理者は、その店舗の所在地の都道府県知事の許可を受けた場合を除き、その店舗以外の場所で業として店舗の管理その他薬事に関する実務に従事する者であってはならない。

d　正　問題文の通り。

解答　　2

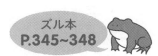
ズル本
P.345~348

配置販売業に関する記述のうち、正しいものはどれか。

1 配置販売業者は、店舗による販売又は授与の方法により、医薬品を販売し、授与し、又はその販売若しくは授与の目的で医薬品を貯蔵し、若しくは陳列することができる。

2 配置販売業者又はその配置員は、医薬品の配置販売に従事しようとするときは、配置販売業者の氏名及び住所、配置販売に従事する者の氏名及び住所並びに区域及びその期間をあらかじめ、配置販売に従事しようとする区域の都道府県知事に届け出なければならない。

3 配置販売業者は、区域管理者が薬剤師であれば、配置販売に従事する登録販売者に第一類医薬品の販売及びその際の情報提供をさせることができる。

4 薬局開設者又は店舗販売業者が、配置による販売又は授与の方法で医薬品を販売しようとする場合には、配置販売業の許可を受ける必要はない。

【2020年 東海・北陸（富山県、石川県、岐阜県、静岡県、愛知県、三重県）】

一般用医薬品の販売方法に関する以下の記述の正誤について、正しい組み合わせはどれか。

a キャラクターグッズを景品として提供し医薬品を販売することは、「不当景品類及び不当表示防止法」の限度内であれば認められている。

b 情報提供を十分に行える程度の範囲内であって、組み合わせることに合理性がある場合、購入者の利便性のため異なる複数の医薬品を組み合わせて販売することは認められる。

c 店舗販売業において、許可を受けた店舗以外の場所に医薬品を貯蔵又は陳列し、そこを拠点として販売等に供することは認められない。

d 新年の初売りで、内容物が外から見えないよう医薬品と健康食品を紙袋で包装し、複数種類の福袋を販売した。

　　 a b c d
1 正 正 誤 正
2 正 誤 正 誤
3 誤 誤 正 正
4 正 正 誤 誤
5 正 正 正 誤

【2021年 北海道・東北（北海道、青森県、岩手県、宮城県、秋田県、山形県、福島県）】

解説

1　誤　配置販売業者は配置以外の方法により、医薬品を販売し、授与し、又はその販売若しくは授与の目的で医薬品を貯蔵し、若しくは陳列してはならない。

2　正　問題文の通り。

3　誤　薬剤師が配置販売に従事していない場合には、第一類医薬品の販売又は授与を行うことができない。

4　誤　薬局開設者又は店舗販売業者が、配置による販売又は授与の方法で医薬品を販売しようとする場合には、配置販売業の許可を受ける必要がある。

解答　　2

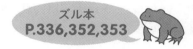
ズル本
P.336,352,353

解説

a　正　問題文の通り。

b　正　問題文の通り。

c　正　問題文の通り。

d　誤　購入者の利便性のため異なる複数の医薬品又は医薬品と他の物品を組み合わせて販売又は授与する場合には、組み合わせた医薬品について、購入者等に対して情報提供を十分に行える程度の範囲内であって、かつ、組み合わせることに合理性が認められるものでなければならない。なお、組み合わせた個々の医薬品等の外箱等に記載された法に基づく記載事項が、組み合わせ販売のため使用される容器の外から明瞭に見えるようになっている必要がある。

解答　　5

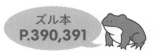
ズル本
P.390,391

販売従事登録の申請に関する次の記述の正誤について、正しい組み合わせはどれか。

a 医薬品の販売業の店舗において販売従事登録を受けようとする者（以下「申請者」という。）は、医薬品医療機器等法施行規則に定める様式第86の2による申請書（以下「申請書」という。）を、医薬品の販売又は授与に従事する店舗の所在地の都道府県知事に提出しなければならない。

b 申請書には、申請者が登録販売者試験に合格したことを証する書類を添えなければならない。

c 申請書には、申請者が成年被後見人又は被保佐人とする登記記録がない旨を証明した書面の写しを添えなければならない。

```
    a b c
1   正 正 正
2   正 正 誤
3   正 誤 正
4   誤 正 正
```

【2021年　関東・甲信越（茨城県、栃木県、群馬県、新潟県、山梨県、長野県）】

次の1 〜 5で示される成分のうち、カルシウムの吸収を高める食品として特定保健用食品に認められているものはどれか。

1 ポリデキストロース

2 カゼインドデカペプチド

3 大豆たんぱく質

4 グアバ葉ポリフェノール

5 カゼインホスホペプチド

【2021年　北海道・東北（北海道、青森県、岩手県、宮城県、秋田県、山形県、福島県）】

a　正　問題文の通り。

b　正　問題文の通り。

c　誤　申請書には、申請者が成年被後見人又は被保佐人とする登記記録がない旨を証明した書面の写しは求められていない。

解答　　2

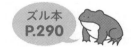
ズル本
P.290

1　誤　ポリデキストロースは、おなかの調子を整える保健機能成分として特定保健用食品に認められている。

2　誤　カゼインドデカペプチドは、血圧が高めの方に適する保健機能成分として特定保健用食品に認められている。

3　誤　大豆たんぱく質は、コレステロールが高めの方に適する保健機能成分として特定保健用食品に認められている。

4　誤　グアバ葉ポリフェノールは、血糖値が気になる方に適する等の保健機能成分として特定保健用食品に認められている。

5　正　カゼインホスホペプチドは、カルシウムの吸収を高める保健機能成分として特定保健用食品に認められている。

●**特定保健用食品：これまでに認められている主な特定の保健の用途（一部抜粋）**

表示内容	保健機能成分
歯の健康維持に役立つ等の歯関係	パラチノース、マルチトール、エリスリトール等
カルシウム等の吸収を高める等のミネラルの吸収関係	クエン酸リンゴ酸カルシウム、カゼインホスホペプチド、ヘム鉄、フラクトオリゴ糖等

解答　　5

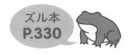
ズル本
P.330

次の表は、ある医薬品の外箱側面に記載されている内容の一部である。

成分分量	[2錠中] イブプロフェン　　　　　　144mg エテンザミド　　　　　　　84mg ブロモバレリル尿素　　　　200mg 無水カフェイン　　　　　　50mg
内容量	84錠
用法・用量	次の量をなるべく空腹時をさけて水又はぬるま湯で服用してください。服用間隔は4時間以上おいてください。 [年齢：1回量：服用回数] 15歳以上：2錠：1日3回まで 15歳未満：服用しないこと
リスク区分	第②類医薬品

次のうち、この医薬品の取扱いに関する以下の記述の正誤について、正しい組み合わせはどれか。

a 購入希望者が若年者であったが、15歳以上の用法・用量が定められていることから、氏名及び年齢を確認せずに販売した。

b 前回購入日から7日間後に、同一人物から再度購入希望があり、そのまま販売した。

c 当該医薬品の使用について、薬剤師又は登録販売者に相談することを勧める旨を店舗に見やすく掲示した。

d 当該医薬品の陳列設備が情報提供を行うための設備から8メートル離れていたため、陳列設備から1.2メートルの範囲に、医薬品を購入しようとする者が侵入できないよう措置を講じた。

```
   a b c d
1  正 誤 正 正
2  正 正 誤 誤
3  誤 誤 正 誤
4  誤 正 正 正
5  誤 誤 正 正
```

【2021年　北海道・東北（北海道、青森県、岩手県、宮城県、秋田県、山形県、福島県）】

a　誤　成分中のブロモバレリル尿素は濫用等のおそれのあるものとして厚生労働大臣が指定する医薬品である。販売又は授与に従事する薬剤師又は登録販売者は、濫用等のおそれのある医薬品を購入し、又は譲り受けようとする者が若年者である場合は、当該者の氏名及び年齢を確認することとされている。

b　誤　濫用等のおそれのある医薬品を販売し、又は授与するときは、規定により確認した事項を勘案し、適正な使用のため必要と認められる数量に限り、販売し、又は授与させることとされている。
　　　本医薬品は、内容量が84錠であり用法用量は1回2錠、1日3回までである。そのため、7日間の服用量は最大量で42錠（2錠×3回×7日＝42）であり、適正な使用がなされていれば残り7日分の錠剤が残っていると考えられる。よって、適正な使用のために必要と認められる数量を超えて当該医薬品を購入しようとする場合に該当するため、その理由を確認する必要がある。

c　正　問題文の通り。

d　正　問題文の通り。

●一般用医薬品の陳列：指定第二類医薬品

指定第二類医薬品は、構造設備規則に規定する「情報提供を行うための設備」から7メートル以内の範囲に陳列しなければならない。ただし、次の場合を除く

ⅰ）鍵をかけた陳列設備に陳列する場合

ⅱ）指定第二類医薬品を陳列する陳列設備から1.2メートルの範囲に、医薬品を購入しようとする者等が進入することができないよう必要な措置が取られている場合

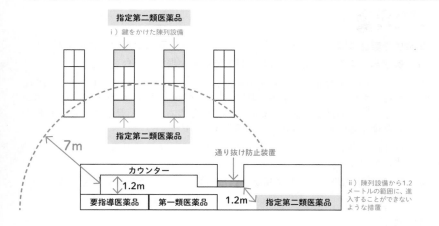

解答　　5

ズル本 P.365,370,372,381,382

次の記述は、医薬品医療機器等法第66条の条文である。（　　　）の中に入れるべき字句の正しい組合せはどれか。なお、2箇所の（　a　）及び（　b　）内には、どちらも同じ字句が入る。

第六十六条　（　a　）、医薬品、医薬部外品、化粧品、医療機器又は再生医療等製品の名称、製造方法、（　b　）に関して、明示的であると暗示的であるとを問わず、（　c　）な記事を広告し、記述し、又は流布してはならない。

2　医薬品、医薬部外品、化粧品、医療機器又は再生医療等製品の（　b　）について、医師その他の者がこれを保証したものと誤解されるおそれがある記事を広告し、記述し、又は流布することは、前項に該当するものとする。

3　（　a　）、医薬品、医薬部外品、化粧品、医療機器又は再生医療等製品に関して堕胎を暗示し、又はわいせつにわたる文書又は図画を用いてはならない。

	a	b	c
1	何人も	効能、効果又は性能	虚偽又は誇大
2	何人も	効能、効果又は性能	不正又は不当
3	医薬関係者は	効能、効果又は性能	不正又は不当
4	何人も	成分、性状又は品質	虚偽又は誇大
5	医薬関係者は	成分、性状又は品質	不正又は不当

【2023年　首都圏（東京都、埼玉県、千葉県、神奈川県）】

生物由来製品に関する以下の記述の正誤について、正しい組み合わせはどれか。

a　医薬品、医薬部外品、化粧品又は医療機器が指定の対象となる。

b　特定生物由来製品とは、生物由来製品のうち、販売し、貸与し、又は授与した後において当該生物由来製品による保健衛生上の危害の発生又は拡大を防止するための措置を講ずることが必要なものであって、厚生労働大臣が薬事・食品衛生審議会の意見を聴いて指定するものをいう。

c　生物由来製品は、製品の使用によるアレルギーの発生リスクに着目して指定されている。

d　現在、生物由来製品として指定された一般用医薬品及び要指導医薬品はない。

	a	b	c	d
1	正	正	正	誤
2	正	正	誤	正
3	正	誤	正	正
4	誤	正	正	誤
5	誤	誤	誤	正

【2023年　北海道・東北（青森県、岩手県、宮城県、秋田県、山形県、福島県）】

第六十六条　[何人も]、医薬品、医薬部外品、化粧品、医療機器又は再生医療等製品の名称、製造方法、[効能、効果又は性能]に関して、明示的であると暗示的であるとを問わず、[虚偽又は誇大]な記事を広告し、記述し、又は流布してはならない。

2　医薬品、医薬部外品、化粧品、医療機器又は再生医療等製品の[効能、効果又は性能]について、医師その他の者がこれを保証したものと誤解されるおそれがある記事を広告し、記述し、又は流布することは、前項に該当するものとする。

3　[何人も]、医薬品、医薬部外品、化粧品、医療機器又は再生医療等製品に関して堕胎を暗示し、又はわいせつにわたる文書又は図画を用いてはならない。

解答	1

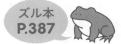
ズル本
P.387

解説

a　正　問題文の通り。

b　正　問題文の通り。

c　誤　生物由来製品は、製品の使用による[感染症]の発生リスクに着目して指定されている。

d　正　問題文の通り。

● 生物由来製品の指定について

生物由来製品の指定対象となるもの		現在、生物由来製品として指定されたもの
医薬品	医療用医薬品	有り
	要指導医薬品	なし
	一般用医薬品	
医療機器		有り
医薬部外品		なし
化粧品		

解答	2

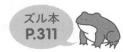
ズル本
P.311

以下の記述は、主な特定保健用食品の表示内容に関するものである。これらの表示内容を示す保健機能成分について、正しい組み合わせはどれか。

a　コレステロールが高めの方に適する

b　歯の健康維持に役立つ

c　血圧が高めの方に適する

	a	b	c
1	キトサン	エリスリトール	ラクトトリペプチド
2	キトサン	ラクトトリペプチド	エリスリトール
3	エリスリトール	キトサン	ラクトトリペプチド
4	ラクトトリペプチド	キトサン	エリスリトール

【2023年　北海道・東北（青森県、岩手県、宮城県、秋田県、山形県、福島県）】

医薬品等適正広告基準に関する記述の正誤について、正しい組合せを一つ選べ。

a　「医薬品等適正広告基準」においては、購入者等に対して、医薬品について、事実に反する認識を与えるおそれがある広告のほか、過度の消費や乱用を助長するおそれがある広告についても、不適正なものとされている。

b　医薬品等の使用前後の写真は、効能効果を保証するために積極的に用いるのが適当である。

c　漢方処方製剤の効能効果は、配合されている個々の生薬成分がそれぞれ作用しているため、それらの構成生薬の作用を個別に挙げて説明することが適当である。

d　一般用医薬品については、同じ有効成分を含有する医療用医薬品の効能効果をそのまま標榜すれば、承認されている内容を正確に反映した広告といえる。

	a	b	c	d
1	誤	正	正	誤
2	正	誤	正	誤
3	正	正	誤	正
4	正	誤	誤	誤
5	誤	誤	誤	誤

【2023年　関西広域連合（滋賀県、京都府、大阪府、兵庫県、和歌山県、徳島県）・福井県】

解説

a　コレステロールが高めの方に適するのは、キトサン、大豆たんぱく質、低分子化ア
　　ルギン酸ナトリウムなどである。

b　歯の健康維持に役立つのは、パラチノース、マルチトール、エリスリトールなどで
　　ある。

c　血圧が高めの方に適するのは、ラクトトリペプチド、カゼインドデカペプチドなど
　　である。

解答　　　1

ズル本
P.330

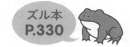

解説

a　正　問題文の通り。

b　誤　使用前・使用後に関わらず、図画・写真等を掲げることが効能効果等の保証表
　　　　現となるものは認められない。

c　誤　漢方処方製剤の効能効果は、配合されている個々の生薬成分が相互に作用して
　　　　いるため、それらの構成生薬の作用を個別に挙げて説明することは不適当であ
　　　　る。

d　誤　一般用医薬品について、同じ有効成分を含有する医療用医薬品の効能効果をそ
　　　　のまま標榜することは、承認されている内容を正確に反映した広告と［いえな
　　　　い］。

解答　　　4

ズル本
P.388,389

医薬品の陳列に関する以下の記述の正誤について、正しい組み合わせを下から一つ選びなさい。

ア　配置販売業者は、医薬品を他の物と区別して貯蔵し、又は陳列しなければならないが、第一類医薬品、第二類医薬品、第三類医薬品の区分ごとに陳列する必要はない。

イ　指定第二類医薬品は、原則として、薬局等構造設備規則に規定する「情報提供を行うための設備」から9メートル以内の範囲に陳列しなければならない。

ウ　薬局開設者又は店舗販売業者は、医薬品を他の物と区別して貯蔵し、又は陳列しなければならない。

エ　第一類医薬品は、鍵をかけた陳列設備に陳列する場合、第一類医薬品陳列区画の内部の陳列設備に陳列する必要はない。

　　ア イ ウ エ
1　正 正 正 誤
2　正 正 誤 正
3　正 誤 誤 誤
4　誤 正 正 誤
5　誤 誤 正 正

【2023年　九州（福岡県、佐賀県、大分県、長崎県、熊本県、宮崎県、鹿児島県）・沖縄県】

次の記述は、店舗販売業者が、当該業者内の店舗販売業の許可を受けた店舗間で一般用医薬品を移転したとき、移転先及び移転元のそれぞれの店舗ごとに書面で記録しなければならない事項に関するものである。正しいものの組み合わせはどれか。

a　移転先及び移転元の場所並びに移転の年月日

b　医薬品の数量

c　医薬品の製造年月日

d　医薬品の使用目的

1（a、b）　2（a、c）　3（b、d）　4（c、d）

【2021年　東海・北陸（富山県、石川県、岐阜県、静岡県、愛知県）】

ア　誤　配置販売業者は、医薬品を他の物と区別して貯蔵し、又は陳列しなければならないこととされている。また、配置販売業者は、一般用医薬品を陳列する場合は、第一類医薬品、第二類医薬品、第三類医薬品の区分ごとに陳列しなければならないとされており、第一類医薬品、第二類医薬品及び第三類医薬品を混在させないように配置しなければならない。

イ　誤　指定第二類医薬品は、原則として、構造設備規則に規定する「情報提供を行うための設備」から［7］メートル以内の範囲に陳列しなければならない。

ウ　正　問題文の通り。

エ　正　問題文の通り。

解答　　5

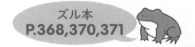

ズル本
P.368,370,371

解説

店舗販売業者が、当該業者内の店舗販売業の許可を受けた店舗間で一般用医薬品を移転したとき、移転先及び移転元のそれぞれの店舗ごとに書面で記録しなければならない事項に関するものとして、次のものがある。

① 品名

② ロット番号（ロットを構成しない医薬品については製造番号又は製造記号）

③ 使用の期限

④ 数量

⑤ 移転先及び移転元の場所並びに移転の年月日

解答　　1

第 5 章
医薬品の適正使用・安全対策

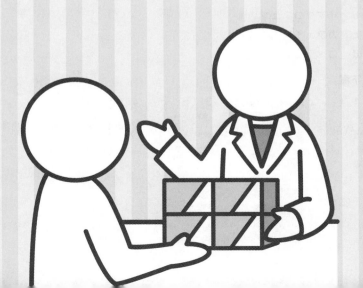

次の医薬品成分のうち、一般用医薬品の添付文書等において、「相談すること」の項目中に「次の病気にかかったことのある人」として「胃・十二指腸潰瘍、潰瘍性大腸炎、クローン病」と記載することとされている成分はどれか。【改変】

1　シアノコバラミン

2　ジサイクロミン塩酸塩

3　ジフェニドール塩酸塩

4　イブプロフェン

5　フェニレフリン塩酸塩

【2019年　首都圏（埼玉県、千葉県、東京都、神奈川県）】

添付文書の「次の人は使用（服用）しないこと」の項に「15歳未満の小児」と記載されている医薬品成分について、正しいものの組み合わせを下欄から選びなさい。

a　ノスカピン

b　イブプロフェン

c　カフェイン

d　ロペラミド

下欄

1（a、c）　2（a、d）　3（b、c）　4（b、d）

【2019年　四国（高知県、香川県、愛媛県）】

一般用医薬品の添付文書等において、「相談すること」の項目中に「次の病気にかかったことのある人」として「胃・十二指腸潰瘍、潰瘍性大腸炎、クローン病」と記載することとされている成分は、イブプロフェンである。

● プロスタグランジンが減った場合の変化

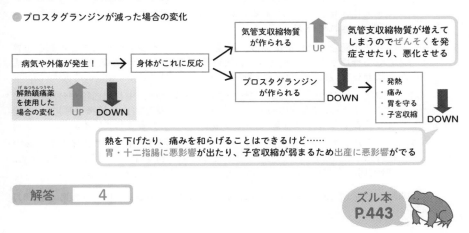

解答 　4

解説

添付文書の「次の人は使用（服用）しないこと」の項に「15歳未満の小児」と記載されている医薬品成分として、アスピリン、アスピリンアルミニウム、サザピリン、プロメタジンメチレンジサリチル酸塩、サリチル酸ナトリウムや、プロメタジン塩酸塩等のプロメタジンを含む成分、イブプロフェン、抗ヒスタミン成分を主薬とする催眠鎮静薬（睡眠改善薬）、オキセサゼイン、ロペラミドがある。

解答 　4

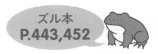

一般用医薬品の添付文書における使用上の注意の記載に関する記述のうち、誤っているものはどれか。

1 メチルエフェドリン塩酸塩が配合された医薬品は、心臓に負担をかけ、心臓病を悪化させるおそれがあるため「心臓病の診断を受けた人」は「相談すること」とされている。

2 マオウが配合された医薬品は、肝臓でグリコーゲンを分解して血糖値を上昇させる作用があり、糖尿病の症状を悪化させるおそれがあるため、「糖尿病の診断を受けた人」は「相談すること」とされている。

3 ジフェンヒドラミン塩酸塩が配合された医薬品は、生じた血栓が分解されにくくなるため、「血栓のある人（脳血栓、心筋梗塞、血栓静脈炎等）」、「血栓症を起こすおそれのある人」は「相談すること」とされている。

4 スクラルファートが配合された医薬品は、過剰のアルミニウムイオンが体内に貯留し、アルミニウム脳症、アルミニウム骨症を生じるおそれがあるため、「腎臓病の診断を受けた人」は「相談すること」とされている。

【2023年　中国（鳥取県、島根県、岡山県、広島県、山口県）・四国（香川県、愛媛県、高知県）】

以下の医薬品成分のうち、一般用医薬品の添付文書の使用上の注意において、「次の人は使用（服用）しないこと」の項目中に、「出産予定日12週以内の妊婦」と記載することとされている成分はどれか。

1 デキストロメトルファン臭化水素酸塩水和物

2 ブロモバレリル尿素

3 ロペラミド塩酸塩

4 次硝酸ビスマス

5 アスピリンアルミニウム

【2023年　中国（鳥取県、島根県、岡山県、広島県、山口県）・四国（香川県、愛媛県、高知県）】

1　正　問題文の通り。

2　正　問題文の通り。

3　誤　ジフェンヒドラミン塩酸塩等の抗ヒスタミン成分は、抗コリン作用も示すため、「排尿困難の症状がある人」や「緑内障の診断を受けた人」は「相談すること」とされている。設問は、トラネキサム酸（内服）、セトラキサート塩酸塩の記述である。

4　正　問題文の通り。

解答　　3

ズル本
P.445,447,451,454

「次の人は使用（服用）しないこと」の項目中に、「出産予定日12週以内の妊婦」と記載することとされている成分には、アスピリン、アスピリンアルミニウム、イブプロフェンがある。

解答　　5

ズル本
P.443

第5章

医薬品の適正使用・安全対策

一般用医薬品の添付文書等において、「次の人は使用（服用）しないこと」の項目中に、「妊婦又は妊娠していると思われる人」（出産予定日12週以内の妊婦も含む。）と記載されている主な成分と、その理由の正誤について、正しい組合せを一つ選べ。

	主な成分	理由
a	ヒマシ油類	子宮収縮が抑制されるため。
b	エチニルエストラジオール	妊娠中の女性ホルモン成分の摂取によって、胎児の先天性異常の発生が報告されているため。
c	イブプロフェン	腸の急激な動きに刺激されて流産・早産を誘発するおそれがあるため。
d	オキセサゼイン	妊娠中における安全性は確立されていないため。

	a b c d			a b c d
1	正 正 誤 正		4	正 誤 正 誤
2	誤 誤 正 誤		5	誤 正 誤 正
3	正 正 正 誤			

【2022年　関西広域連合（滋賀県、京都府、大阪府、兵庫県、和歌山県、徳島県）・福井県】

以下の成分を含む一般用医薬品のうち、メトヘモグロビン血症を起こすおそれがあるため、6歳未満の小児には使用（服用）しない旨が添付文書に記載されるものとして、正しいものを1つ選びなさい。

1　チペピジンヒベンズ酸塩

2　ブチルスコポラミン臭化物

3　アミノ安息香酸エチル

4　フェルビナク

5　メキタジン

【2019年　九州・沖縄（福岡県、佐賀県、大分県、長崎県、熊本県、宮崎県、鹿児島県、沖縄県）】

a　誤　ヒマシ油類は、［腸の急激な動きに刺激されて流産・早産を誘発する］おそれ
　　　　があるため「次の人は使用（服用）しないこと」の項目中に、「妊婦又は妊娠
　　　　していると思われる人」と記載がある。

b　正　正しい理由である。

c　誤　イブプロフェンは、妊娠期間の延長、胎児の動脈管の収縮・早期閉鎖、子宮収
　　　　縮の抑制、分娩時出血の増加のおそれがあるため「次の人は使用（服用）しな
　　　　いこと」の項目中に、「出産予定日12週以内の妊婦」と記載がある。

d　正　正しい理由である。

解答　　5

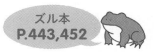
ズル本
P.443,452

アミノ安息香酸エチルは、メトヘモグロビン血症を起こすおそれがあるため、「6歳未
満の小児」は使用（服用）しないこととされる。

● 使用上の注意で「次の人は使用（服用）しないこと」に年齢の記載がある主な成分・薬効群

年齢に関する記載	主な成分・薬効群	理由
15歳未満の小児	アスピリン、サザピリン	外国において、ライ症候群の発症との関連性が示唆されているため
	イブプロフェン	一般用医薬品では、小児向けの製品はないため
	オキセサゼイン	一般用医薬品では、小児向けの製品はないため
	プロメタジン塩酸塩	外国において、乳児突然死症候群、乳児睡眠時無呼吸発作のような致命的な呼吸抑制が現れたとの報告があるため
	抗ヒスタミン成分を主薬とする催眠鎮静薬（睡眠改善薬）	小児では、神経過敏、興奮を起こすおそれが大きいため
	ロペラミド	外国で乳幼児が過量摂取した場合に、中枢神経系障害、呼吸抑制、腸管壊死に至る麻痺性イレウスを起こしたとの報告があるため
6歳未満の小児	アミノ安息香酸エチル	メトヘモグロビン血症を起こすおそれがあるため
3歳未満の小児	ヒマシ油類	

解答　　3

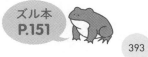
ズル本
P.151

次の一般用医薬品の漢方製剤のうち、その添付文書等において、うっ血性心不全、心室頻拍の副作用が現れることがあるため、「してはいけないこと」の項目中に「症状があるときのみの服用にとどめ、連用しないこと」と記載することとされているものはどれか。

1　防風通聖散

2　響声破笛丸

3　柴胡桂枝湯

4　芍薬甘草湯

5　麻子仁丸

【2023年　首都圏（東京都、埼玉県、千葉県、神奈川県）】

一般用医薬品の添付文書で、「次の人は使用（服用）しないこと」と記載されている成分と対象者との関係の正誤について、正しい組み合わせを1つ選べ。

（医薬品成分）		（対象者）
a　アミノ安息香酸エチル	－	糖尿病の診断を受けた人
b　フェルビナク	－	ぜんそくを起こしたことがある人
c　プソイドエフェドリン塩酸塩	－	前立腺肥大による排尿困難のある人
d　アスピリン	－	出産予定日12週以内の妊婦

　　　a b c d
1　正 正 誤 誤
2　正 誤 正 誤
3　誤 正 正 正
4　正 誤 誤 正
5　誤 正 誤 正

【2020年　関西広域連合（滋賀県、京都府、大阪府、兵庫県、和歌山県、徳島県）・福井県】

うっ血性心不全、心室頻拍の副作用が現れることがあるため「してはいけないこと」の項目中に、「症状があるときのみの服用にとどめ、連用しないこと」と記載されているのは、芍薬甘草湯である。

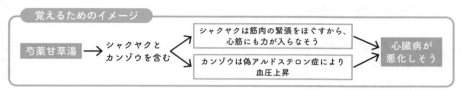

解答　　4

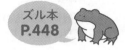

a　誤　アミノ安息香酸エチルは、「本剤又は本剤の成分によりアレルギー症状を起こしたことがある人」、「6歳未満の小児」は使用（服用）しないこととされている。

b　正　問題文の通り。フェルビナクは、喘息発作を誘発するおそれがあるため、「喘息を起こしたことがある人」は使用（服用）しないこととされている。

c　正　問題文の通り。プソイドエフェドリン塩酸塩は、交感神経刺激作用により尿の貯留・尿閉を生じるおそれがあるため、「前立腺肥大による排尿困難」の症状がある人に使用（服用）しないこととされている。

d　正　問題文の通り。アスピリンは、妊娠期間の延長、胎児の動脈管の収縮・早期閉鎖、子宮収縮の抑制、分娩時出血の増加のおそれがあるため、「出産予定日12週以内の妊婦」に使用（服用）しないこととされている。

解答　　3

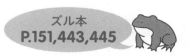

次の成分のうち、その成分が含まれる一般用医薬品の添付文書の「してはいけないこと」の項目に、「次の人は使用（服用）しないこと」として「本剤又は本剤の成分、牛乳によるアレルギー症状を起こしたことがある人」と記載されているものはどれか。【改変】

1　アセトアミノフェン

2　ケイ酸アルミニウム

3　タンニン酸アルブミン

4　テオフィリン

【2019年　東海・北陸（富山県、石川県、岐阜県、静岡県、愛知県、三重県）類題】

一般用医薬品の添付文書における使用上の注意の記載に関する以下の記述のうち、誤っているものはどれか。

a　ピレンゼピン塩酸塩水和物が配合された胃腸薬は、目のかすみ、異常なまぶしさを生じることがあるため、「服用後、乗物又は機械類の運転操作をしないこと」とされている。

b　パパベリン塩酸塩は、眼圧が上昇し、緑内障を悪化させるおそれがあるため、「緑内障の診断を受けた人」は「相談すること」とされている。

c　インドメタシンが配合された外用鎮痛消炎薬は、一定期間又は一定回数使用しても症状の改善がみられない場合、ほかに原因がある可能性があるため、「長期連用しないこと」とされている。

d　ポビドンヨードが配合された含嗽薬は、ヨウ素の体内摂取が増える可能性があり、疾患の治療に影響を及ぼすおそれがあるため、「肝臓病の診断を受けた人」は「相談すること」とされている。

【2023年　北海道・東北（青森県、岩手県、宮城県、秋田県、山形県、福島県）】

タンニン酸アルブミンは、乳製カゼインを由来としているため、「本剤又は本剤の成分、牛乳によるアレルギー症状を起こしたことがある人」は、使用（服用）しないこととされている。

ズル本
P.452

a　正　問題文の通り。

b　正　問題文の通り。

c　正　問題文の通り。

d　誤　ポビドンヨードが配合された含嗽薬は、ヨウ素の体内摂取が増える可能性があり、疾患の治療に影響を及ぼすおそれがあるため、[「甲状腺疾患の診断を受けた人」]は「相談すること」とされている。

●使用上の注意で「連用に関する注意」がある薬効群、主な成分等、主な理由

使用上の注意の内容	薬効群	主な成分等	主な理由
長期連用しないこと	外用鎮痛消炎薬	インドメタシン、フェルビナク、ケトプロフェン、ピロキシカム	一定期間又は一定回数使用しても症状の改善がみられない場合は、ほかに原因がある可能性があるため
	瀉下薬	ヒマシ油	
	外用痔疾用薬など	ステロイド性抗炎症成分	副腎皮質の機能低下を生じるおそれがあるため
	鼻炎用点鼻薬	成分によらず、左記薬効群の医薬品すべてに記載	二次充血、鼻づまり等を生じるおそれがある
	胃腸薬 胃腸鎮痛鎮痙薬	スクラルファート、水酸化アルミニウムゲル、ケイ酸アルミン酸マグネシウム等のアルミニウムを含む成分	長期連用により、アルミニウム脳症及びアルミニウム骨症を生じるおそれがあるため
1週間以上継続して服用しないこと	止瀉薬	次没食子酸ビスマス、次硝酸ビスマス等のビスマスを含む成分	海外において、長期連用した場合に精神神経症状が現れたとの報告があるため
過量服用・長期連用しないこと	鎮咳去痰薬	コデインリン酸塩水和物、ジヒドロコデインリン酸塩を含む成分	倦怠感や虚脱感等が現れることがあるため。依存性・習慣性がある成分が配合されており、乱用事例が報告されているため
短期間の服用にとどめ、連用しないこと	眠気防止薬	カフェインを含む成分	偽アルドステロン症を生じるおそれがあるため
	短期間の服用に限られる漢方生薬製剤	グリチルリチン酸二カリウム、グリチルレチン酸、カンゾウ等のグリチルリチン酸を含む成分	
症状があるときのみの服用にとどめ、連用しないこと	漢方製剤	芍薬甘草湯	うっ血性心不全、心室頻拍の副作用が現れることがあるため
大量に服用しないこと	瀉下剤	センナ、センノシド、ダイオウ、カサントラノール、ビサコジル、ピコスルファートナトリウム	腸管粘膜への刺激が大きくなり、腸管粘膜に炎症を生じるおそれがあるため

ズル本
P.447,455

第5章 医薬品の適正使用・安全対策

以下のうち、医薬品副作用被害救済制度の対象となるものについて、正しいものを下から1つ選びなさい。

1 人体に直接使用する殺菌消毒剤

2 一般用検査薬

3 個人輸入により入手された医薬品

4 日本薬局方収載医薬品であるワセリン

【2019年 九州・沖縄（福岡県、佐賀県、大分県、長崎県、熊本県、宮崎県、鹿児島県、沖縄県）】

一般用医薬品の使用上の注意における主な成分と「次の人は使用（服用）しないこと」の関係の正誤について、正しい組み合わせを1つ選べ。

	［主な成分］	［次の人は使用（服用）しないこと］
a	カフェイン	激しい腹痛又は吐き気・嘔吐の症状がある
b	芍薬甘草湯	高血圧の診断を受けた人
c	プソイドエフェドリン塩酸塩	糖尿病の診断を受けた人
d	スクラルファート	透析療法を受けている人

	a	b	c	d
1	正	正	誤	誤
2	正	誤	正	誤
3	正	誤	誤	正
4	誤	誤	正	正
5	誤	誤	正	誤

【2019年 関西広域連合（滋賀県、京都府、大阪府、兵庫県、和歌山県、徳島県）】

要指導医薬品・一般用医薬品で救済制度の対象とならない主なものには、次のものがある。

> 殺虫剤・殺鼠剤、殺菌消毒剤（人体に直接使用するものを除く）、一般用検査薬、一部の日本薬局方収載医薬品（精製水、ワセリン等）

このほか、製品不良など、製薬企業に損害賠償責任がある場合や、無承認無許可医薬品（いわゆる健康食品として販売されたもののほか、個人輸入により入手された医薬品を含む）の使用による健康被害についても救済制度の対象から除外されている。

解答 　1

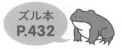

ズル本
P.432

a 　誤　カフェインは、「胃酸過多」の症状がある人、「心臓病」、「胃潰瘍」の診断を受けた人等は使用（服用）しないこととされている。

b 　誤　芍薬甘草湯は、徐脈又は頻脈を引き起こし、心臓病の症状を悪化させるおそれがあるため、「心臓病」の診断を受けた人は使用（服用）しないこととされている。

c 　正　問題文の通り。プソイドエフェドリン塩酸塩は、肝臓でグリコーゲンを分解して血糖値を上昇させる作用があり、糖尿病を悪化させるおそれがあるため、「糖尿病」の診断を受けた人は使用（服用）しないこととされている。

d 　正　問題文の通り。

● アルミニウムを含有する製剤の使用上の注意のまとめ

使用上の注意の区分	内容	主な成分・薬効群
してはいけないこと	透析療法を受けている人	スクラルファート 水酸化アルミニウムゲル ケイ酸アルミン酸マグネシウム ケイ酸アルミニウム 合成ヒドロタルサイト アルジオキサ
相談すること	腎臓病の診断を受けた人	

解答 　4

ズル本
P.127,445,448,451

第5章 医薬品の適正使用・安全対策

一般用医薬品の胃腸薬の添付文書等において、アルミニウム脳症及びアルミニウム骨症を生じるおそれがあるため、「長期連用しないこと」と記載することとされている成分の正誤について、正しい組合せを一つ選べ。

a　アルジオキサ

b　テプレノン

c　ロートエキス

d　合成ヒドロタルサイト

	a b c d		a b c d
1	正 誤 正 誤	4	正 正 誤 誤
2	誤 正 正 誤	5	正 誤 誤 正
3	誤 誤 正 正		

【2023年　関西広域連合（滋賀県、京都府、大阪府、兵庫県、和歌山県、徳島県）・福井県】

1 〜 5で示される医薬品副作用被害救済制度における給付の種類のうち、請求の期限がないものはどれか。

1　遺族年金

2　医療費

3　障害年金

4　葬祭料

5　遺族一時金

【2019年　東海・北陸（富山県、石川県、岐阜県、静岡県、愛知県、三重県）】

a 正 記載することとされている成分である。

b 誤 記載することとされている成分ではない。

c 誤 記載することとされている成分ではない。

d 正 記載することとされている成分である。

一般用医薬品の胃腸薬の添付文書において、アルミニウム脳症及びアルミニウム骨症を生じるおそれがあるため、「長期連用しないこと」と記載することとされている成分には以下のものがある。

スクラルファート、水酸化アルミニウムゲル、ケイ酸アルミン酸マグネシウム、ケイ酸アルミニウム、合成ヒドロタルサイト、アルジオキサ等のアルミニウムを含む成分が配合された胃腸薬、胃腸鎮痛鎮痙薬

解答　　5

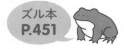
ズル本
P.451

1 誤 遺族年金の請求期限は、死亡のときから5年以内とされている。ただし、遺族年金を受けることができる先順位者が死亡した場合には、その死亡のときから2年以内とされている。

2 誤 医療費の請求期限は、医療費の支給の対象となる費用の支払いが行われたときから5年以内とされている。

3 正 問題文の通り。

4 誤 葬祭料の請求期限は、遺族年金と同じく、死亡のときから5年以内とされている。

5 誤 遺族一時金の請求期限は、遺族年金と同じく、死亡のときから5年以内とされている。

●医薬品副作用被害救済制度の給付の種類

	給付の種類	給付金額	請求の期限
医療費	医薬品の副作用による疾病（入院治療を必要とする程度）の治療に要した費用※を実費補償するもの　※健康保険等による給付の額を差し引いた自己負担分	実費（非定額）	あり（5年以内）
医療手当	医薬品の副作用による疾病（入院治療を必要とする程度）の治療に伴う医療費以外の費用の負担に着目して給付されるもの	定額	あり（5年以内）
障害年金	医薬品の副作用により一定程度の障害の状態にある18歳以上の人の生活補償等を目的として給付されるもの	定額	なし
障害児養育年金	医薬品の副作用により一定程度の障害の状態にある18歳未満の人を養育する人に対して給付されるもの	定額	なし
遺族年金	生計維持者が医薬品の副作用により死亡した場合に、その遺族の生活の立て直し等を目的として給付されるもの※　※最高10年間を限度とする	定額	あり（5年以内）
遺族一時金	生計維持者以外の人が医薬品の副作用により死亡した場合に、その遺族に対する見舞等を目的として給付されるもの	定額	あり（5年以内）
葬祭料	医薬品の副作用により死亡した人の葬祭を行うことに伴う出費に着目して給付されるもの	定額	あり（5年以内）

解答　　3

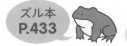
ズル本
P.433

一般用医薬品の添付文書における使用上の注意の記載に関する記述の正誤について、正しい組み合わせはどれか。

a イブプロフェンは、胎児の動脈管の収縮・早期閉鎖、子宮収縮の抑制等のおそれがあるため、「出産予定日12週以内の妊婦」は「服用しないこと」とされている。

b スコポラミン臭化水素酸塩水和物は、目のかすみ、異常なまぶしさ等を生じることがあるため、「服用後、乗物又は機械類の運転操作をしないこと」とされている。

c アミノ安息香酸エチルは、メトヘモグロビン血症を起こすおそれがあるため、「6歳未満の小児」は「服用しないこと」とされている。

d アセトアミノフェンは、外国において、ライ症候群の発症との関連性が示唆されているため、「15歳未満の小児」は「服用しないこと」とされている。

	a	b	c	d
1	誤	誤	正	正
2	誤	正	正	誤
3	正	誤	誤	誤
4	正	正	正	誤
5	誤	正	誤	正

【2022年　中国（鳥取県、島根県、岡山県、広島県、山口県）・四国（香川県、愛媛県、高知県）】

次の一般用医薬品のうち、その添付文書の「してはいけないこと」の項目に、「授乳中の人は本剤を服用しないか、本剤を服用する場合は授乳を避けること」と記載されるものとして、正しいものの組み合わせはどれか。

a ブロモバレリル尿素が配合された解熱鎮痛薬

b 水酸化アルミニウムゲルが配合された胃腸鎮痛鎮痙薬

c テオフィリンが配合された鎮咳去痰薬

d センノシドが配合された内服薬

1 （a、b）　2 （a、c）　3 （b、c）　4 （b、d）　5 （c、d）

【2023年　北海道・東北（青森県、岩手県、宮城県、秋田県、山形県、福島県）】

解説

a　正　問題文の通り。

b　正　問題文の通り。

c　正　問題文の通り。

d　誤　［アスピリン、アスピリンアルミニウム、サザピリン、プロメタジンメチレンジサリチル酸塩、サリチル酸ナトリウム］は、外国において、ライ症候群の発症との関連性が示唆されているため、「15歳未満の小児」は「服用しないこと」とされている。

解答　4

ズル本
P.151,443,447

解説

a　誤　ブロモバレリル尿素が配合された解熱鎮痛薬は、「相談すること」の項目に「妊婦又は妊娠していると思われる人」と記載されている。

b　誤　水酸化アルミニウムゲルが配合された胃腸鎮痛鎮痙薬は、「相談すること」の項目に「腎臓病の診断を受けた人」、「してはいけないこと」の項目に「透析療法を受けている人」と記載されている。

c　正　問題文の通り。

d　正　問題文の通り。

解答　5

ズル本
P.125,450,451

一般用医薬品の添付文書に、目のかすみ、異常なまぶしさを生じることがあるため、「服用後、乗物又は機械類の運転操作をしないこと」と記載されている成分を1つ選べ。

1　ロペラミド塩酸塩

2　ビサコジル

3　オキセサゼイン

4　アセトアミノフェン

5　ピレンゼピン塩酸塩水和物

【2020年　関西広域連合（滋賀県、京都府、大阪府、兵庫県、和歌山県、徳島県）・福井県】

次の医薬品成分のうち、交感神経刺激作用により尿の貯留・尿閉を生じるおそれがあるため、一般用医薬品の添付文書の「してはいけないこと」の項の「次の人は服用しないこと」に次の症状のある人として「前立腺肥大による排尿困難」と記載されているものはどれか。

1　テオフィリン

2　カフェイン

3　プソイドエフェドリン塩酸塩

4　タンニン酸アルブミン

【2022年　関東・甲信越（茨城県、栃木県、群馬県、新潟県、山梨県、長野県）】

ピレンゼピン塩酸塩水和物は、目のかすみ、異常なまぶしさを生じることがあるため、「服用後、乗物又は機械類の運転操作をしないこと」とされている。

●使用上の注意で「してはいけないこと」に「服用後、乗物又は機械類の運転操作をしないこと」の記載がある主な成分・薬効群

主な成分・薬効群	覚えておくべき理由など
ジフェンヒドラミン塩酸塩 クロルフェニラミンマレイン酸塩等の抗ヒスタミン成分	眠気等
コデインリン酸塩水和物 ジヒドロコデインリン酸塩	
ロペラミド塩酸塩 ロートエキス	
スコポラミン臭化水素酸塩水和物 メチルオクタトロピン臭化物	眠気、目のかすみ、異常なまぶしさを生じることがあるため
ピレンゼピン塩酸塩水和物	目のかすみ、異常なまぶしさを生じることがあるため

解答 　　5

ズル本
P.447

プソイドエフェドリン塩酸塩は、交感神経刺激作用により尿の貯留・尿閉を生じるおそれがあるため、一般用医薬品の添付文書の「してはいけないこと」の項の「次の人は服用しないこと」に次の症状のある人として「前立腺肥大による排尿困難」と記載されている。

使用上の注意の区分	内容	主な成分・薬効群
してはいけないこと	前立腺肥大による排尿困難の症状がある人 心臓病の診断を受けた人 高血圧の診断を受けた人 甲状腺機能障害の診断を受けた人 糖尿病の診断を受けた人	プソイドエフェドリン
相談すること	甲状腺機能障害・甲状腺機能亢進症の診断を受けた人 高血圧の診断を受けた人 心臓病の診断を受けた人 糖尿病の診断を受けた人	メチルエフェドリン トリメトキノール フェニレフリン メトキシフェナミン マオウ

解答 　　3

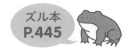
ズル本
P.445

一般用医薬品の添付文書の「相談すること」の項目中に、「次の診断を受けた人」と記載される基礎疾患等と、主な成分・薬効群等の組み合わせの正誤のうち、正しいものはどれか。

	基礎疾患等		成分・薬効群等
a	胃・十二指腸潰瘍	―	スクラルファート
b	甲状腺疾患	―	ポビドンヨード
c	高血圧	―	メチルエフェドリン塩酸塩
d	緑内障	―	パパベリン塩酸塩

	a	b	c	d
1	正	誤	正	正
2	正	正	誤	誤
3	正	正	正	誤
4	誤	正	正	正
5	誤	誤	誤	正

【2022年　北海道・東北（青森県、岩手県、宮城県、秋田県、山形県、福島県）】

内服用の一般用医薬品の添付文書等において、「相談すること」の項目中に「次の診断を受けた人」として記載することとされている基礎疾患等と医薬品成分との関係について、正しいものの組合せを一つ選べ。

	基礎疾患等		医薬品成分
a	胃・十二指腸潰瘍	―	エテンザミド
b	高血圧	―	フェニレフリン塩酸塩
c	腎臓病	―	メチルエフェドリン塩酸塩
d	糖尿病	―	ジプロフィリン

1（a、b）　2（a、d）　3（b、c）　4（c、d）

【2022年　関西広域連合（滋賀県、京都府、大阪府、兵庫県、和歌山県、徳島県）・福井県】

解説

a 誤 胃・十二指腸潰瘍では、アスピリン、アスピリンアルミニウム、エテンザミド等が胃・十二指腸潰瘍を悪化させるおそれがあるため、相談することとなっている。また、次硝酸ビスマス等のビスマスを含む成分は、ビスマスの吸収が高まり、血中に移行する量が多くなり、ビスマスによる精神神経障害等が発現するおそれがあるため、胃・十二指腸潰瘍では相談することとなっている。

b 正 甲状腺疾患では、ポビドンヨードによりヨウ素の体内摂取が増える可能性があり、甲状腺疾患の治療に影響を及ぼすおそれがあるため、相談することとなっている。

c 正 高血圧では、メチルエフェドリン塩酸塩による交感神経興奮作用により血圧を上昇させ、高血圧を悪化させるおそれがあるため、相談することとなっている。

d 正 緑内障では、パパベリン塩酸塩により眼圧が上昇し、緑内障を悪化させるおそれがあるため、相談することとなっている。

解答　　4

ズル本
P.445,447,451,455

解説

a 正 正しい関係である。

b 正 正しい関係である。

c 誤 メチルエフェドリン塩酸塩は、「相談すること」の項目中に「次の診断を受けた人」として記載することとされている基礎疾患として高血圧、心臓病、糖尿病などがある。

d 誤 ジプロフィリンは、「相談すること」の項目中に「次の診断を受けた人」として記載することとされている基礎疾患として、てんかん、心臓病などがある。

解答　　1

ズル本
P.443,445,453

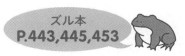

次の医薬品成分等と、一般用医薬品の添付文書等において、「次の人は使用（服用）しないこと」と記載することとされている基礎疾患等の組み合わせの正誤について、正しい組み合わせはどれか。

	医薬品成分等		基礎疾患等
a	プソイドエフェドリン塩酸塩	－	高血圧
b	アセトアミノフェン	－	心臓病
c	メキタジン	－	甲状腺機能障害
d	芍薬甘草湯	－	糖尿病

	a	b	c	d
1	正	正	正	正
2	誤	正	誤	誤
3	正	誤	誤	誤
4	誤	正	正	正
5	正	誤	誤	正

【2019年 首都圏（埼玉県、千葉県、東京都、神奈川県）】

一般用医薬品の添付文書の使用上の注意及びその理由に関する記述のうち、正しいものはどれか。

1 ステロイド性抗炎症成分が配合された外用薬は、細菌等の感染に対する抵抗力を弱めて、感染を増悪させる可能性があるため、「患部が化膿している人」は使用しないこととされている。

2 ビサコジルが配合された瀉下薬は、腸の急激な動きに刺激されて流産・早産を誘発するおそれがあるため、「妊婦又は妊娠していると思われる人」は服用しないこととされている。

3 次硝酸ビスマスを含む医薬品は、吸収減少により効果が得られないため、服用前後は飲酒しないこととされている。

4 ステロイド性抗炎症成分は、副腎皮質の機能亢進を生じるおそれがあるため、「透析療法を受けている人」は、使用しないこととされている。

【2023年 東海・北陸（富山県、石川県、岐阜県、静岡県、愛知県、三重県）】

a　正　問題文の通り。プソイドエフェドリン塩酸塩は、交感神経興奮作用により血圧を上昇させ、高血圧を悪化させるおそれがあるため、「高血圧」の診断を受けた人は使用（服用）しないこととされている。

b　誤　アセトアミノフェンは、アスピリン喘息を誘発するおそれがあるため、「本剤又は他のかぜ薬、解熱鎮痛薬を使用（服用）して喘息を起こしたことがある人」は使用（服用）しないこととされている。

c　誤　メキタジンは、アレルギー症状の既往歴のある人が再度使用した場合、重篤なアレルギー性の副作用を生じる危険性が高まるため、「本剤又は本剤の成分によりアレルギー症状を起こしたことがある人」は使用（服用）しないこととされている。

d　誤　芍薬甘草湯は、徐脈又は頻脈を引き起こし、心臓病の症状を悪化させるおそれがあるため、「心臓病」の診断を受けた人は使用（服用）しないこととされている。

解答　　3

ズル本
P.443,445,448

1　正　問題文の通り。

2　誤　ビサコジルが配合された瀉下剤は、腸管粘膜への刺激が大きくなり、腸管粘膜に炎症を生じるおそれがあるため大量に使用（服用）しないこととされている。設問は、ヒマシ油類の記述である。

3　誤　次硝酸ビスマスを含む医薬品は、吸収増大による精神神経系障害が生じるおそれがあるため、服用前後は飲酒しないこととされている。

4　誤　ステロイド性抗炎症成分は、副腎皮質の機能低下を生じるおそれがあるため、［長期連用しないこと］とされている。

解答　　1

ズル本
P.220,452

一般用医薬品の添付文書等において、眠気、目のかすみ、異常なまぶしさを生じることがあるため、「服用後、乗物又は機械類の運転操作をしないこと」と記載することとされている成分等を一つ選べ。

1 スコポラミン臭化水素酸塩水和物

2 イブプロフェン

3 メチルエフェドリン塩酸塩

4 芍薬甘草湯

5 ビサコジル

【2023年 関西広域連合（滋賀県、京都府、大阪府、兵庫県、和歌山県、徳島県）・福井県】

一般用医薬品の添付文書の「してはいけないこと」の項目中に、「服用後、乗物又は機械類の運転操作をしないこと」と記載される主成分として、正しいものの組み合わせを1つ選びなさい。

a アルジオキサ

b ブロモバレリル尿素

c アミノフィリン水和物

d ジフェンヒドラミン塩酸塩

1 （a、b） 2 （a、c） 3 （b、d） 4 （c、d）

【2023年 奈良県】

眠気、目のかすみ、異常なまぶしさを生じることがあるため、「服用後、乗物又は機械類の運転操作をしないこと」と記載することとされている成分には、スコポラミン臭化水素酸塩水和物、メチルオクタトロピン臭化物がある。

解答　　1

ズル本
P.447

「してはいけないこと」の項目中に、「服用後、乗物又は機械類の運転操作をしないこと」と記載される主成分として、ブロモバレリル尿素等の催眠鎮静薬、ジフェンヒドラミン塩酸塩等の抗ヒスタミン成分、コデインリン酸塩水和物等のかぜ薬、鎮咳去痰薬などがある。アルジオキサやアミノフィリン水和物は該当しない。

解答　　3

ズル本
P.125,447

一般用医薬品の添付文書における「使用上の注意」に関する以下の記述の正誤について、正しい組み合わせを下から一つ選びなさい。

ア 「してはいけないこと」、「相談すること」及び「その他の注意」から構成され、適正使用のために重要と考えられる項目が前段に記載されている。

イ 「してはいけないこと」には、守らないと症状が悪化する事項、副作用又は事故等が起こりやすくなる事項について記載されている。

ウ 一般用検査薬では、その検査結果が確定診断となるため、判定が陽性であれば医師の診断を受ける必要はない旨が記載されている。

エ 重篤な副作用として、ショック（アナフィラキシー）、皮膚粘膜眼症候群等が掲げられている医薬品では、アレルギーの既往歴がある人等は注意して使用することとして記載されている。

	ア イ ウ エ			ア イ ウ エ
1	正 正 正 誤		4	誤 正 誤 正
2	正 正 誤 誤		5	誤 誤 正 誤
3	正 誤 誤 正			

【2023年　九州（福岡県、佐賀県、大分県、長崎県、熊本県、宮崎県、鹿児島県）・沖縄県】

次の表は、ある一般用医薬品の解熱鎮痛薬に含まれている成分の一覧である。

2錠中：	
＜成分＞	＜分量＞
イブプロフェン	144mg
エテンザミド	84mg
ブロモバレリル尿素	200mg
無水カフェイン	50mg

この解熱鎮痛薬の添付文書等の「相談すること」の項目中において、「次の診断を受けた人」と記載されている基礎疾患の正誤について、正しい組合せを一つ選べ。

a 緑内障

b 腎臓病

c てんかん

d 肝臓病

	a b c d			a b c d
1	誤 正 正 誤		4	誤 正 誤 正
2	正 正 誤 正		5	正 誤 正 正
3	正 誤 正 誤			

【2023年　関西広域連合（滋賀県、京都府、大阪府、兵庫県、和歌山県、徳島県）・福井県】

ア　正　問題文の通り。

イ　正　問題文の通り。

ウ　誤　一般用検査薬では、その検査結果のみで確定診断はできないので、判定が陽性であれば速やかに医師の診断を受ける旨が記載されている。

エ　誤　重篤な副作用として、ショック（アナフィラキシー）、皮膚粘膜眼症候群等が掲げられている医薬品では、アレルギーの既往歴がある人等は［使用しないこと］として記載されている。

解答　2

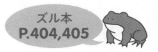
ズル本
P.404,405

a　誤　一覧に該当する成分はない。緑内障と記載される成分は、パパベリン塩酸塩、抗コリン成分、ペントキシベリンクエン酸塩、ジフェニドール塩酸塩、抗ヒスタミン成分等である。

b　正　問題文の通り。イブプロフェン、エテンザミドが該当する。

c　誤　一覧に該当する成分はない。てんかんと記載される成分は、ジプロフィリンである。

d　正　問題文の通り。イブプロフェン、エテンザミドが該当する。

●使用上の注意の「相談すること」に「緑内障の診断を受けた人」の記載がある主な成分・薬効群

ロートエキス
スコポラミン臭化水素酸塩水和物
パパベリン塩酸塩
ジフェンヒドラミン塩酸塩
クロルフェニラミンマレイン酸塩
ジフェニドール塩酸塩

解答　4

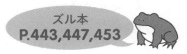
ズル本
P.443,447,453

第5章

医薬品の適正使用・安全対策

次の医薬品成分等を含有する内服用の胃腸薬である一般用医薬品の添付文書等において、長期間服用した場合に、アルミニウム脳症及びアルミニウム骨症を発症したとの報告があるため、「次の人は使用（服用）しないこと」の項目中に「透析療法を受けている人」と記載することとされている成分として、正しいものの組合せはどれか。

a　アルジオキサ

b　次没食子酸ビスマス

c　スクラルファート

d　アカメガシワ

1（a、b）　**2**（a、c）　**3**（a、d）　**4**（b、c）　**5**（b、d）

【2023年　首都圏（東京都、埼玉県、千葉県、神奈川県）】

一般用医薬品の添付文書において、高齢者は使用する前に「相談すること」とされている主な成分・薬効群等とその理由との関係の正誤について、正しい組み合わせはどれか。

	（主な成分・薬効群等）		（理由）
a	メチルエフェドリン塩酸塩が配合された内服薬	－	心悸亢進を起こしやすいため
b	スコポラミン臭化水素酸塩水和物が配合された内服薬	－	下痢を起こしやすいため
c	グリセリンが配合された浣腸薬	－	糖代謝抑制を起こしやすいため
d	グリチルリチン酸二カリウムが配合された内服薬	－	偽アルドステロン症を生じやすいため

```
     a b c d
1    正 誤 誤 正
2    誤 正 誤 誤
3    正 誤 正 誤
4    誤 正 誤 正
5    誤 誤 正 誤
```

【2019年　東海・北陸（富山県、石川県、岐阜県、静岡県、愛知県、三重県）】

胃腸薬に配合される成分で長期間服用した場合、アルミニウム脳症及びアルミニウム骨症を発症したとの報告があるため、「次の人は使用（服用）しないこと」の項目の中に「透析療法を受けている人」と記載することとされているのは、アルジオキサ、スクラルファート、水酸化アルミニウムゲル、合成ヒドロタルサイト等のアルミニウムを含む成分である。

使用上の注意の区分	内容	主な成分・薬効群
してはいけないこと	透析療法を受けている人	スクラルファート
相談すること	腎臓病の診断を受けた人	水酸化アルミニウムゲル ケイ酸アルミン酸マグネシウム ケイ酸アルミニウム 合成ヒドロタルサイト アルジオキサ

解答　　2

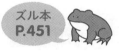
ズル本
P.451

a　正　問題文の通り。

b　誤　スコポラミン臭化水素酸塩水和物が配合された内服薬は、緑内障の悪化、口渇、排尿困難又は便秘の副作用が現れやすいため、「高齢者」は使用する前に「相談すること」とされている。

c　誤　グリセリンが配合された浣腸薬は、効き目が強すぎたり、副作用が現れやすいため、「高齢者」は使用する前に「相談すること」とされている。

d　正　問題文の通り。

解答　　1

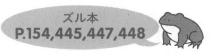
ズル本
P.154,445,447,448

第5章

医薬品の適正使用・安全対策

次の記述のうち、一般用医薬品のかぜ薬の添付文書等において、クロルフェニラミンマレイン酸塩を含有することにより、使用上の注意に記載することとされている事項として、正しいものの組み合わせはどれか。

a　服用後、乗物又は機械類の運転操作をしないこと。

b　てんかんの診断を受けた人は、服用前に専門家に相談すること。

c　排尿困難の症状がある人は、服用前に専門家に相談すること。

d　牛乳によるアレルギー症状を起こしたことがある人は、服用前に専門家に相談すること。

1（a、b）　2（a、c）　3（a、d）　4（b、c）　5（b、d）

【2019年　首都圏（埼玉県、千葉県、東京都、神奈川県）】

一般用医薬品の添付文書の「次の人は使用（服用）しないこと」の項目中に、「妊婦又は妊娠していると思われる人」と記載されている主な成分・薬効群と、その理由の正誤について、正しい組合せはどれか。

<table>
<tr><td colspan="2">＜主な成分・薬効群＞</td><td>＜理由＞</td></tr>
<tr><td>a</td><td>ヒマシ油類</td><td>妊娠期間の延長、胎児の動脈管の収縮・早期閉鎖、子宮収縮の抑制、分娩時出血の増加のおそれがあるため。</td></tr>
<tr><td>b</td><td>エチニルエストラジオール</td><td>妊娠中の女性ホルモン成分の摂取によって、胎児の先天性異常の発生が報告されているため。</td></tr>
<tr><td>c</td><td>オキセサゼイン</td><td>妊娠中における安全性は確立されていないため。</td></tr>
<tr><td>d</td><td>ジフェンヒドラミン塩酸塩を主薬とする催眠鎮静薬（睡眠改善薬）</td><td>妊娠に伴う不眠は、睡眠改善薬の適用症状でないため。</td></tr>
</table>

	a b c d		a b c d
1	正 誤 正 誤	4	誤 正 正 正
2	誤 正 誤 誤	5	正 正 正 正
3	正 誤 誤 正		

【2023年　関東・甲信越（茨城県、栃木県、群馬県、新潟県、山梨県、長野県）】

クロルフェニラミンマレイン酸塩を含有することにより、使用上の注意に記載すること
とされている事項としては、次のものがある。

① 「本剤又は本剤の成分によりアレルギー症状を起こしたことがある人」に使用（服用）
しないこと

② 「服用後、乗物又は機械類の運転操作をしないこと」

③ 「排尿困難」の症状がある人は「相談すること」

④ 「緑内障」の診断を受けた人は「相談すること」

解答　　**2**

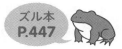
ズル本
P.447

---

a　誤　ヒマシ油類は、〔腸の急激な動きに刺激されて〕流産・早産を誘発するおそれ
があるため、「妊婦又は妊娠していると思われる人」には「使用（服用）しな
いこと」と記載されている。設問は、アスピリン、イブプロフェンなどの理由
である。

b　正　問題文の通り。

c　正　問題文の通り。

d　正　問題文の通り。

● 使用上の注意で「次の人は使用（服用）しないこと」に「妊婦、授乳婦等」に対する記載がある主な成分・薬効群

内容	主な成分・薬効群	覚えておくべき理由など
妊婦又は妊娠していると思われる人	ヒマシ油類	腸の急激な動きに刺激されて流産・早産を誘発するおそれがあるため
	ジフェンヒドラミン塩酸塩を主薬とする催眠鎮静薬（睡眠改善薬）	妊娠に伴う不眠は、睡眠改善薬の適用症状でないため
	エチニルエストラジオール　エストラジオール	妊娠中の女性ホルモン成分の摂取によって、胎児の先天性異常の発生が報告されているため
	オキセサゼイン	妊娠中における安全性は確立されていないため
授乳中の人は本剤を服用しないか、本剤を服用する場合は授乳を避けること	ジフェンヒドラミン塩酸塩	乳児に昏睡を起こすおそれがあるため
	アミノフィリン水和物、テオフィリン	乳児に神経過敏を起こすことがあるため
	ロートエキス	乳児に頻脈を起こすおそれがあるため
	センノシド、センナ、ダイオウ又はカサントラノールが配合された内服薬　ヒマシ油類	乳児に下痢を起こすおそれがあるため
	コデインリン酸塩水和物　ジヒドロコデインリン酸塩	コデインで、母乳への移行により、乳児でモルヒネ中毒が生じたとの報告があるため

解答　　**4**

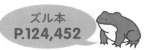
ズル本
P.124,452

第5章

医薬品の適正使用・安全対策

次の医薬品成分のうち、一般用医薬品の添付文書等において、生じた血栓が分解されにくくなるため、「相談すること」の項目中に「次の診断を受けた人」として「血栓のある人（脳血栓、心筋梗塞、血栓静脈炎等）、血栓症を起こすおそれのある人」と記載することとされている内服薬の成分として、正しいものの組み合わせはどれか。

a　トラネキサム酸

b　次硝酸ビスマス

c　エテンザミド

d　セトラキサート塩酸塩

1（a、b）　2（a、c）　3（a、d）　4（b、c）　5（c、d）

【2019年　首都圏（埼玉県、千葉県、東京都、神奈川県）】

総合機構のホームページに掲載されている、要指導医薬品及び一般用医薬品に関する次の記述について、正しいものの組み合わせを下欄から選びなさい。

a　医薬品の承認情報

b　新たに許可を取得した医薬品製造販売業者の情報

c　医薬品等の製品回収に関する情報

d　医薬品の生産量、生産額

下欄

1（a、b）　2（a、c）　3（b、d）　4（c、d）

【2019年　四国（高知県、香川県、愛媛県）】

解説

添付文書の「相談すること」の項目に、「次の診断を受けた人」として「血栓のある人（脳血栓、心筋梗塞、血栓静脈炎等）、血栓症を起こすおそれのある人」と記載することとされている医薬品成分としては、次のものがある。

①トラネキサム酸（内服）

②セトラキサート塩酸塩

いずれも、生じた血栓が分解されにくくなるためである。

解答　3

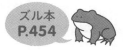
ズル本
P.454

解説

総合機構のホームページでは、添付文書情報、厚生労働省より発行される「医薬品・医療機器等安全性情報」のほか、要指導医薬品及び一般用医薬品に関連した以下のような情報が掲載されている。

○ 厚生労働省が製造販売業者等に指示した緊急安全性情報、「使用上の注意」の改訂情報

○ 製造販売業者等や医療機関等から報告された、医薬品による副作用が疑われる症例情報

○ 医薬品の承認情報

○ 医薬品等の製品回収に関する情報

○ 一般用医薬品・要指導医薬品の添付文書情報

○ 患者向医薬品ガイド

○ その他 、厚生労働省が医薬品等の安全性について発表した資料

解答　2

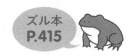
ズル本
P.415

一般用医薬品の添付文書等の「次の人は使用（服用）しないこと」の項目中に、「透析療法を受けている人」と記載することとされている成分について、正しい組み合わせはどれか。

a 水酸化アルミニウムゲル

b セトラキサート塩酸塩

c ジメチルポリシロキサン

d 合成ヒドロタルサイト

1 （a、b） 2 （a、d） 3 （b、c） 4 （c、d）

【2019年 福井県】

医薬品等の緊急安全性情報に関する記述について、正しいものの組み合わせはどれか。

a 医薬品、医療機器または再生医療等製品について、緊急かつ重大な注意喚起や使用制限に係る対策が必要な状況である場合に作成される。

b 厚生労働省からの命令、指示、製造販売業者の自主決定等に基づき作成される。

c A4サイズの青色地の印刷物で、ブルーレターとも呼ばれる。

d 医療用医薬品や医家向け医療機器についての情報伝達であり、一般用医薬品に関する緊急安全性情報が発出されたことはまだない。

1 （a、b） 2 （a、c） 3 （b、d） 4 （c、d）

【2019年 福井県】

添付文書の「次の人は使用(服用)しないこと」の項目に、「次の診断を受けた人」として「透析療法を受けている人」と記載することとされている成分は、スクラルファート、水酸化アルミニウムゲル、ケイ酸アルミン酸マグネシウム、ケイ酸アルミニウム、合成ヒドロタルサイト、アルジオキサ等のアルミニウムを含む成分が配合された胃腸薬、胃腸鎮痛鎮痙薬である。

使用上の注意の区分	内容	主な成分・薬効群
してはいけないこと	透析療法を受けている人	スクラルファート 水酸化アルミニウムゲル ケイ酸アルミン酸マグネシウム ケイ酸アルミニウム 合成ヒドロタルサイト アルジオキサ
相談すること	腎臓病の診断を受けた人	

解答 2

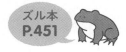
ズル本 P.451

a 正 問題文の通り。

b 正 問題文の通り。

c 誤 緊急安全性情報は、A4サイズの黄色地の印刷物で、イエローレターとも呼ばれる。A4サイズの青色地の印刷物で、ブルーレターとも呼ばれるのは、安全性速報である。

d 誤 医療用医薬品や医家向け医療機器についての情報伝達である場合が多いが、小柴胡湯による間質性肺炎に関する緊急安全性情報(平成8年3月)のように、一般用医薬品にも関係する緊急安全性情報が発出されたこともある。

解答 1

ズル本 P.413

一般用医薬品の連用に関する注意について、海外において、長期連用した場合に精神神経症状が現れたとの報告があるため、「1週間以上継続して服用しないこと」とされている成分について、正しいものはどれか。

1　ステロイド性抗炎症成分

2　アルミニウムを含む成分

3　グリチルリチン酸を含む成分

4　ビスマスを含む成分

5　カフェインを含む成分

【2019年　福井県】

一般用医薬品の添付文書で、「相談すること」とされている、基礎疾患と主な医薬品成分の組み合わせに関する正誤について、正しい組み合わせはどれか。

	基礎疾患		成分
a	甲状腺疾患	―	ポビドンヨード
b	高血圧	―	フェニレフリン塩酸塩
c	肝臓病	―	マオウ
d	てんかん	―	ジプロフィリン

	a	b	c	d
1	誤	正	正	誤
2	正	正	誤	正
3	正	誤	正	誤
4	誤	正	誤	正
5	正	誤	正	正

【2019年　福井県】

添付文書の「してはいけないこと」の項目に、海外において、長期連用した場合に精神神経症状が現れたとの報告があるため、「1週間以上継続して服用しないこと」とされているのは、次没食子酸ビスマス、次硝酸ビスマス等のビスマスを含む成分である。

解答	4

ズル本
P.452

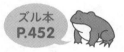

解説

a　正　問題文の通り。ポビドンヨードは、ヨウ素の体内摂取が増える可能性があり、甲状腺疾患の治療に影響を及ぼすおそれがあるため、「甲状腺疾患」の診断を受けた人は「相談すること」とされている。

b　正　問題文の通り。フェニレフリン塩酸塩は、交感神経興奮作用により血圧を上昇させ、高血圧を悪化させるおそれがあるため、「高血圧」の診断を受けた人は「相談すること」とされている。

c　誤　マオウは、「甲状腺機能障害・甲状腺機能亢進症」、「高血圧」、「心臓病」、「糖尿病」の診断を受けた人等は「相談すること」とされている。

d　正　問題文の通り。ジプロフィリンは、中枢神経系の興奮作用により、てんかんの発作を引き起こすおそれがあるため、「てんかん」の診断を受けた人は「相談すること」とされている。

解答	2

ズル本
P.445,453,455

医薬品の適正使用及びそのための啓発活動に関する記述の正誤について、正しい組み合わせを1つ選びなさい。

a 医薬品の持つ特質及びその使用・取扱い等について正しい知識を広く生活者に浸透させることにより、保健衛生の維持向上に貢献することを目的とし、毎年10月17日～23日の1週間を「薬と健康の週間」として、国、自治体、関係団体等による広報活動やイベント等が実施されている。

b 「6・26国際麻薬乱用撲滅デー」を広く普及し、薬物乱用防止を一層推進するため、毎年6月20日～7月19日までの1ヶ月間、国、自治体、関係団体等により、「ダメ。ゼッタイ。」普及運動が実施されている。

c 医薬品の適正使用の重要性等に関しては、認識や理解が必ずしも十分とはいえない小中学生には積極的に啓発すべきではない。

d 薬物乱用は、社会的な弊害は生じないが、乱用者自身の健康を害する。

　　 a b c d
1 誤 正 正 誤
2 正 誤 正 誤
3 正 正 誤 誤
4 誤 誤 誤 正
5 正 正 誤 正

【2019年　奈良県】

次の医薬品のうち、医薬品副作用被害救済制度の対象となるものとして、正しいものを1つ選びなさい。

1 無承認無許可医薬品

2 殺菌消毒剤（人体に直接使用するもの）

3 殺虫剤・殺鼠剤

4 日本薬局方精製水

【2019年　奈良県】

解説

a 正 問題文の通り。

b 正 問題文の通り。

c 誤 医薬品の適正使用の重要性等に関して、小中学生のうちからの啓発が重要である。

d 誤 要指導医薬品又は一般用医薬品の乱用をきっかけとして、違法な薬物の乱用につながることもあり、その場合、乱用者自身の健康を害するだけでなく、社会的な弊害を生じるおそれが大きい。

解答 3

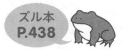

ズル本 P.438

解説

要指導医薬品・一般用医薬品で救済制度の対象とならない主なものには、次のものがある。

> 殺虫剤・殺鼠剤、殺菌消毒剤（人体に直接使用するものを除く）、一般用検査薬、一部の日本薬局方収載医薬品（精製水、ワセリン等）

このほか、製品不良など、製薬企業に損害賠償責任がある場合や、無承認無許可医薬品（いわゆる健康食品として販売されたもののほか、個人輸入により入手された医薬品を含む）の使用による健康被害についても救済制度の対象から除外されている。

解答 2

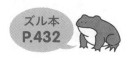

ズル本 P.432

一般用医薬品（人体に直接使用しない検査薬を除く。）の添付文書等に関する次の記述の正誤について、正しい組合せはどれか。

a 添付文書の内容は、医薬品の有効性・安全性等に係る新たな知見、使用に係る情報に基づき、1年に1回定期的に改訂がなされている。

b 販売名に薬効名が含まれているような場合には、薬効名の記載は省略されることがある。

c 病気の予防・症状の改善につながる事項（いわゆる「養生訓」）は、一般の生活者に分かりやすく示すために、必ず記載しなければならない。

d 令和3年8月1日から、医療用医薬品への紙の添付文書の同梱を廃止し、注意事項等情報は電子的な方法により提供されることとなったが、一般用医薬品等の消費者が直接購入する製品は、引き続き紙の添付文書が同梱される。

	a b c d		a b c d
1	正 正 正 誤	4	誤 誤 正 正
2	誤 正 誤 正	5	正 正 誤 正
3	正 誤 誤 誤		

【2022年　首都圏（東京都、埼玉県、千葉県、神奈川県）】

法第68条の10第1項の規定に基づき、医薬品の製造販売業者がその製造販売した医薬品について行う副作用等の報告において、15日以内に厚生労働大臣に報告することとされている事項の正誤について、正しい組合せを一つ選べ。

a 医薬品によるものと疑われる副作用症例のうち、使用上の注意から予測できないもので、非重篤な国内事例

b 医薬品によるものと疑われる感染症症例のうち、使用上の注意から予測できないもので、非重篤な国内事例

c 医薬品によるものと疑われる副作用症例のうち、使用上の注意から予測できるもので、死亡に至った国内事例

d 医薬品によるものと疑われる副作用症例のうち、発生傾向の変化が保健衛生上の危害の発生又は拡大のおそれを示すもので、重篤（死亡含む）な国内事例

	a b c d
1	正 誤 正 誤
2	正 誤 誤 正
3	誤 正 正 正
4	誤 正 誤 正
5	誤 誤 正 正

【2023年　関西広域連合（滋賀県、京都府、大阪府、兵庫県、和歌山県、徳島県）・福井県】

a 誤 添付文書の内容は、医薬品の有効性・安全性等に係る新たな知見、使用に係る情報に基づき、[必要に応じて随時] 改訂がなされている。

b 正 問題文の通り。

c 誤 病気の予防・症状の改善につながる事項（いわゆる「養生訓」）は、一般の生活者に分かりやすく記載 [されていることがある（必須記載ではない）]。

d 正 問題文の通り。

解答 2

ズル本
P.401,405,406,416

a 誤 医薬品によるものと疑われる副作用症例のうち、使用上の注意から予測できないもので、非重篤な国内事例については [定期報告] である。

b 正 問題文の通り。

c 正 問題文の通り。

d 正 問題文の通り。

●企業からの副作用等の報告

報告期限	報告内容
15日以内	・使用上の注意から予測できない国内外の重篤症例 ・死亡症例 ・感染症症例報告 ・外国での措置報告（外国における販売の中止、回収、廃棄等）
30日以内	研究報告
定期報告	使用上の注意から予測できない国内の非重篤症例

解答 3

ズル本
P.421

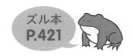

第5章 医薬品の適正使用・安全対策

企業からの副作用報告に関する以下の表について、（　　　）の中に入れるべき字句の正しい組み合わせはどれか。

○副作用症例報告			報告期限
		重篤性	国内事例
医薬品によるものと疑われる副作用症例の発生	使用上の注意から予測できるもの	重篤（死亡を除く）：新有効成分含有医薬品として承認後（ a ）	15日以内
		市販直後調査などによって得られたもの	（ b ）
	発生傾向が使用上の注意等から予測することが出来ないもの	重篤（死亡を含む）	（ c ）

	a	b	c
1	2年以内	15日以内	15日以内
2	2年以内	7日以内	30日以内
3	2年以内	15日以内	30日以内
4	3年以内	7日以内	15日以内
5	3年以内	15日以内	15日以内

【2021年　中国（鳥取県、島根県、岡山県、広島県、山口県）・四国（香川県、愛媛県、高知県）】

下図の通りになっている。

副作用症例報告			報告期限	
		重篤性	国内事例	外国事例
医薬品によるものと疑われる副作用症例の発生	使用上の注意から予測できないもの	死亡	15日以内	
		重篤（死亡を除く）	15日以内	
		非重篤	定期報告	
	使用上の注意から予測できるもの	死亡	15日以内	
		重篤（死亡を除く）：新有効成分含有医薬品として承認後2年以内	15日以内	
		市販直後調査などによって得られたもの	15日以内	
		重篤（死亡を除く）：上記以外	30日以内	
		非重篤		
	発生傾向が使用上の注意等から予測することが出来ないもの	重篤（死亡を含む）	15日以内	
	発生傾向の変化が保健衛生上の危害の発生又は拡大のおそれがあるもの	重篤（死亡を含む）	15日以内	

感染症症例報告			報告期限	
		重篤性	国内事例	外国事例
医薬品によるものと疑われる感染症症例の発生	使用上の注意から予測できないもの	重篤（死亡を含む）	15日以内	
		非重篤	15日以内	
	使用上の注意から予測できるもの	重篤（死亡を含む）	15日以内	
		非重篤		

外国での措置報告	報告期限
外国における製造、輸入又は販売の中止、回収、廃棄その他の保健衛生上の危害の発生又は拡大を防止するための措置の実施	15日以内

研究報告	報告期限
副作用・感染症により、癌その他の重大な疾病、障害若しくは死亡が発生するおそれがあることを示す研究報告	30日以内
副作用症例・感染症の発生傾向が著しく変化したことを示す研究報告	30日以内
承認を受けた効能若しくは効果を有しないことを示す研究報告	30日以内

解答　1

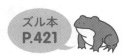
ズル本 P.421

以下の医薬品成分のうち、それを含有する一般用医薬品の添付文書の使用上の注意において、「次の人は使用（服用）しないこと」の項目中に、「授乳中の人は本剤を服用しないか、本剤を服用する場合は授乳を避けること」と記載することとされているものとして、正しいものの組み合わせはどれか。

a　インドメタシン

b　ジフェニドール塩酸塩

c　ヒマシ油

d　ジヒドロコデインリン酸塩

1（a、b）　2（a、c）　3（a、d）　4（b、d）　5（c、d）

【2019年　中国（鳥取県、島根県、岡山県、広島県、山口県）】

医薬品PLセンターに関する記述のうち、正しいものの組み合わせはどれか。

a　医薬品副作用被害救済制度の対象とならないケースのうち、製品不良など、製薬企業に損害賠償責任がある場合には、医薬品PLセンターへの相談が推奨される。

b　日本製薬団体連合会において、製造物責任法（平成6年法律第85号）の施行と同時の平成7年7月に開設された。

c　医薬品又は医療機器に関する苦情について、消費者が製造販売元の企業と交渉するに当たっての相談を受け付けている。

d　消費者の代理人として、裁判を迅速に終了させることを目的としている。

1（a、b）　2（b、c）　3（c、d）　4（a、d）

【2020年　東海・北陸（富山県、石川県、岐阜県、静岡県、愛知県、三重県）】

a　誤　記載なし。

b　誤　記載なし。

c　正　ヒマシ油：乳児に下痢を起こすおそれがあるため

d　正　ジヒドロコデインリン酸塩：コデインで、母乳への移行により、乳児でモルヒネ中毒が生じたとの報告があるため

●使用上の注意で「次の人は使用（服用）しないこと」に「妊婦、授乳婦等」に対する記載がある主な成分・薬効群

内容	主な成分・薬効群	覚えておくべき理由など
妊婦又は妊娠していると思われる人	ヒマシ油類	腸の急激な動きに刺激されて流産・早産を誘発するおそれがあるため
	ジフェンヒドラミン塩酸塩を主薬とする催眠鎮静薬（睡眠改善薬）	妊娠に伴う不眠は、睡眠改善薬の適用症状でないため
	エチニルエストラジオール エストラジオール	妊娠中の女性ホルモン成分の摂取によって、胎児の先天性異常の発生が報告されているため
	オキセサゼイン	妊娠中における安全性は確立されていないため
授乳中の人は本剤を服用しないか、本剤を服用する場合は授乳を避けること	ジフェンヒドラミン塩酸塩	乳児に昏睡を起こすおそれがあるため
	アミノフィリン水和物、テオフィリン	乳児に神経過敏を起こすことがあるため
	ロートエキス	乳児に頻脈を起こすおそれがあるため
	センノシド、センナ、ダイオウ又はカサントラノールが配合された内服薬 ヒマシ油類	乳児に下痢を起こすおそれがあるため
	コデインリン酸塩水和物 ジヒドロコデインリン酸塩	コデインで、母乳への移行により、乳児でモルヒネ中毒が生じたとの報告があるため

解答　　5

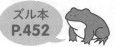
ズル本
P.452

a　正　問題文の通り。

b　正　問題文の通り。

c　誤　医薬品又は［医薬部外品］に関する苦情について、消費者が製造販売元の企業と交渉するに当たっての相談を受け付けている。

d　誤　公平・中立な立場で申立ての相談を受け付け、交渉の仲介や調整・あっせんを行い、裁判によらずに迅速な解決に導くことを目的としている。

解答　　1

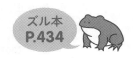
ズル本
P.434

独立行政法人医薬品医療機器総合機構ホームページに関する以下の記述の正誤について、正しい組み合わせはどれか。

a 医薬品等の製品回収に関する情報が掲載されている。

b 厚生労働省が製造販売業者に指示した「使用上の注意」の改訂情報が掲載されている。

c 患者向医薬品ガイドが掲載されている。

d 一般用医薬品・要指導医薬品の添付文書情報が掲載されている。

```
   a b c d
1  正 正 正 正
2  誤 誤 正 誤
3  正 誤 誤 誤
4  誤 正 正 正
5  正 正 誤 正
```

【2019年 北海道・東北（北海道、青森県、岩手県、宮城県、秋田県、山形県、福島県）】

医薬品の適正使用情報に関する次の記述の正誤について、正しい組合せはどれか。

a 医薬品は、効能・効果、用法・用量、起こり得る副作用等、その適正な使用のために必要な情報（適正使用情報）を伴って初めて医薬品としての機能を発揮するものである。

b 一般用医薬品の添付文書の記載は、専門的な表現でなされており、一般の生活者には理解しにくいものになっている。

c 薬剤師又は登録販売者は、添付文書等に記載されている内容を的確に理解した上で、その医薬品を購入し、又は使用する個々の生活者の状況に応じて、積極的な情報提供が必要と思われる事項に焦点を絞り、効果的かつ効率的な説明を行うことが重要である。

d 要指導医薬品、一般用医薬品及び薬局製造販売医薬品には、添付文書又はその容器若しくは被包に、「用法、用量その他使用及び取扱い上の必要な注意」等の記載が医薬品医療機器等法で義務づけられている。

```
   a b c d            a b c d
1  誤 正 正 誤    4  正 正 誤 正
2  正 誤 正 正    5  正 誤 正 誤
3  誤 誤 誤 正
```

【2023年 関東・甲信越（茨城県、栃木県、群馬県、新潟県、山梨県、長野県）】

総合機構のホームページでは、添付文書情報、厚生労働省より発行される「医薬品・医療機器等安全性情報」のほか、要指導医薬品及び一般用医薬品に関連した以下のような情報が掲載されている。

○ 厚生労働省が製造販売業者等に指示した緊急安全性情報、「使用上の注意」の改訂情報

○ 製造販売業者等や医療機関等から報告された、医薬品による副作用が疑われる症例情報

○ 医薬品の承認情報

○ 医薬品等の製品回収に関する情報

○ 一般用医薬品・要指導医薬品の添付文書情報

○ 患者向医薬品ガイド

○ その他 、厚生労働省が医薬品等の安全性について発表した資料

解答 1

ズル本
P.415

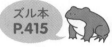

a 正 問題文の通り。

b 誤 一般用医薬品の添付文書の記載は、一般の生活者に［理解しやすい平易な表現］でなされている。

c 正 問題文の通り。

d 正 問題文の通り。

解答 2

ズル本
P.400

一般用検査薬に関する記述の正誤について、正しい組み合わせはどれか。

a 添付文書には、「キットの内容及び成分・分量」が記載されており、妊娠検査薬では、専門家による購入者等への情報提供の参考として、検出感度も併せて記載されている。

b 検査結果のみで確定診断はできないので、判定が陽性であれば速やかに医師の診断を受ける旨が、添付文書に記載されている。

c 検査結果が陰性であっても何らかの症状がある場合は、再検査するか又は医師に相談する旨等が、添付文書に記載されている。

d 一般用検査薬は、医薬品副作用被害救済制度の対象とならない。

	a b c d		a b c d
1	正正正誤	4	誤正正正
2	正正誤正	5	正正正正
3	正誤正正		

【2022年 東海・北陸（富山県、石川県、岐阜県、静岡県、愛知県、三重県）】

医薬品副作用被害救済制度に関する以下の記述の正誤について、正しい組み合わせはどれか。【改変】

a 給付費のうち医療費については、医療費の支給の対象となる費用の支払いが行われたときから10年以内に請求を行わなければならない。

b 給付費のうち障害年金については、医薬品の副作用により一定程度の障害の状態にある20歳以上の人の生活補償等を目的として給付されるものである。

c 医薬品の副作用による健康被害により、本人が死亡した場合には、当該医薬品を販売した薬剤師や登録販売者が給付請求を行うことができる。

d 要指導医薬品の使用による副作用被害への救済給付の請求に当たっては、医師の診断書、要した医療費を証明する書類（受診証明書）などのほか、その医薬品を販売等した薬局開設者、医薬品の販売業者が作成した販売証明書等が必要となる。

	a b c d
1	誤誤正正
2	誤正誤正
3	正正誤正
4	誤正正誤
5	誤誤誤正

【2021年 北海道・東北（北海道、青森県、岩手県、宮城県、秋田県、山形県、福島県）】

解説

a 正 問題文の通り。

b 正 問題文の通り。

c 正 問題文の通り。

d 正 問題文の通り。

解答 5

ズル本
P.405,406,432

解説

a 誤 給付費のうち医療費については、医療費の支給の対象となる費用の支払いが行われたときから5年以内に請求を行わなければならない。

b 誤 給付費のうち障害年金については、医薬品の副作用により一定程度の障害の状態にある18歳以上の人の生活補償等を目的として給付されるものである。

c 誤 健康被害を受けた本人（又は家族）の給付請求を受けて、各種給付が行われる。

d 正 問題文の通り。

解答 5

ズル本
P.430,432,433

医薬品の安全性速報に関する記述の正誤について、正しい組み合わせはどれか。

a 医薬品について迅速な注意喚起が必要な状況にある場合に、厚生労働省からの命令、指示、製造販売業者の自主決定等に基づいて作成される。

b 確実に情報を伝達するため、電子メールやファクシミリでの情報提供は認められていない。

c 製造販売業者から医療機関や薬局への情報伝達は3か月以内に行えばよい。

d A4サイズの黄色地の印刷物で、イエローレターとも呼ばれる。

```
   a b c d
1  正 正 誤 誤
2  誤 正 正 誤
3  誤 誤 正 正
4  誤 誤 誤 正
5  正 誤 誤 誤
```

【2019年　東海・北陸（富山県、石川県、岐阜県、静岡県、愛知県、三重県）】

一般用医薬品（人体に直接使用しない検査薬を除く。）の添付文書等における「使用上の注意」に関する次の記述の正誤について、正しい組合せはどれか。

a 使用上の注意は、枠囲い、文字の色やポイントを替えるなど他の記載事項と比べて目立つように記載されている。

b 「その他の注意」の項目には、容認される軽微な症状について、「次の症状が現れることがある」として記載されている。

c 副作用については、まず一般的な副作用について関係部位別に症状が記載され、そのあとに続けて、まれに発生する重篤な副作用について副作用名ごとに症状が記載されている。

d 漢方処方製剤では、ある程度の期間継続して使用されることにより効果が得られるとされているものが多いが、長期連用する場合には、専門家に相談する旨が記載されている。

```
   a b c d
1  正 正 正 正
2  誤 正 正 誤
3  正 誤 誤 誤
4  誤 誤 正 正
5  正 正 誤 正
```

【2022年　首都圏（東京都、埼玉県、千葉県、神奈川県）】

a 正 問題文の通り。

b 誤 安全性速報は、総合機構による医薬品医療機器情報配信サービスによる配信、製造販売業者から医療機関や薬局等への直接の配布、ダイレクトメール、ファクシミリ、電子メール等による情報提供等により情報伝達されるものである。

c 誤 製造販売業者から医療機関や薬局等への情報伝達は、1か月以内に行わなければならない。

d 誤 安全性速報は、A4サイズの青色地の印刷物で、ブルーレターとも呼ばれる。A4サイズの黄色地の印刷物で、イエローレターとも呼ばれるのは、緊急安全性情報である。

解答　　5

ズル本
P.413

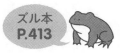

解説

a 正 問題文の通り。

b 正 問題文の通り。

c 正 問題文の通り。

d 正 問題文の通り。

第5章

医薬品の適正使用・安全対策

解答　　1

ズル本
P.404,405

437

医薬品医療機器等法第68条の10第2項の規定に基づく医薬品の副作用等の報告に関する次の記述の正誤について、正しい組合せはどれか。

a 報告様式は、（独）医薬品医療機器総合機構のホームページから入手できる。

b 医薬品との因果関係が明確でない場合は、すべて報告の対象外である。

c 安全対策上必要があると認めるときは、医薬品の過量使用によるものと思われる健康被害についても報告する必要がある。

d 購入者等（健康被害が生じた本人に限らない）から適切に情報を把握し、報告様式の記入欄すべてに必要事項を記入しなければ報告することができない。

	a	b	c	d
1	正	誤	正	正
2	誤	正	誤	誤
3	正	正	誤	正
4	正	誤	正	誤
5	誤	正	正	誤

【2023年 関東・甲信越（茨城県、栃木県、群馬県、新潟県、山梨県、長野県）】

以下の医薬品成分のうち、それを含有する一般用医薬品の添付文書の使用上の注意において、「次の人は使用（服用）しないこと」の項目中に、「15歳未満の小児」と記載することとされているものはどれか。

1 サリチル酸ナトリウム

2 グリチルリチン酸二カリウム

3 アミノフィリン水和物

4 ブロモバレリル尿素

5 センノシド

【2019年 中国（鳥取県、島根県、岡山県、広島県、山口県）】

解説

a 正 問題文の通り。

b 誤 医薬品との因果関係が必ずしも明確でない場合であっても [報告の対象となり得る]。

c 正 問題文の通り。

d 誤 報告様式の記入欄すべてに記入がなされる [必要はなく]、医薬品の販売等に従事する専門家においては、購入者等（健康被害を生じた本人に限らない）から把握可能な範囲で報告がなされればよい。

解答　　4

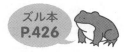

ズル本
P.426

解説

添付文書の「してはいけないこと」、「次の人は使用（服用）しないこと」の項目に、外国において、ライ症候群の発症との関連性が示唆されているため、「15歳未満の小児」と記載されている医薬品成分として、アスピリン、アスピリンアルミニウム、サザピリン、プロメタジンメチレンジサリチル酸塩、サリチル酸ナトリウムがある。

解答　　1

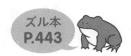

ズル本
P.443

医薬品医療機器等法第68条の10第2項の規定に基づく医薬品の副作用等報告に関する記述の正誤について、正しい組み合わせはどれか。

a 医薬品等によるものと疑われれば、身体の変調・不調、日常生活に支障を来さない程度の健康被害を含めて報告しなければならない。

b 報告に当たっては、報告様式の記入欄すべてに記入がなされる必要がある。

c 健康被害を生じた本人に限らず、購入者等から把握可能な範囲で報告がなされればよい。

d 郵送、ファクシミリ、電子メールによる報告のほか、ウェブサイトに直接入力することによる電子的な報告が可能である。

```
      a b c d
1   正 正 誤 誤
2   誤 正 正 誤
3   誤 誤 正 正
4   誤 誤 誤 正
5   正 誤 誤 誤
```

【2023年　東海・北陸（富山県、石川県、岐阜県、静岡県、愛知県、三重県）】

医薬品PLセンターに関する次の記述の正誤について、正しい組み合わせを下欄から選びなさい。

a 医薬品副作用被害救済制度の対象とならないケースのうち、製品不良など、製薬企業に損害賠償責任がある場合に医薬品PLセンターへの相談が推奨される。

b 医薬品だけでなく、医療機器に関する苦情も受け付けている。

c 医薬品PLセンターは、総合機構において開設された。

d 苦情を申立てた消費者が、製造販売元の企業と交渉するに当たって、公平・中立な立場で申立ての相談を受け付け、交渉の仲介や調整・あっせんを行い、裁判によらずに迅速な解決を導くことを目的としている。

下欄

```
      a b c d
1   正 誤 正 誤
2   正 誤 誤 正
3   正 正 正 正
4   誤 正 正 誤
5   誤 正 誤 誤
```

【2019年　四国（高知県、香川県、愛媛県）】

a 誤 法第68条の10第2項の規定に基づく医薬品の副作用等報告では、保健衛生上の危害の、保健衛生上の危害の医薬品等によるものと疑われる、身体の変調・不調、日常生活に支障を［来す］程度の健康被害（死亡を含む。）について報告が求められている。

b 誤 報告にあたっては、報告様式の記入欄すべてに記入がなされる［必要はなく］、医薬品の販売等に従事する専門家においては、購入者等（健康被害を生じた本人に限らない）から把握可能な範囲で報告がなされればよい。

c 正 問題文の通り。

d 正 問題文の通り。

解答 3

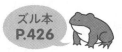
ズル本
P.426

a 正 問題文の通り。

b 誤 医薬品又は［医薬部外品］に関する苦情（健康被害以外の損害も含まれる）を受け付けている。

c 誤 日本製薬団体連合会において、PL法（製造物責任法）の施行と同時に開設された。

d 正 問題文の通り。

解答 2

ズル本
P.434

一般用医薬品の添付文書等の「使用上の注意」に関する記述について、誤っているものを一つ選べ。

1 使用上の注意は、「してはいけないこと」、「相談すること」及び「その他の注意」から構成され、適正使用のために重要と考えられる項目が前段に記載されている。

2 漢方処方製剤では、ある程度の期間継続して使用されることにより効果が得られるとされているものが多いが、長期連用する場合には、専門家に相談する旨が記載されている（本記載がない漢方処方製剤は、短期の使用に限られるもの）。

3 局所に適用する医薬品は、患部の状態によっては症状を悪化させたり、誤った部位に使用すると副作用を生じたりするおそれがあるので、「次の部位には使用しないこと」として、使用を避けるべき患部の状態や適用部位等が簡潔に記載されている。

4 医療用医薬品と併用すると、作用の増強、副作用等のリスクの増大が予測されるため、「医師（又は歯科医師）の治療を受けている人」は、「次の人は使用（服用）しないこと」の項に記載されている。

5 眠気や異常なまぶしさ等を引き起こす成分が配合されている内服用医薬品では、服用すると重大な事故につながるおそれがあるため、「服用後、乗物又は機械類の運転操作をしないこと」と記載されている。

【2022年　関西広域連合（滋賀県、京都府、大阪府、兵庫県、和歌山県、徳島県）・福井県】

次の記述は、副作用情報等の評価及び措置に関するものである。（　）にあてはまる字句として、正しいものの組み合わせを1つ選びなさい。なお、本設問において、「独立行政法人医薬品医療機器総合機構」を「（独）医薬品医療機器総合機構」とします。

収集された副作用等の情報は、その医薬品の製造販売業者等において評価・検討され、必要な安全対策が図られる。

医薬品・医療機器等安全性情報報告制度により集められた副作用情報については、（ a ）において（ b ）の意見を聴きながら調査検討が行われ、その結果に基づき、（ c ）は、薬事・食品衛生審議会の意見を聴いて、使用上の注意の改訂の指示等を通じた注意喚起のための情報提供や、効能・効果や用法・用量の一部変更、調査・実験の実施の指示、製造・販売の中止、製品の回収等の安全対策上必要な行政措置を講じている。

	a	b	c
1	（独）医薬品医療機器総合機構	専門委員	厚生労働大臣
2	（独）医薬品医療機器総合機構	厚生労働大臣	国立医薬品食品衛生研究所
3	厚生労働大臣	専門委員	（独）医薬品医療機器総合機構
4	厚生労働大臣	製造販売業者	国立医薬品食品衛生研究所
5	日本製薬団体連合会	製造販売業者	厚生労働大臣

【2021年　奈良県】

1 　正　　問題文の通り。

2 　正　　問題文の通り。

3 　正　　問題文の通り。

4 　誤　　医療用医薬品との併用については、医療機関で治療を受けている人が、治療の
　　　　　ために処方された医薬品の使用を自己判断で控えることは適当でないため、「医
　　　　　師（又は歯科医師）の治療を受けている人」は［「相談すること」］の項に記載
　　　　　されている。

5 　正　　問題文の通り。

解答　　　4

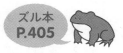

ズル本
P.405

収集された副作用等の情報は、その医薬品の製造販売業者等において評価・検討され、
必要な安全対策が図られる。

医薬品・医療機器等安全性情報報告制度により集められた副作用情報については、［（独）
医薬品医療機器総合機構］において［専門委員］の意見を聴きながら調査検討が行われ、
その結果に基づき、［厚生労働大臣］は、薬事・食品衛生審議会の意見を聴いて、使用
上の注意の改訂の指示等を通じた注意喚起のための情報提供や、効能・効果や用法・用
量の一部変更、調査・実験の実施の指示、製造・販売の中止、製品の回収等の安全対策
上必要な行政措置を講じている。

解答　　　1

ズル本
P.423

一般用医薬品の製品表示の記載に関する次の記述の正誤について、正しい組合せはどれか。

a 1回服用量中0.1mLを超えるアルコールを含有する内服液剤（滋養強壮を目的とするもの）については、アルコールを含有する旨及びその分量が記載されている。

b 「保管及び取扱い上の注意」の項のうち、医薬品の保管に関する事項については、購入者が製品を開封して添付文書に目を通すことが重要であるため、その容器や包装には記載されていない。

c 適切な保存条件の下で製造後2年を超えて性状及び品質が安定であることが確認されている医薬品には、使用期限の法的な表示義務はない。

d エアゾール製品には、医薬品医療機器等法の規定による法定表示事項のほか、高圧ガス保安法に基づく「高温に注意」等の注意事項が表示されている。

```
    a b c d
1   正 正 正 正
2   正 誤 誤 正
3   正 誤 正 誤
4   誤 正 正 正
5   誤 正 誤 誤
```

【2022年　首都圏（東京都、埼玉県、千葉県、神奈川県）】

一般用医薬品の添付文書に関する次の記述の正誤について、正しい組み合わせはどれか。

a 医薬品には、それに添付する文書又はその容器若しくは被包に、「用法、用量その他使用及び取扱い上の必要な注意」等の記載が義務づけられている。

b 一般的な副作用として記載されている症状には、重篤な副作用の初期症状であるものも含まれている。

c 使用上の注意は、「してはいけないこと」、「相談すること」及び「その他の注意」から構成され、適正使用のために重要と考えられる項目が前段に記載されている。

```
    a b c
1   誤 正 正
2   正 誤 正
3   正 正 誤
4   正 正 正
```

【2019年　関東・甲信越（茨城県、栃木県、群馬県、新潟県、山梨県、長野県）】

解説

a　正　問題文の通り。

b　誤　購入者によっては、購入後すぐ開封せずにそのまま保管する場合や持ち歩く場合があるため、添付文書を見なくても適切な保管がなされるよう、その容器や包装にも、保管に関する注意事項が記載されている。

c　誤　使用期限の表示については、適切な保存条件の下で製造後［3］年を超えて性状及び品質が安定であることが確認されている医薬品において法的な表示義務はない。

d　正　問題文の通り。

解答　　2

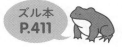
ズル本
P.411

解説

a　正　問題文の通り。

b　正　問題文の通り。

c　正　問題文の通り。

解答　　4

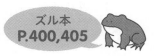
ズル本
P.400,405

医薬品医療機器等法第68条の10第2項の規定に基づく医薬品の副作用等の報告に関する記述のうち、正しいものを1つ選びなさい。

1 医療用医薬品の副作用による健康被害の発生は報告の対象となるが、一般用医薬品の副作用による健康被害の発生については、報告の対象外である。

2 添付文書の使用上の注意に記載されている医薬品の副作用に限り、報告の対象となる。

3 副作用が疑われる医薬品の販売に複数の専門家が携わっている場合は、当該薬局又は医薬品の販売業において販売等された医薬品の副作用等によると疑われる健康被害の情報に、直接接した専門家1名から報告書が提出されれば十分である。

4 薬局開設者、病院、診療所の開設者又は医師、薬剤師その他の医薬関係者は、医薬品の副作用等によるものと疑われる健康被害の発生を知った場合において、保健衛生上の危害の発生又は拡大を防止するため必要があると認めるときは、その旨を、施設を所管する都道府県知事に報告しなければならない。

【2022年 奈良県】

一般用医薬品（人体に直接使用しない検査薬を除く。）の添付文書に関する記述の誤について、正しい組み合わせを1つ選びなさい。

a 病気の予防・症状の改善につながる事項（いわゆる「養生訓」）は、症状の予防・改善につながる事項について一般の生活者に分かりやすく示すために、必ず記載しなければならない。

b 添付文書の内容は、医薬品の有効性・安全性等に係る新たな知見、使用に係る情報に基づき、3年に1回定期的に改訂がなされる。

c 要指導医薬品の添付文書や製品表示に記載されている適正使用情報は、その適切な選択、適正な使用を図る上で特に重要であるため、医師、薬剤師、登録販売者等の専門家だけが理解できるような表現で記載されている。

d 副作用については、まず、まれに発生する重篤な副作用について副作用名ごとに症状が記載され、そのあとに続けて、一般的な副作用について関係部位別に症状が記載されている。

```
   a b c d
1  正 誤 正 誤
2  誤 誤 誤 誤
3  正 正 誤 正
4  誤 誤 誤 正
5  正 正 正 正
```

【2023年 奈良県】

1　誤　一般用医薬品に関しても、承認後の調査が製造販売業者等に求められており、副作用等の発現状況等の収集・評価を通じて、承認後の安全対策につなげている。

2　誤　医薬品との因果関係が必ずしも明確でない場合であっても報告の対象となり得る。

3　正　問題文の通り。

4　誤　薬局開設者、病院、診療所の開設者又は医師、薬剤師、登録販売者、その他の医薬関係者は、医薬品の副作用等によるものと疑われる健康被害の発生を知った場合において、保健衛生上の危害の発生又は拡大を防止するため必要があると認めるときは、その旨を［厚生労働大臣］に報告しなければならないとされている。

解答　　3

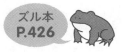

ズル本
P.426

---

a　誤　病気の予防・症状の改善につながる事項（いわゆる「養生訓」）は、症状の予防・改善につながる事項について一般の生活者に分かりやすく記載されていることがある（必須記載ではない）。

b　誤　添付文書の内容は、医薬品の有効性・安全性等に係る新たな知見、使用に係る情報に基づき、［必要に応じて随時］改訂がなされる。

c　誤　要指導医薬品の添付文書や製品表示に記載されている適正使用情報は、その適切な選択、適正な使用を図る上で特に重要であるため、［一般の生活者に理解しやすい平易な］表現で記載されている。

d　誤　副作用については、まず、［一般的な副作用］について［関係部位別］に症状が記載され、そのあとに続けて、［まれに発生する重篤な副作用］について［副作用名ごと］に症状が記載されている。

解答　　2

ズル本
P.400,401,405,406

第5章

医薬品の適正使用・安全対策

次の医薬品成分と、一般用医薬品の添付文書等において、「相談すること」の項目中に、「次の症状がある人」として記載することとされている症状の組合せの正誤について、正しい組合せはどれか。

	医薬品成分		症状
a	ビサコジル	—	けいれん
b	ロートエキス	—	排尿困難
c	ジフェニドール塩酸塩	—	むくみ
d	ロペラミド塩酸塩	—	急性のはげしい下痢又は腹痛・腹部膨満感・吐きけ等の症状を伴う下痢

	a	b	c	d
1	正	正	誤	正
2	誤	正	誤	正
3	正	誤	誤	誤
4	正	誤	正	誤
5	誤	誤	正	正

【2022年　首都圏（東京都、埼玉県、千葉県、神奈川県）】

医薬品の安全対策に関する次の記述について、（　　　）に入れるべき正しい字句を下欄から1つ選びなさい。

医薬品の安全性に関する問題を世界共通のものとして取り上げる気運が高まる契機となったのは、1961年の（　　　）であり、1968年以降、世界保健機関（WHO）加盟各国を中心に、各国自らが医薬品の副作用情報を収集評価する体制（WHO国際医薬品モニタリング制度）を確立することにつながった。

日本においても、現在、医薬品の市販後の安全対策として、副作用等の情報を収集する制度、収集された安全性情報を評価し適切な措置を講じる体制が整備されているところである。

下欄

1　クロイツフェルト・ヤコブ病訴訟（CJD訴訟）
2　サリドマイド薬害事件
3　スモン事件
4　薬害エイズ事件
5　ソリブジン事件

【2020年　四国（高知県、香川県、愛媛県）】

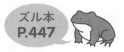

解説

- a　誤　けいれんは記載事項ではない。ビサコジルは、急性腹症（腸管の狭窄、閉塞、腹腔内器官の炎症等）の可能性があり、瀉下薬や浣腸薬の配合成分の刺激によって、その症状を悪化させるおそれがあるため、「激しい腹痛」「吐き気・嘔吐」の症状がある場合は相談することとされている。

- b　正　記載事項である。

- c　誤　むくみは記載事項でない。ジフェニドール塩酸塩は、「次の症状がある人」として排尿困難、「次の診断を受けた人」として緑内障の場合には相談することとされている。

- d　正　記載事項である。

解答　　2

ズル本 P.447

解説

医薬品の安全性に関する問題を世界共通のものとして取り上げる気運が高まる契機となったのは、1961年のサリドマイド薬害事件であり、1968年以降、世界保健機関（WHO）加盟各国を中心に、各国自らが医薬品の副作用情報を収集評価する体制（WHO国際医薬品モニタリング制度）を確立することにつながった。

日本においても、現在、医薬品の市販後の安全対策として、副作用等の情報を収集する制度、収集された安全性情報を評価し適切な措置を講じる体制が整備されているところである。

解答　　2

ズル本 P.418

医薬品に関する次の記述の正誤について、正しい組み合わせはどれか。【改変】

a 医薬品は、効能・効果、用法・用量、起こり得る副作用等、その適正な使用のために必要な情報（適正使用情報）を伴って初めて医薬品としての機能を発揮するものである。

b 添付文書や製品表示に記載されている適正使用情報は、薬剤師、登録販売者その他の医薬関係者が一般の生活者へ提供する情報のため、専門的・部分的なものである。

c 一般用医薬品は、その医薬品のリスク区分に応じた販売又は授与する者その他の医薬関係者から提供された情報に基づき、一般の生活者が購入し、自己の判断で使用するものである。

d 医薬品の販売等に従事する専門家は、添付文書や製品表示の記載内容を的確に理解し、購入又は使用する生活者個々の状況に応じた、適切な情報提供を行うことが重要である。

	a	b	c	d			a	b	c	d
1	正	正	正	正		3	正	誤	正	正
2	誤	正	正	誤		4	誤	誤	誤	正

【2021年 関東・甲信越（茨城県、栃木県、群馬県、新潟県、山梨県、長野県）】

一般用医薬品（人体に直接使用しない検査薬を除く。）の添付文書に関する次の記述の正誤について、正しい組み合わせはどれか。

a 添付文書等の販売名の上部に、「使用にあたって、この説明文書を必ず読むこと。また、必要なときに読めるよう大切に保存すること。」等の文言を記載することとされている。

b 薬効名とは、その医薬品の薬効又は性質が簡潔な分かりやすい表現で示されたもので、販売名に薬効名が含まれているような場合には、薬効名の記載は省略されることがある。

c 添付文書の内容は、医薬品の有効性・安全性等に係る新たな知見、使用に係る情報に基づき、1年に1回定期的に改訂がなされている。

d 重要な内容が変更された場合には、改訂された箇所を明示することとされている。

	a	b	c	d			a	b	c	d
1	正	正	正	正		4	誤	誤	正	正
2	誤	正	正	誤		5	正	正	誤	正
3	正	誤	誤	誤						

【2021年 首都圏（埼玉県、千葉県、東京都、神奈川県）】

a　正　問題文の通り。

b　誤　一般の生活者が購入し、自己の判断で使用するものであるため、添付文書や製品表示に記載されている適正使用情報は、一般の生活者に理解しやすい平易な表現でなされているが、その内容は［一般的・網羅的］なものとならざるをえない。

c　正　問題文の通り。

d　正　問題文の通り。

解答　　3

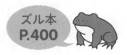
ズル本
P.400

解説

a　正　問題文の通り。

b　正　問題文の通り。

c　誤　添付文書の内容は、医薬品の有効性・安全性等に係る新たな知見、使用に係る情報に基づき、必要に応じて随時改訂がなされている。

d　正　問題文の通り。

解答　　5

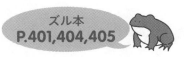
ズル本
P.401,404,405

　一般用医薬品の安全対策に関する記述の正誤について、正しい組み合わせはどれか。

a 一般用かぜ薬の使用によると疑われる緑内障の発生事例が、2003年5月までに26例報告されたことを受け、厚生労働省は一般用かぜ薬全般の使用上の注意の改訂を指示した。

b 塩酸フェニルプロパノールアミンは、鼻炎用内服薬、鎮咳去痰薬、かぜ薬等に配合されていたが、間質性肺炎の発生リスクとの関連性が高いことから、プソイドエフェドリン塩酸塩等への切替えが行われた。

c 解熱鎮痛成分としてアミノピリン、スルピリンが配合されたアンプル入りかぜ薬の使用による重篤な副作用（ショック）で死亡例が発生し、厚生省（当時）は関係製薬企業に対し、アンプル入りかぜ薬製品の回収を要請した。

d 慢性肝炎患者が小柴胡湯を使用してライ症候群を発症し、死亡を含む重篤な転帰に至ったことから、1996年3月、厚生省（当時）は関係製薬企業に対し、緊急安全性情報の配布を指示した。

	a b c d		a b c d
1	正 誤 誤 正	4	誤 正 誤 正
2	誤 正 誤 誤	5	誤 誤 正 誤
3	正 誤 正 誤		

【2019年　東海・北陸（富山県、石川県、岐阜県、静岡県、愛知県、三重県）】

　一般用医薬品の添付文書の「本剤を使用している間は、次の医薬品を使用しないこと」の項目中に、「他の瀉下薬（下剤）」と記載される主な成分・薬効群として、正しいものの組み合わせを1つ選びなさい。

a 七物降下湯

b 防風通聖散

c 当帰芍薬散

d 大柴胡湯

1（a、b）　**2**（a、c）　**3**（b、d）　**4**（c、d）

【2019年　奈良県】

解説

a 誤 一般用かぜ薬の使用によると疑われる間質性肺炎の発生事例が、2003年5月までに26例報告されたことを受け、厚生労働省は一般用かぜ薬全般の使用上の注意の改訂を指示した。

b 誤 塩酸フェニルプロパノールアミンは、鼻炎用内服薬、鎮咳去痰薬、かぜ薬等に配合されていたが、出血性脳卒中の発生リスクとの関連性が高いことから、プソイドエフェドリン塩酸塩等への切替えが行われた。

c 正 問題文の通り。

d 誤 慢性肝炎患者が小柴胡湯を使用して間質性肺炎を発症し、死亡を含む重篤な転帰に至ったことから、1996年3月、厚生省（当時）は関係製薬企業に対し、緊急安全性情報の配布を指示した。

解答 ⬛ 5

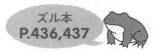
ズル本
P.436,437

解説

添付文書の「本剤を使用している間は、次の医薬品を使用しないこと」の項目に、「他の瀉下薬（下剤）」と記載される主な成分・薬効群等は次のものがある。

> 茵蔯蒿湯、大黄甘草湯、大黄牡丹皮湯、麻子仁丸、桃核承気湯、防風通聖散、三黄瀉心湯、大柴胡湯、乙字湯（ダイオウを含む場合）、瀉下成分が配合された駆虫薬

なお、これらの多くは、刺激性瀉下成分であるダイオウを構成生薬とする漢方処方製剤である。

解答 ⬛ 3

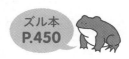
ズル本
P.450

一般用医薬品の添付文書に関する記述の正誤について、正しい組み合わせを1つ選びなさい。

a 「相談すること」の項目に「妊娠又は妊娠していると思われる人」と記載されている医薬品は、ヒトにおける具体的な悪影響が判明しているものに限定されている。

b 販売名に薬効名が含まれているような場合には、薬効名の記載が省略されることがある。

c 添付文書は、開封時に一度目を通されれば十分であり、保管する必要はない。

d 添付文書の内容は、医薬品の有効性・安全性等に係る新たな知見、使用に係る情報に基づき、年に1回定期的に改訂がなされている。

```
   a b c d
1  正 誤 正 誤
2  誤 正 誤 誤
3  正 正 誤 正
4  誤 誤 誤 正
5  正 正 正 正
```

【2022年　奈良県】

医薬品副作用被害救済制度に関する記述のうち、正しいものの組み合わせはどれか。

a 医薬品を適正に使用したにもかかわらず発生した副作用による被害者の迅速な救済を図るため、製薬企業の社会的責任に基づく公的制度として1980年5月より運営が開始されている。

b 健康被害を受けた本人（又は家族）の給付請求を受けて、その健康被害が医薬品の副作用によるものかどうかなど、医学的薬学的判断を要する事項について、薬事・食品衛生審議会の諮問・答申を経て、都道府県知事が判定した結果に基づいて、各種給付が行われる。

c 救済給付業務に必要な費用のうち、給付費については、独立行政法人医薬品医療機器総合機構法（平成14年法律第192号）第19条の規定に基づいて、製造販売業者から年度ごとに納付される拠出金が充てられるが、医薬品医療機器総合機構における事務費については、そのすべてが国庫補助により賄われている。

d 独立行政法人医薬品医療機器総合機構は、関係製薬企業又は国からの委託を受けて、裁判上の和解が成立したスモン患者に対して健康管理手当や介護費用の支払業務を行っている。

1 （a、c）　2 （b、c）　3 （b、d）　4 （a、d）

【2021年　東海・北陸（富山県、石川県、岐阜県、静岡県、愛知県）】

解説

a 誤 「相談すること」の項目に「妊娠又は妊娠していると思われる人」と記載されている医薬品は、必ずしもヒトにおける具体的な悪影響が［判明しているものでない］が、妊婦における使用経験に関する科学的データが限られているため安全性の評価が困難とされている場合も多い。

b 正 問題文の通り。

c 誤 添付文書は開封時に一度目を通されれば［十分というものでなく］、実際に使用する人やその時の状態等によって留意されるべき事項が異なってくるため、必要なときにいつでも取り出して読むことができるように保管される必要が［ある］。

d 誤 医薬品の添付文書の内容は変わるものであり、医薬品の有効性・安全性等に係る新たな知見、使用に係る情報に基づき、［必要に応じて随時］改訂がなされている。

解答	2

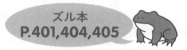

ズル本
P.401,404,405

解説

a 正 問題文の通り。

b 誤 健康被害を受けた本人（又は家族）の給付請求を受けて、その健康被害が医薬品の副作用によるものかどうかなど、医学的薬学的判断を要する事項について、薬事・食品衛生審議会の諮問・答申を経て、厚生労働大臣が判定した結果に基づいて、各種給付が行われる。

c 誤 救済給付業務に必要な費用のうち、給付費については、独立行政法人医薬品医療機器総合機構法第19条の規定に基づいて、製造販売業者から年度ごとに納付される拠出金が充てられるほか、事務費については、その2分の1相当額は国庫補助により賄われている。

d 正 問題文の通り。

解答	4

ズル本
P.430

医薬品、医療機器等の品質、有効性及び安全性の確保等に関する法律（昭和35年法律第145号）第68条の10第2項の規定に基づく医薬品の副作用等の報告に関する記述のうち、正しいものの組み合わせはどれか。

a 複数の専門家が医薬品の販売等に携わっている場合、当該薬局又は医薬品の販売業において販売等された医薬品の副作用等によると疑われる健康被害の情報に接したすべての専門家から報告書が提出される必要がある。

b 報告様式の記入欄のすべてに記入がなされる必要はなく、医薬品の販売等に従事する専門家においては、購入者等から把握可能な範囲で報告がなされればよい。

c 医薬関係者は、医薬品の副作用等によるものと疑われる健康被害の発生を知ったときは、その旨を30日以内に厚生労働大臣に報告することが義務づけられている。

d 本報告は、令和3年4月から、ウェブサイトに直接入力することによる電子的な報告が可能となった。

1（a、b） 2（a、c） 3（b、c） 4（b、d） 5（c、d）

【2022年　中国（鳥取県、島根県、岡山県、広島県、山口県）・四国（香川県、愛媛県、高知県）】

一般用医薬品の保管及び取扱い上の注意に関する記述の正誤について、正しい組み合わせを1つ選びなさい。

a カプセル剤は、変質しやすいため、開封後は冷蔵庫内に保管されるのが望ましいとされている。

b 医薬品を携行するために別の容器へ移し替えると、日時が経過して中身がどんな医薬品であったか分からなくなってしまうことがあり、誤用の原因となるおそれがある。

c 散剤は、取り出したときに室温との急な温度差で湿気を帯びるおそれがあるため、冷蔵庫内での保管は不適当である。

d 点眼薬は、開封後長期間保存すると変質するおそれがあるため、家族間で共用し、できる限り早目に使い切ることが重要である。

	a	b	c	d
1	正	誤	正	誤
2	正	誤	正	正
3	誤	正	誤	正
4	誤	正	正	誤
5	正	正	誤	誤

【2022年　奈良県】

解説

a 誤 複数の専門家が医薬品の販売等に携わっている場合であっても、当該薬局又は医薬品の販売業において販売等された医薬品の副作用等によると疑われる健康被害の情報に直接接した専門家［1名］から報告書が提出されれば十分である。

b 正 問題文の通り。

c 誤 医薬関係者は、医薬品の副作用等によるものと疑われる健康被害の発生を知ったときは、［報告期限は特に定められていない］が、保健衛生上の危害の発生又は拡大防止の観点から、報告の必要性を認めた場合においては、適宜速やかに、郵送、ファクシミリ又は電子メールにより、報告書を［総合機構に送付する］こととされている。

d 正 問題文の通り。

解答 4

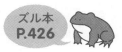
ズル本
P.426

解説

a 誤 錠剤、カプセル剤、散剤等では、取り出したときに室温との急な温度差で湿気を帯びるおそれがあるため、冷蔵庫内での保管は［不適当］である。

b 正 問題文の通り。

c 正 問題文の通り。

d 誤 点眼薬は、複数の使用者間で使い回されると、万一、使用に際して薬液に細菌汚染があった場合に、別の使用者に感染するおそれがあるため、他の人と共用しないこととされている。

解答 4

ズル本
P.406,407

次の医薬品成分のうち、一般用医薬品の添付文書等において、「次の人は使用しないこと」の項目中に「ぜんそくを起こしたことがある人」と記載することとされている外皮用薬の成分として、正しいものの組み合わせはどれか。

a　デキサメタゾン

b　テルビナフィン塩酸塩

c　ピロキシカム

d　フェルビナク

1（a、b）　2（a、c）　3（a、d）　4（b、c）　5（c、d）

【2019年　首都圏（埼玉県、千葉県、東京都、神奈川県）】

一般用医薬品の保管及び取扱い上の注意に関する次の記述の正誤について、正しい組み合わせはどれか。

a　エアゾール製品の添付文書等には、「保管及び取扱い上の注意」の項目中に高圧ガス保安法に基づく注意事項が記載されているが、その容器への表示は義務づけられていない。

b　医薬品を携行するために別の容器へ移し替えると、日時が経過して中身がどんな医薬品であったか分からなくなってしまうことがあり、誤用の原因となるおそれがある。

c　カプセル剤は、取り出したときに室温との急な温度差で湿気を帯びるおそれがあるため、冷蔵庫内での保管は不適当である。

d　点眼薬は、開封後長期間保存すると変質するおそれがあるため、家族間で共用し、できる限り早目に使い切ることが重要である。

	a	b	c	d
1	誤	正	正	誤
2	正	正	正	正
3	正	誤	誤	正
4	誤	正	誤	誤
5	正	誤	正	誤

【2021年　首都圏（埼玉県、千葉県、東京都、神奈川県）】

> 解説

添付文書の「次の人は使用しないこと」の項目に、「喘息を起こしたことがある人」と記載することとされているものとしては、インドメタシン、フェルビナク、ケトプロフェン又はピロキシカムが配合された外用鎮痛消炎薬である。
.

| 解答 | 5 |

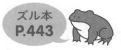
ズル本
P.443

> 解説

a 誤 エアゾール製品の添付文書等には、「保管及び取扱い上の注意」の項目中に高圧ガス保安法に基づく注意事項が記載されており、その容器への表示が義務づけられている。

b 正 問題文の通り。

c 正 問題文の通り。

d 誤 点眼薬では、複数の使用者間で使い回されると、万一、使用に際して薬液に細菌汚染があった場合に、別の使用者に感染するおそれがあるため、他の人と共用しないことと記載されている。

| 解答 | 1 |

ズル本
P.406,407

医薬品の副作用情報等の収集、評価及び措置に関する次の記述の正誤について、正しい組合せはどれか。

a 医薬品・医療機器等安全性情報報告制度は、都道府県が全ての医薬関係者から副作用報告を受ける「医薬品副作用モニター制度」としてスタートした。

b 既存の医薬品と明らかに異なる有効成分が配合された医薬品については、5年を超えない範囲で厚生労働大臣が承認時に定める一定期間、再審査制度が適用される。

c 製造販売業者には、医療用医薬品で使用されていた有効成分を要指導医薬品で初めて配合したものについては、承認後一律で5年間、安全性に関する調査及び調査結果の厚生労働省への報告が求められている。

d 収集された副作用等の情報は、その医薬品の製造販売業者等において評価・検討され、必要な安全対策が図られる。

```
   a b c d
1  正 正 正 正
2  正 正 誤 誤
3  誤 誤 誤 正
4  誤 誤 正 誤
5  正 誤 正 誤
```

【2022年　首都圏（東京都、埼玉県、千葉県、神奈川県）】

一般用医薬品の添付文書に関する次の記述の正誤について、正しい組み合わせはどれか。

a 抗ヒスタミン薬を服用した際の眠気のように薬理作用から発現が予測され、容認される軽微な症状の持続又は増強がみられた場合には、使用を継続しつつ専門家に相談するよう記載されている。

b 一般用医薬品の添加物として配合されている成分は、医薬品医療機器等法の定めではなく、製薬企業界の自主申し合わせに基づいて記載されている。

c 一般用検査薬では、検査結果が陰性であっても何らかの症状がある場合は、再検査するか又は医師に相談する旨等が記載されている。

d 一般用医薬品を使用した際に生じる軽微な症状のうち容認されるものについては、「次の症状が現れることがある」として記載されている。

```
   a b c d            a b c d
1  正 誤 誤 正     4  正 誤 正 誤
2  誤 正 誤 正     5  誤 正 正 正
3  誤 誤 正 誤
```

【2021年　関東・甲信越（茨城県、栃木県、群馬県、新潟県、山梨県、長野県）】

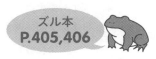

解説

a　誤　医薬品・医療機器等安全性情報報告制度は、1967年3月より、[約3000の医療機関をモニター施設に指定して]、厚生省（当時）が直接副作用報告を受ける「医薬品副作用モニター制度」としてスタートした。

b　誤　既存の医薬品と明らかに異なる有効成分が配合されたものについては、[10年]を超えない範囲で厚生労働大臣が承認時に定める一定期間（概ね8年）、承認後の使用成績等を製造販売業者等が集積し、厚生労働省へ提出する制度（再審査制度）が適用される。

c　誤　医療用医薬品で使用されていた有効成分を一般用医薬品で初めて配合したものについては、承認条件として承認後の [一定期間（概ね3年）]、安全性に関する調査及び調査結果の報告が求められている。

d　正　問題文の通り。

ダイレクトOTC
・既存の医薬品と明らかに異なる有効成分が配合されたもの ・再審査制度が適用される

スイッチOTC
・医療用医薬品で使用されていた有効成分を一般用医薬品で初めて配合したもの ・安全性に関する調査及び調査結果の報告が求められている（要指導医薬品も同様）

再審査制度
10年を超えない範囲の一定期間、承認後の使用成績等を集積し、厚生労働省へ提出する制度

OTC…薬局・薬店・ドラッグストアなどで処方せん無しに購入できる医薬品のこと

解答　3

ズル本 P.419,422,423

解説

a　誤　抗ヒスタミン薬を服用した際の眠気のように薬理作用から発現が予測され、容認される軽微な症状の持続又は増強がみられた場合には、いったん使用を中止した上で専門家に相談するよう記載されている。

b　正　問題文の通り。

c　正　問題文の通り。

d　正　問題文の通り。

解答　5

ズル本 P.405,406

医薬品の保管及び取扱いに関する記述の正誤について、正しい組み合わせを1つ選びなさい。

a 「直射日光の当たらない（湿気の少ない）涼しい場所に（密栓して）保管すること」と記載されている錠剤、カプセル剤、散剤は、開封後は冷蔵庫内に保管されるのが望ましい。

b 家庭内において、小児が容易に手に取れる場所や目につくところに医薬品が置かれていた場合の誤飲事故が多く報告されている。

c 医薬品は、高度に管理されて製造されているので、化学変化や雑菌の繁殖等が生じる心配は不要である。

d 点眼薬は、長期間の保存に適さないので、家族で共用し、できる限り早期に使い切ることが望ましい。

```
    a b c d
1   正 誤 正 誤
2   誤 正 誤 誤
3   誤 誤 正 正
4   正 正 誤 誤
5   誤 誤 誤 正
```

【2019年　奈良県】

副作用情報等の評価及び措置に関する以下の記述について、（　）の中に入れるべき字句の正しい組み合わせはどれか。なお、本設問において、「独立行政法人医薬品医療機器総合機構」は「医薬品医療機器総合機構」と表記する。

収集された副作用等の情報は、その医薬品の製造販売業者等において評価・検討され、必要な安全対策が図られる。医薬品・医療機器等安全性情報報告制度等の各制度により集められた副作用情報については、（　a　）において専門委員の意見を聴きながら調査検討が行われ、その結果に基づき、（　b　）は、薬事・食品衛生審議会の意見を聴いて、使用上の注意の改訂の指示等を通じた注意喚起のための情報提供や、効能・効果や用法・用量の一部変更、調査・実験の実施の指示、製造・販売の中止、製品の回収等の安全対策上必要な行政措置を講じている。

	a	b
1	医薬品医療機器総合機構	厚生労働大臣
2	医薬品医療機器総合機構	国立医薬品食品衛生研究所
3	厚生労働大臣	医薬品医療機器総合機構
4	厚生労働大臣	国立医薬品食品衛生研究所
5	日本製薬団体連合会	厚生労働大臣

【2023年　北海道・東北（青森県、岩手県、宮城県、秋田県、山形県、福島県）】

解説

- a 誤 錠剤、カプセル剤、散剤等では、取り出したときに室温との急な温度差で湿気を帯びるおそれがあるため、冷蔵庫内での保管は不適当である。
- b 正 問題文の通り。
- c 誤 医薬品は、適切な保管がなされないと化学変化や雑菌の繁殖等を生じることがあり、特にシロップ剤などは変質しやすいため、開封後は冷蔵庫内に保管されるのが望ましいとされている。
- d 誤 点眼薬では、複数の使用者間で使い回されると、万一、使用に際して薬液に細菌汚染があった場合に、別の使用者に感染するおそれがあるため、「他の人と共用しないこと」とされている。

解答 2

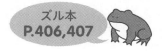
ズル本
P.406,407

解説

収集された副作用等の情報は、その医薬品の製造販売業者等において評価・検討され、必要な安全対策が図られる。各制度により集められた副作用情報については、［医薬品医療機器総合機構］において専門委員の意見を聴きながら調査検討が行われ、その結果に基づき、［厚生労働大臣］は、薬事・食品衛生審議会の意見を聴いて、使用上の注意の改訂の指示等を通じた注意喚起のための情報提供や、効能・効果や用法・用量の一部変更、調査・実験の実施の指示、製造・販売の中止、製品の回収等の安全対策上必要な行政措置を講じている。

解答 1

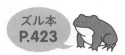
ズル本
P.423

ズルい！合格法　医薬品登録販売者試験対策
出る順　過去問題集　Z超

2020年 7 月31日　初版第1刷発行
2021年 4 月 1 日　2版第1刷発行
2021年 4 月30日　2版第2刷発行
2022年 4 月 1 日　3版第1刷発行
2023年 4 月 3 日　4版第1刷発行
2024年 4 月 2 日　5版第1刷発行

編集：学校法人医学アカデミーグループ
　　　株式会社医学アカデミー　YTL
　　　登録販売者試験特別対策チーム
　　　〒101-0054
　　　東京都千代田区神田錦町3-18-3　錦三ビル5階
　　　URL：http://www.ytl.jp

発行：株式会社薬ゼミ情報教育センター
　　　〒101-0054
　　　東京都千代田区神田錦町3-12-10　神田竹尾ビル4階